JN234823

質的研究への挑戦
第2版

舟島なをみ
千葉大学名誉教授，清泉女学院大学教授

医学書院

■著者略歴

舟島なをみ

1973年順天堂高等看護学校卒業後，以後1986年まで順天堂大学附属順天堂医院に勤務．1986年法政大学文学部卒業．1988年聖路加看護大学大学院修士課程修了．同年，聖母女子短期大学講師．1990年埼玉医科大学短期大学助教授．1993年千葉大学助教授．1997年『看護教育学における質的帰納的研究方法論開発に関する基礎的研究』により看護学博士を取得．1999年千葉大学教授（看護教育学専門領域，2006から09年普遍教育センター副センター長，2009から13年同センター長併任），2009年から現在哈爾浜医科大学客員教授．2017年千葉大学名誉教授，新潟県立看護大学教授．2022年清泉女学院大学教授．

著書：『ネェネェかんごふさん－小児外科看護七年の実践』（看護の科学社，1980），『研究指導方法論』（医学書院，2015），『看護のための人間発達学（第5版）』（医学書院，2017），『看護教育学研究（第3版）』（医学書院，2018）

編著：『看護学教育評価論』（文光堂，2000），『院内教育プログラムの立案・実施・評価（第2版）』（医学書院，2015），『看護実践・教育のための測定用具ファイル（第3版）』（医学書院，2015），『看護学教育における授業展開（第2版）』（医学書院，2020）

共著：『小児看護学（第2版増補）』（金原出版，1999），『精神保健学』（真興交易，1993），『現代看護の探究者たち（増補第2版）』（日本看護協会出版会，2009），『看護理論－看護理論20の理解と実践への応用（改訂第3版）』（南江堂，2019），『看護理論家の業績と理論評価（第2版）』（医学書院，2020），『看護教育学（第7版）』（医学書院，2021）

監訳：『看護学教育における講義・演習・実習の評価』（医学書院，2001）．

質的研究への挑戦

発　行	1999年7月15日　第1版第1刷
	2005年4月1日　第1版第5刷
	2007年4月15日　第2版第1刷©
	2023年3月1日　第2版第6刷

編　集　舟島なをみ
発行者　株式会社　医学書院
　　　　代表取締役　金原　俊
　　　　〒113-8719　東京都文京区本郷1-28-23
　　　　電話　03-3817-5600（社内案内）
印刷・製本　三報社印刷

本書の複製権・翻訳権・上映権・譲渡権・貸与権・公衆送信権（送信可能化権を含む）は株式会社医学書院が保有します．

ISBN978-4-260-00430-5

本書を無断で複製する行為（複写，スキャン，デジタルデータ化など）は，「私的使用のための複製」など著作権法上の限られた例外を除き禁じられています．大学，病院，診療所，企業などにおいて，業務上使用する目的（診療，研究活動を含む）で上記の行為を行うことは，その使用範囲が内部的であっても，私的使用には該当せず，違法です．また私的使用に該当する場合であっても，代行業者等の第三者に依頼して上記の行為を行うことは違法となります．

JCOPY　〈出版者著作権管理機構　委託出版物〉
本書の無断複製は著作権法上での例外を除き禁じられています．複製される場合は，そのつど事前に，出版者著作権管理機構（電話03-5244-5088，FAX 03-5244-5089，info@jcopy.or.jp）の許諾を得てください．

第2版 序

　『質的研究への挑戦』の誕生は1999年，それから8年の時を経て2007年，改訂の運びとなった。学習と研究を重ね，それらを元に構想を練り，一語一語綴る作業は，過去の軌跡，未来の軌跡との対話の連続である。「読むことは築くこと，書くことは創ること」（藤原咲子『父への恋文』．山と渓谷社，2001）という一文が，この過程を見事に表現しているように感じ，筆者の心をとらえて離さない。

　本書『質的研究への挑戦』を「創る」ためには，「築く」作業として看護職者の過去の軌跡から目をそらすことなく未来の軌跡を展望し，それに基づき志を同じくする研究者や大学院生とともに学習と研究を重ねることが必要不可欠である。また，決して順風満帆ではないこの過程を価値づけ，激励し続けてくださる方々，仕事の機会を与えてくださる方々，さらにこの過程に関心を寄せてくださる方々の存在なくして，築くことも創ることも実現しない。

　初版刊行から約8年間，千葉大学看護学部看護教育学教育研究分野は絶え間なく質的研究を進めてきた。この過程を通して，Berelson, B.の内容分析を用いた研究は，その精神を生かしつつ，より精度の高い結果を得るために有用な手続きを確立した。この手続きを成文化し，本書の第2章Ⅲ「1．内容分析」の項に「4）Berelson, B.の方法論を参考にした看護教育学における内容分析」として第2版に加筆した。

　また，看護概念創出法は千葉大学看護学部において開発された研究方法論であるが，既に一人歩きを始めており，お問い合わせを頂くことも少なくない。これらの方々が詳細な研究の展開を理解できるように，看護概念創出法を使用した研究の中から，行動と経験を解明した最新の研究，各2件を選択し，結果産出に至る過程を詳述した。この過程のために，中山登志子さん，金谷悦子さん，山品晴美さんには多大なる協力をいただいた。

　望月美知代さん，山下暢子さんには，改訂原稿を複数回精読していただき貴重な意見をいただいた。医学書院の杉之尾成一氏には，本書改訂の機会とともに，期間内での完成に向け，的確な支援を提供していただいた。『質的研究への挑戦　第2版』を「築く」こと，「創る」ことに貢献してくださっ

たこれらの皆様に感謝申し上げる。

　さらに，「築く」「創る」ことに迷った際の羅針盤として群馬県立県民健康科学大学の杉森みど里学長の存在があったことを記し，感謝の意を表したい。

　2007年　春

舟島なをみ

初版 序

　本書は，理論の概説書であると同時に，理論開発を導く質的研究方法論の書でもある。質的研究は，これまで私たち看護職者が日常的に直面し，経験的に対応してきた看護の多様な現象を言語化し，それに基づきその現象を理解するために必要不可欠な成果を産出する。また，その成果は看護理論の開発に直結しているという意味からも重要である。しかし，質的研究は，量的研究とは性質の異なる困難な道のりを必要とし，その全過程を乗り越えた研究者が精も根も尽き果てたといった状況からしばらく抜けきれない様子を目にすることもある。看護は長い歴史を持つ職業であるが，看護学は極めて新しい学問である。『質的研究への挑戦』という本書の命名は，研究・教育・看護実践の基盤を看護職の研究者による研究成果に求めたい，そのためにはどんな困難な道のりであっても，必要性に応じ，質的研究に挑んでいきたいという気持ちを表現している。

　筆者が1993年から所属する千葉大学看護学部看護教育学教育研究分野では，1980年後半頃より，あるべき状態を看護学教育の中心に据えるのではなく，ありのままの看護の状態から本質を取り出し，その本質を主軸とする教育のあり方を追求してきた。そのためには，ありのままの看護現象から本質を抽出する必要があり，この目的の達成を目指し，看護教育学の研究者達は既存の方法論を用いた質的帰納的研究を実施した。これらの研究成果は，ある側面においては，看護現象の本質を抽出し，看護教育学に関連する現象を明らかにした。しかし，他の側面においては，他の学問領域が開発した研究方法論を用いたことによる限界を示し，筆者らに看護学が真に学問としての発展を遂げるためには，他の学問領域がそうしてきたように，看護学独自の研究方法論を開発することが必要不可欠であることを気づかせてくれた。これらを契機として，開発された研究方法論が本書の第3章に提示した「看護概念創出法」である。

　本書は，4つの章から構成されており，それらは第1章「看護理論と質的研究」，第2章「看護研究に使用されてきた質的研究方法論」，第3章「看護のための質的研究方法論－看護概念創出法－」，第4章「看護概念創出法－研究の実例と成果－」である。

このうち，第1章は，臨床と教育の実践における看護理論の活用に向け，筆者なりの視点から理論とその必要性を概説した。それらを通し，理論の発展という視点から質的研究の重要性について論述した。

また，第2章においては，看護研究に使用されている代表的な質的研究方法論として，内容分析，現象学的方法，グラウンデッド・セオリー，KJ法の概要，各々を使用した研究を紹介した。

そして第3章には，看護研究のために開発された方法論である「看護概念創出法」を開示した。看護概念創出法は看護の現象を概念化するための質的研究方法論であり，研究により開発されたものである。わが国の看護学の分野において，研究方法論開発のための研究はほとんど着手されていない研究領域である。ここでは，研究方法論開発のためのモデルも含め，この研究の過程を提示した。

第4章には，この方法により解明された看護現象，すなわち看護概念創出法を用いた研究を紹介した。この章は，特に活用可能性の高さという視点から研究成果を選出し，その研究に至った背景，研究の過程，研究成果，研究成果の活用という視点から内容を構成した。

看護概念創出法はいくつかの課題を残しており，今後，より精度の高い研究方法論とすべく現在も研究を継続している。また，読者の皆様からの忌憚のないご意見，ご批判が看護概念創出法の精度の向上に貢献するであろうことを確信している。また，本書が質的研究を目指す研究者達のエネルギー源となってくれることは，筆者にとってこのうえもない喜びである。

本書の執筆にあたっては，千葉大学看護学部看護教育学教育研究分野の亀岡智美さんをはじめとする大学院生の皆様に協力をいただいた。また，医学書院の野崎弘幸氏には，本書執筆の機会を獲得してくださったことに加え，完成に向け，的確な示唆をいただいた。これらの皆様に謝意を表する。さらに，本書の第3章は筆者の博士論文を加筆，修正したものであり，論文作成過程において極めて学術性の高い示唆を与えてくださった千葉大学看護学部野口美和子教授と佐藤禮子教授に心からの謝意を表する。加えて，自らの看護への情熱と理念，そしてその実現を具体的な仕事として提示することにより，筆者を看護師，看護学の教員，看護教育学の研究者へと導いてくださった群馬県立医療短期大学杉森みど里学長に深謝する。

1999年 夏

舟島なをみ

目次

第1章　看護理論と質的研究　1

- Ⅰ．看護理論の必要性 ──────────────── 2
  - はじめに …………………………………………………………… 2
  - 1　看護実践・教育の質向上と看護理論の必要性 ……………… 2
  - 2　看護学研究の精度の向上と理論の必要性 …………………… 5
  - 3　看護師の専門職化と理論の必要性 …………………………… 6
- Ⅱ．看護理論の理解に向けて ──────────────── 8
- Ⅲ．看護理論はどのように開発されてきたか ──────── 9
  - 1　看護理論の理解を妨げるもの ………………………………… 9
  - 2　看護理論の開発過程 …………………………………………… 10
    - 1）経験・知識をもとに開発された看護理論 ……………… 10
      - (1) 経験に基づき開発された看護理論 ……………………… 10
      - (2) 経験に基づく看護理論は新たに開発されるのか，検証で
        きるのか ……………………………………………………… 11
    - 2）学習をもとに開発された看護理論 ……………………… 12
      - (1) 学習をもとに開発されたキング看護理論 ……………… 12
      - (2) キング看護理論の適用範囲 ……………………………… 13
      - (3) 今後も理論は学習をもとに開発されていくのか ……… 14
    - 3）研究により開発された理論 ……………………………… 15
      - (1) 研究により開発されたベナー看護理論 ………………… 15
      - (2) 現実の看護と遊離しない理論の有用性 ………………… 17
- Ⅳ．看護理論はどのように定義されるか ───────── 19
- Ⅴ．看護理論のステップアップ ──────────────── 24
  - 1　「あるべき状態」から「ありのままの状態」へ ……………… 24
  - 2　ステップアップのための課題 ………………………………… 25
    - 1）質的研究における既存の研究方法論の正確な使用と
      看護学独自の研究方法論の開発 ………………………………… 25
    - 2）理論のステップアップに向けた研究の累積 …………… 26
      - (1) 質的帰納的研究による記述理論の開発 ………………… 26
      - (2) 記述理論から説明理論へのステップアップ …………… 28
      - (3) 説明理論の検証による予測理論の開発 ………………… 30

第2章　看護学研究に使用されてきた質的研究方法論　33

I．看護学研究にはどのような質的研究方法論が使用されてきたか ──34
II．研究方法論とは何か ──36
　① 質的研究の方法論はどのように定義できるか …………………………36
　② 用語の定義が示す方法論選択への示唆 …………………………………38
　③ 確たる方法論に則った研究遂行の重要性 ………………………………39
III．各研究方法論の特徴と成果 ──40
　① 内容分析 ……………………………………………………………………40
　　1）内容分析の歴史と特徴 ………………………………………………40
　　2）初学者にも使用できるBerelson, B.の内容分析とその方法 ………42
　　　(1) 初学者にも使用できるBerelson, B.の内容分析 …………………42
　　　(2) Berelson, B.の内容分析とその方法 ………………………………43
　　3）Berelson, B.の内容分析を用いた研究 ………………………………46
　　　(1) 「看護学教育における授業過程の評価に関する研究」の過程 …48
　　　(2) 看護学生が授業の善し悪しを評価する視点 ……………………49
　　4）Berelson, B.の方法論を参考にした看護教育学における内容分析 ………51
　　　(1) 第1段階：「研究のための問い」と「問いに対する回答文」の決定 …54
　　　(2) 第2段階：自由回答式質問への回答のデータ化 ………………56
　　　(3) 第3段階：基礎分析 ………………………………………………61
　　　(4) 第4段階：本分析 …………………………………………………69
　　　(5) 第5段階：カテゴリの信頼性の確認 ……………………………78
　② 現象学的方法とエスノメソドロジー ……………………………………80
　　1）現象学的方法とエスノメソドロジーの歴史と特徴 ………………80
　　　(1) 現象学的方法 ………………………………………………………80
　　　(2) エスノメソドロジー（ethnomethodology）………………………81
　　2）現象学的方法における基本的事項 …………………………………83
　　　(1) 現象へのコミットメント …………………………………………83
　　　(2) 現象学的還元 ………………………………………………………84
　　　(3) 想像変更と解釈 ……………………………………………………85
　　　(4) 記述 …………………………………………………………………87
　　3）現象学的方法を用いる研究者に求められる条件 …………………87
　　4）現象学的方法を用いた研究の実際 …………………………………88
　　　(1) 現象学的方法の具体 ………………………………………………88
　　　(2) 現象学的方法を適用した研究成果 ………………………………93
　③ グラウンデッド・セオリー（Grounded Theory）………………………96
　　1）グラウンデッド・セオリーの歴史と特徴 …………………………96
　　2）グラウンデッド・セオリーの基本 …………………………………98
　　　(1) 同時進行的らせん的に行われるデータ収集と分析 ……………98

（2）グラウンデッド・セオリー・アプローチが創出する理論の
　　　　種類と理論の提示形式 ……………………………………………101
　　（3）研究過程において終始一貫して使用される比較法 …………103
　3）グラウンデッド・セオリーによる研究成果 ………………………105
4　KJ法 ……………………………………………………………………110
　1）KJ法の歴史と特徴 …………………………………………………110
　　（1）KJ法の背景と看護界への導入の契機 …………………………110
　　（2）完全なる科学を目指すKJ法 ……………………………………112
　2）看護学研究のために必要なKJ法の基本 …………………………114
　　（1）KJ法における問題の明確化 ……………………………………114
　　（2）KJ法における観察によるデータ収集 …………………………115
　　（3）KJ法におけるデータ化 …………………………………………116
　　（4）KJ法における分析と結果の報告 ………………………………116
　　（5）累積的KJ法 ………………………………………………………120
　3）KJ法を用いた研究の実際 …………………………………………121
　　（1）看護学研究方法論，看護学教育方法，看護実践の場の問題解決に
　　　　適用可能なKJ法 …………………………………………………121
　　（2）看護学研究にみるKJ法適用上の問題 …………………………121
　　（3）正確にKJ法を適用した看護学研究 ……………………………123

第3章　看護のための質的研究方法論 —看護概念創出法— 131

Ⅰ．看護概念創出法の誕生 ──────────────132
1　研究方法論の誕生と命名の経緯 …………………………………………132
2　研究方法論の開発過程 ……………………………………………………133

Ⅱ．看護概念創出法 ──────────────────136
1　看護概念創出法が立脚するパラダイム …………………………………136
2　看護概念創出法の目的と機能 ……………………………………………138
　1）目的 ……………………………………………………………………138
　2）機能 ……………………………………………………………………139
3　看護概念創出法における研究対象者の人権擁護とその方法 …………140
　1）研究対象者の人権擁護 ………………………………………………140
　2）対象者擁護に必要な手続き …………………………………………141
　　（1）研究参加への協力依頼 …………………………………………141
　　（2）研究参加への同意の獲得 ………………………………………141
4　看護概念創出法における信用性（Trustworthiness）の確保 …………141
5　看護概念創出法の具体的展開 ……………………………………………144
　1）看護概念創出法適用の決定 …………………………………………144
　2）持続比較のための問いの決定 ………………………………………145

(1) 持続比較分析と持続比較のための問い ………………………145
　　　(2) 持続比較のための問い決定の実際 ……………………………146
　　　　a.「看護学実習においてケア対象者となる患者の行動に関する研究」
　　　　　の場合 ……………………………………………………………146
　　　　b.「看護学実習における学生のケア行動に関する研究」
　　　　　の場合 ……………………………………………………………148
　　3) データ収集 …………………………………………………………149
　　　(1) データ収集方法 …………………………………………………149
　　　(2) 参加観察法（非参加型）によるデータ収集準備段階から
　　　　　データ化まで ……………………………………………………152
　　　　a. データ収集の準備 ………………………………………………152
　　　　b. データ収集の実際 ………………………………………………156
　　　　c. 収集した現象のデータ化 ………………………………………157
　　　(3) 半構造化面接法によるデータ収集準備段階からデータ化まで ………164
　　　　a. データ収集の準備 ………………………………………………164
　　　　b. データ収集の実際とデータ化の第1段階 ……………………166
　　4) データの分析 ………………………………………………………170
　　　(1) コード化とその実際 ……………………………………………170
　　　　a. コード化のための分析フォーム ………………………………170
　　　　b. コード化 …………………………………………………………171
　　　　c. コードの飽和化 …………………………………………………174
　　　　d. 精度の高いコード ………………………………………………175
　　　　e.「看護学実習における学生のケア行動に関する研究」に見る
　　　　　コード化の実際 …………………………………………………175
　　　　f. コードの確実性，信頼性，確証性の確保 ……………………180
　　　(2) カテゴリ化とその実際 …………………………………………181
　　　　a. カテゴリ化 ………………………………………………………181
　　　　b.「看護学実習における学生のケア行動に関する研究」に見る
　　　　　カテゴリ化の実際 ………………………………………………184
　　　　c. カテゴリの置換性，信頼性，確証性の確保 …………………194
　　5) 分析における留意点：「持続比較のための問いをかける」 ………195
　　6) 研究結果の論述とその実際 ………………………………………197
　　　(1) 研究結果の論述 …………………………………………………197
　　　　a. 分析対象とした相互行為場面とその背景 ……………………197
　　　　b. コード，サブカテゴリ，カテゴリ，コアカテゴリ数の記述と
　　　　　一覧表の提示 ……………………………………………………197
　　　　c. 中核となる結果の記述における下位概念の使用 ……………197
　　　(2) 研究結果論述の実際 ……………………………………………198

第4章　看護概念創出法—研究の実例と成果— 　201

A. 行動を表す概念の創出　203

I. 病棟内の各勤務帯リーダーの行動を解明する ―― 205
- 1 研究の背景 ……………………………………………………… 205
- 2 研究の動機と意義 ……………………………………………… 207
- 3 研究の過程 ……………………………………………………… 207
  - 1) 研究の目的・目標を設定し，用語を規定する ………… 207
  - 2) 持続比較のための問いを決定する ……………………… 209
  - 3) データ収集のための準備をする ………………………… 210
    - (1) 条件を満たす病院の探索 …………………………… 210
    - (2) 病棟研修と予備観察 ………………………………… 211
  - 4) 倫理審査を受け，倫理的配慮の方法に関する承認を得る … 212
  - 5) 観察対象となる現象を構成する人々から研究協力への同意を得る … 213
  - 6) データを収集し，データの飽和化を確認する ………… 214
  - 7) 観察した現象をデータ化する …………………………… 215
  - 8) データをコード化し，コードをカテゴリ化する ……… 216
- 4 研究成果としての勤務帯リーダーの行動を表す概念 ………… 219
- 5 研究成果「勤務帯リーダーの行動を表す9概念」創出の意義と成果の発展 …………………………………………………… 222
  - 1) 「勤務帯リーダーの行動を表す9概念」創出の意義 …… 223
    - (1) 看護の目標達成に向かう勤務帯リーダーの真実の姿を理解する … 223
    - (2) 看護学独自の視点から勤務帯リーダーの役割を理解する … 224
  - 2) 「勤務帯リーダーの行動を表す9概念」の研究的な発展 … 227

II. 看護学実習カンファレンスにおける教授活動を解明する ―― 228
- 1 研究の背景 ……………………………………………………… 228
- 2 研究の動機と意義 ……………………………………………… 230
- 3 研究の過程 ……………………………………………………… 231
  - 1) 研究の目的・目標を設定し，用語を規定する。………… 231
  - 2) 持続比較のための問いを決定する ……………………… 233
  - 3) データ収集の準備をする ………………………………… 234
    - (1) 研究対象とする看護学実習カンファレンスの条件設定 … 234
    - (2) 条件を満たす看護基礎教育機関の探索 …………… 235
  - 4) 倫理的配慮の基本的方法を決定する …………………… 235
  - 5) 観察対象となる現象を構成する人々から同意を得る … 235
  - 6) データを収集し，その飽和化を確認する ……………… 237
    - (1) 研修および予備観察 ………………………………… 237
    - (2) 参加観察の実際と飽和化の確認 …………………… 238

7) 観察した現象をデータ化する ………………………………240
　　8) データをコード化し，コードをカテゴリ化する ……………242
　4 研究結果としての看護学実習カンファレンスにおける
　　教員の行動を表す概念 ……………………………………………244
　5 研究成果「看護学実習カンファレンスにおける教員の行動を表す6概念」
　　創出の意義と成果の発展 …………………………………………247
　　1)「看護学実習カンファレンスにおける教員の行動を表す6概念」
　　　創出の意義 ………………………………………………………247
　　　(1) 授業形態としての看護学実習カンファレンスの特徴 ………247
　　　(2) 実習カンファレンスにおいて教員が果たすべき役割 ………250
　　2)「看護学実習カンファレンスにおける教員の行動を表す6概念」
　　　の研究的な発展 …………………………………………………254

B. 経験を表す概念の創出　　258

I. 看護系大学・短期大学に就職した新人教員の職業経験を解明する —260
　1 研究の背景 ……………………………………………………………260
　2 研究の動機と意義 ……………………………………………………261
　3 研究の過程 ……………………………………………………………262
　　1) 研究の目的を設定し，用語を規定する ………………………262
　　2) 持続比較のための問いを決定する ……………………………264
　　3) データ収集のための準備をする ………………………………265
　　　(1) 研究対象者の条件設定 ………………………………………265
　　　(2) 質問項目の決定 ………………………………………………267
　　　(3) 対象者の探索 …………………………………………………269
　　　(4) 倫理的配慮の基本的方法の決定 ……………………………269
　　4) データを収集し，その飽和化を確認する ……………………269
　　5) 面接を通して聴取した回答をデータ化する …………………271
　　6) データをコード化し，コードをカテゴリ化する ……………271
　4 研究結果としての新人教員の経験を表す概念 ……………………274
　5「看護系大学・短期大学に就職した新人教員の職業経験を表す12概念」
　　創出の意義と成果の発展 …………………………………………280
　　1)「看護系大学・短期大学に就職した新人教員の職業経験を表す12概念」
　　　創出の意義 ………………………………………………………280
　　2)「看護系大学・短期大学に就職した新人教員の職業経験を表す12概念」
　　　の研究的な発展 …………………………………………………284

II. 男性看護師の職業経験を解明する —————————285
　1 研究の背景 ……………………………………………………………285
　2 研究の動機と意義 ……………………………………………………286

3　研究の過程 …………………………………………286
　　1）研究の目的を設定し，用語を規定する …………286
　　2）持続比較のための問いを決定する ………………288
　　3）データ収集のための準備をする …………………289
　　　(1) 研究対象者の条件設定 …………………………289
　　　(2) 質問項目の決定 …………………………………290
　　　(3) 対象者の探索 ……………………………………291
　　　(4) 倫理的配慮の基本的方法の決定 ………………292
　　4）データを収集し，その飽和化を確認する ………293
　　5）面接を通して聴取した回答をデータ化する ……294
　　6）データをコード化し，コードをカテゴリ化する …295
　4　研究結果としての男性看護師の職業経験を表す概念 ……296
　5　「男性看護師の職業経験を表す6概念」創出の意義と成果の発展 ……299
　　1）「男性看護師の職業経験を表す6概念」創出の意義 ……299
　　2）「男性看護師の職業経験を表す6概念」の研究的な発展 ……303

Ⅲ．看護学修士を目指す大学院生の研究論文作成にかかわる学習経験
　　を解明する ────────────────────307
　1　研究の背景 …………………………………………307
　2　研究の動機と意義 …………………………………308
　3　研究の過程 …………………………………………309
　　1）研究の目的を設定し，用語を規定する …………309
　　2）持続比較のための問いを決定する ………………310
　　3）データ収集のための準備をする …………………310
　　　(1) 研究対象者の条件設定 …………………………310
　　　(2) 質問項目の決定 …………………………………311
　　4）対象を探索し，同意を受け，実際に半構造化面接によりデータを
　　　　収集する ……………………………………………312
　　5）面接より聴取した回答をデータ化する …………313
　　6）データをコード化し，コードをカテゴリ化する …314
　4　大学院看護学研究科の修士論文作成過程における学習経験を表す
　　概念 ……………………………………………………314
　5　8概念が示す看護学研究科の修士論文作成過程における
　　学習経験からの示唆 …………………………………318
　　1）「研究」「自己」「指導者」「指導方法」の理解 ……318
　　2）「看護」「人間」への理解の深まり ………………320
　　3）看護学研究に必要な資源 …………………………321

索引 ────────────────────────329

第 1 章

看護理論と質的研究

I. 看護理論の必要性

はじめに

　今，看護職者，看護学教員の多くが看護理論に基づく看護実践，看護学教育の展開を求めている。海外から多くの看護理論が導入され，看護職の養成教育の高等教育化が進み，看護学研究が盛んに行われるようになった現在，いまさら「なぜ，看護実践・看護学教育に看護理論が必要か」という問いかけなど無用かもしれない。しかし看護が大きな変化を遂げつつある現在，「看護理論は必要か」という問題への問い直しは，看護理論の重要性を再確認でき，さらに看護に関するあふれんばかりの情報にさらされても，看護職者が迷路に入り込むことなく，将来への展望を踏まえ，賢明な道を歩むためにも必要である。

　「なぜ看護理論は必要か」の問いは，看護実践，看護学教育の質の向上，研究成果の活用，研究の遂行といったいくつかの視点から解き明かすことができる。ここでは，第1に，看護実践と看護学教育の質の向上と理論の必要性，第2に，看護学研究の精度の向上と理論の必要性，第3に，看護職者が専門職として地位を確立するための理論の必要性という3つの観点から，この問いに挑戦する。

1 看護実践・教育の質向上と看護理論の必要性

　看護理論の機能，すなわち看護理論の働きは，看護理論の必要性を看護実践と看護学教育の質を向上するという観点からとらえようとしたとき，整理しておかなければならないことの1つである。看護理論は，看護実践に対して実践の記述，説明，予測，コントロールという4つの機能を果たす[1]。

　看護師は日々，複雑な看護現象にも遭遇している。例えば，急性肝炎によ

り安静を守らなければならない患者の看護を想定してみよう。

　このような状況におかれた患者は医師から安静の必要性に関する説明を受け，看護師から安静を守る生活とは具体的にどのようなものかに関し説明を受ける。しかし，同じ説明を受けても，実際には理想的な安静状態を守れる患者と守れない患者が存在する。また，患者が安静を守らない理由も様々である。経験豊かな，しかも優秀な看護師は，これらの状況に遭遇した場合，患者個々の安静状態に影響する変数を巧みに洗い出し，それを組み合わせることにより，その状態にどのように対応すべきかを瞬時に判断する。しかし，患者個々の安静状態に影響する変数は，患者の理解力，価値観や生活信条，経済状態，過去の入院歴，既往歴，医師や看護師への信頼の程度，家族関係など患者個々により実に多種多様な種類と，これらの複雑な関係からなる。

　ある患者は，活動こそが健康の源という生活信条を持ち，以前，手術を受けた際看護師から「痛いからといってベッドに横になってばかりいると他の病気になる」と言われたことが強く印象に残っていた。そのため，今回の入院に際しても，医師や看護師の説明に反し，病院内を定期的に歩いていた。一方，他の患者は，医師や看護師の説明を理解していたが，自分の経営する会社が危機的な状況にあり，病棟内は携帯電話の使用が禁止されているため，使用者が少ない場所にある公衆電話を求め，病院中をさまよい歩いていた。

　このように極めて個別的でしかも複雑な変数が絡み合って生じる現象に，ある特定の看護師が対応できたとしても，それがその看護師個人の特殊な能力としてとどまっていたのでは，病棟全体，病院全体の看護実践の質は向上しない。その理由は，いうまでもなく，看護は24時間体制で行われ，常にその看護師がその現象に遭遇するとは限らないためである。たまたまその看護師が勤務しているときにこのような現象を呈することになった患者は，たまたま適切な対応を受けられただけのことである。

　経験の累積を通してこのような能力を獲得した看護師も少なからず存在する。しかしそのような看護師の多くは，「なぜ患者のその行動が理解できたか」「なぜそのような対応ができたか」を問われても「言葉ではうまく説明できない」「なんとなくそう思ったの」としか答えてくれない。これでは，その知識は共有されず，永遠にその看護師個人の特殊な能力に他ならない。しかし，もしその看護師が適切に対応した看護現象を理論という共有可能な言語により，系統的に記述し，説明できたならば，それは看護における共有財産になる。また，こういった知的財産の累積により理論と経験に方向づけ

られる看護実践のあり方を修得できれば，同様の，もしくは類似した背景を持つ患者が入院した場合，発生する可能性のある事態を予測し，その事態が起こらないような看護を展開，すなわちコントロールできる。

　これらは，看護理論を実践の場に活用することの一例である。わが国の医療機関の中には，すでに特定の看護理論を導入し，その理論に基づき個々の患者の看護実践を展開しているところがあると聞く。看護の質の向上・改善は，人的・物的・知的環境といった多様な側面からの検討を必要とするが，看護理論の導入もまたその1つの手段である。

　看護学教育の場においても同様のことがいえる。教員が対応に苦慮する教育現象には，先に提示した看護実践場面と同様に理論の適用が可能である。また，看護理論は看護学教育カリキュラム開発にも重要な役割を果たす。

　カリキュラムは，方向づけ段階，形成段階，機能段階，評価段階の4つの段階[2]を経て開発される。このうち，方向づけ段階はその教育機関の根本的な考え方，すなわちその教育機関においては人間，看護，健康，社会に関しどのように定義するのか，それに基づきどのような卒業生を輩出しようとしているのかを明らかにする段階である。この段階は，実際にどのような内容，順序，方法により教授していくのかということを決定する形成段階，機能段階，評価段階を展開するための基礎となる[3]。

　現在，わが国においては，ある特定の看護理論によりカリキュラムを開発したという話は聞かないが，米国にはこれをすでに実行している教育機関がある。これは，わが国においてカリキュラム開発に取り組むとき，現存する看護理論が異なる文化圏において開発されているため，何らかの障害を来すか，もしくは，カリキュラム開発に取り組む教員，研究者間において特定の理論を導入することに見解の一致が得られないことに起因している可能性がある。しかし，この方向づけ段階において，カリキュラム全体の方向や枠組みを決定し，成文化していくとき，看護理論の記述はおおいに有用である。

　筆者は大学院博士前期課程の看護教育学という学科目を担当している。この学科目は，仮想大学のカリキュラムを開発し，そのカリキュラムに基づく授業計画案を作成し，模擬授業を行うという過程をたどる。この中で，大学院生は，この仮想大学における看護，人間など主要概念の定義をどのようにするか，定義されたその看護を実現できる看護職者とはどのような知識，技術，態度を身につけた人なのかなどを決定する際，常にいくつかの理論書を見比べながら論議を展開している。

2 看護学研究の精度の向上と理論の必要性

　看護学研究と看護理論は，本来，極めて密接な関係を持つものである。特に，演繹的な視点から行われる量的な研究においては，その研究がどのような理論的前提に立脚するかを問われる。ここに「本来」と記述したのは，演繹的な視点から行われる量的な研究が既存の理論や概念モデル，もしくは先行研究の成果に基づく独自の概念モデルといった理論的前提を持つべきであるにもかかわらず，そうではない研究を少なからず目にするためである。これは，単に経験的に遭遇した，もしくはイメージしたことを研究課題とし，入手可能な測定用具を用い量的な調査を行い，分析するといったことを意味する。

　例えば，看護学実習に携わる教員が実習中の学生を観察していて，実習中に疲労感をあらわにする学生は学習意欲が低いと感じたとしよう。そこで，この教員は疲労度測定と学習意欲測定の尺度を用い，その関連を明らかにする研究を行った。このような場合，調査開始前になすべきことは，その教員自身の経験を通し，疑問に思ったこと，明らかにしたいことが本当に研究として対象者を巻き込み，多くの時間と努力を費やし，実施する価値があるかどうかの判断である。それは，入念な文献検討の結果のみにより得られるものである。文献検討の結果，確かに教育学理論は，学習意欲が身体的状況に影響を受けることを論じている。また，疲労に関する研究成果は，疲労度とその人の精神的活動との関連を明らかにしている。さらに，看護学実習における学生の疲労感とストレスの関係を明らかにした研究は存在しない。こういった文献との遭遇のみがその研究の実施を価値づけるものとなる。

　このような研究実施の価値判断を行わない調査結果も研究として成立しないわけではない。また，このような過程により得られた研究結果が価値を持たないわけでもない。しかし，極めて効率の悪い方法である。それは，その研究者個人の経験が，あくまでも個人のものであることに起因する。また，研究は研究対象者の存在なくして成立せず，この効率の悪さは単に研究者自身の研究にかけた努力や時間を無駄にするだけでなく，理論的前提に基づいた調査か否かなど全く知らされず，依頼を受け，快く研究対象になった人々の善意や努力も無駄にする可能性がある。看護学研究はもちろん理論の開発

や検証に貢献するものではあるが，看護職者が日々の看護実践，教育の場で経験的に発見した疑問を解決するためにも行われる。このような研究の効率を高め，より精度を向上していくためにも理論は必要不可欠である。

3 看護師の専門職化と理論の必要性

「専門職」という視点から，看護理論の必要性を検討する理由は，次の2点である。第1は，看護という職業が真にその対象のニードを充足し，しかも看護職者がそのことを価値づけ，誇りを持って日々の実践を展開していくためには，看護職者が職業集団として何を目指すのかという具体的な目標が必要であるということである。第2は，「『専門職』として社会的承認を得る」という目標が極めて現実的であるとともに，かつ魅力ある目標だと考えるためである。看護師，保健師，助産師，すなわち看護職は，専門職を志向する職業である。専門職とは，長期間にわたる教育訓練を通じて習得した学問的知識と技能によって営業における独占的な地位を形成した職業を指す[4]。看護職を「専門職」とはせず，「専門職を志向する職業」としたのは，専門職としては未だ社会的承認は受けていない，言い換えれば，専門職でありたいと，看護師，保健師，助産師は願って努力はしているものの，社会は十分専門職として認めていない職業であることに起因する。

専門職は，次に示す5つの条件[5]を充足する必要がある。

① 理論的知識に基づいた技術を必要とし，その獲得のために専門化された長期間にわたる教育訓練が必要とされる。
② その職業に従事するためには，国家ないしそれにかわる団体による厳密な資格試験にパスすることが要求される。
③ 同業者集団としての職業団体を結成し，その組織としての統一性を維持するため，一定の行動規範が形成される。
④ サービスの提供は，営利を主たる目的とすることなく公共の利益を第一義的に重視して行われる。
⑤ 雇用者，上司，顧客などから職務上の判断措置について，指揮・監督，命令を受けない職務上の自律性を持ち，また，職業団体としての成員の養成・免許就業などについて一定の自己規制力を持つ。

この5項目に照らすと看護職は，極めて専門職に近い職業である。それは，看護職として就業するためには，看護師，保健師，助産師の免許が必要であり，この免許は国家試験を受験し，合格することにより与えられる。このことは，先述した「②その職業に従事するためには，国家ないしそれにかわる団体による厳密な資格試験にパスすることが要求される」という専門職の条件を看護職がすでに充足していることを示す。

また，日本看護協会は，看護職が結成した職能団体であり，例えば看護者の倫理綱領[6]といった行動規範を定めている。これは，「③同業者集団としての職業団体を結成し，その組織としての統一性を維持するため，一定の行動規範が形成される」という専門職の条件を看護職がすでに充足していることを示す。

さらに，看護職の提供する様々な援助は，看護の対象が持つ健康上のニードによって提供の有無，質，量を決定し，公共の利益を重視している。これは，「④サービスの提供は，営利を主たる目的とすることなく公共の利益を第一義的に重視して行われる」という専門職の条件を看護職がすでに充足していることを示す。

加えて，看護職は過去に医師に隷属してきたという歴史的背景を持つものの，自律的な活動を実現してきており，1992年の老人保健法の改定は，看護師，保健師が「訪問看護ステーション」事業の管理，運営に責任を持つことを認めた。また，日本看護協会は専門看護師，認定看護師の制度を確立した。これらは，「⑤雇用者，上司，顧客などから職務上の判断措置について指揮・監督，命令を受けない職務上の自律性を持ち，また，職業団体としての成員の養成・免許就業などについて一定の自己規制力を持つ」という専門職の条件を看護職が徐々に充足しつつあることを示す。

残る「①理論的知識に基づいた技術を必要とし，その獲得のために専門化された長期間にわたる教育訓練が必要とされる」という1項目の中で，専門化された長期間にわたる教育訓練については，看護職養成教育の高等教育化が急速に進んでおり，この点からも，看護職は専門職の条件を充足しつつある。

また，この項目は，看護職が専門職として社会的承認を得るためには，理論的知識に基づく技術が必要であることを示している。理論的知識に基づく技術を看護職者が持つためには，まず第1に理論を理解し，それを実践に反映しつつ，その一方で，新たな知識，知識に基づく技術を開発する必要があ

る。現在，多くの看護師，看護学教員，そして看護学生が看護理論を理解することを希求している。この事実は，先に提示した理論的知識に基づく技術を看護職者が持つための第1歩，すなわち，理論の理解に踏み出していることを意味する。この1歩も他と同様に，看護職が専門職として十分に社会的承認を得るための重要な要素である。

II．看護理論の理解に向けて

　看護理論を理解するということはそう容易なことではない。ある看護学教員は，いくつもの医療機関から看護理論に関する講義の依頼を受けているが，その際，決まって次のような要望を受けると，不思議でならないといった口調で語っていた。「看護理論の本を読んでも難しくてよくわからない。私たちは，日々看護に携わっており，看護理論をわからないはずはないので，簡単にわかるように教えてほしい」と。

　理論は，看護理論に限らず，そう簡単には理解できないと言っても過言ではないであろう。それは理論が学問の最高峰に位置するものであり，Torres, G. は，看護理論と看護過程に関する著書の中で「理論も過程も共に直観的なものではなく，いずれも学習を必要とする。言い換えると，これらは私たちが生まれながらに知っているものではなく，また，人生経験によって正しく説明できるものではない。」[7]と述べている。すなわち，看護理論の理解は学習の結果としてのみ生じることであり，看護に長く携わっていれば自然と理解できるようになるというものではない。このように当然といえば当然のことが，米国の理論の概説書にも記述されているという事実は，米国にも，先に提示した教員が体験していることと同じような状況が生じている可能性があることを示している。

　しかし，このTorres, G. の言葉は少し深く読むと，次のようなメッセージを発しているようにも受け取れる。「勉強さえすれば理論は理解できますよ」。理論に関する学習を累積し，看護理論を深く理解し，さらにそれらを実践に活用していくこと，これは，看護職が看護実践・教育実践の質を向上し，研究の精度を上げ，さらには専門職として十分な社会的承認を得るため

に必要不可欠である。

　これらを前提に本章は，看護理論の理解を進め，また，今後，看護理論に基づく実践の実現に何が求められるのかを検討してみたい。

III. 看護理論はどのように開発されてきたか

1　看護理論の理解を妨げるもの

　看護理論の学習者にとって，その理解を妨げるものの1つに，看護理論がそれまでなじんできた他の学問領域の理論とは異なっているように印象づけられるという問題がある。この点について，Stevens, B. J. はその著書[8]の中で，次のように述べている。看護学以外の学問，例えば化学や社会学においては，扱おうとする世界が実際のところどのようになっているかを知ることを目標として理論開発に向かう。しかし，看護における理論開発の目標は，もし，正しく看護が行われていたならば，そうであったに違いないという理想化された看護実践を作り出すことにある。さらに，看護理論を分析する際には「この理論は看護の"いまある"姿について述べているのか，その理論家の考える"あるべき"姿について述べているのか」を問う必要がある[9]とも記している。

　私たちは，看護の学習をする以前に他学問領域が開発した理論を使用し，長期間学習しており，ある程度「理論」というものに対するイメージを持っている。しかし，他の学問分野の「理論」と看護理論とは理論の目標が異なり，「さあ，看護理論を勉強しよう」と理論書を開いた途端に混乱が起きることがある。このような状況を乗り越え看護理論を理解するためには，その内容に踏み込む前にいくつかの基礎的部分に関する理解が必要である。

　基礎的部分の第1は，既存の看護理論の開発過程にはどのような種類があり，理解したいと思う理論はその開発過程のうち，どれに該当するものなのかということである。第2は，各看護理論は適用可能な範囲というものを持

ち，理解したいと思う理論はその適用範囲のうち，どれに該当するものなのかということである。第3は，看護理論が一般にどのような機能を果たすことができ，理解しようとする看護理論がそのうちのどの機能を果たすことができるものかを理解することである。また，概念，定義，命題といった用語を理解することも必要であろう。そこで次に，看護理論の開発過程と看護理論の定義を主軸として看護理論理解のための視点を提示する。

2 看護理論の開発過程

　看護理論の開発には，いくつかの異なる過程がある。この過程を説明するにあたり，この「看護理論の開発過程」の項を設定した目的を再確認し，その結果，極めて学術性の高い用語を使用することはあえて避けることにした。可能な限り平易な用語を使用し，看護理論の理解を助けることに徹することにする。このような観点から既存の理論を概観すると，看護理論の開発過程はおおよそ次の3つの項目に分類できる。

1）経験・知識をもとに開発された看護理論

（1）経験に基づき開発された看護理論

　経験とは，主体としての人間がかかわった事実を主体の側から見た内容[10]である。言い換えると，その人がかかわりを持ったことをその人の立場から見た内容であるということになる。すなわち，経験をもとに開発された看護理論とはある看護師が「看護実践や看護学教育の経験とそこから得た知識を通して，看護とはこのようなものであるから，このようにしなければならない」といった内容を論述したものである。具体的には，ナイチンゲール，ヘンダーソン，ウィーデンバックの看護に対する考え方がこれに該当する。

　現代看護の創始者であるフロレンス・ナイチンゲールは，その臨床看護実践，教育実践，すなわち，経験とそこから得た知識，そして宗教観を元に『看護覚え書』という著書を残した。『看護覚え書』の中には，「看護とは，新鮮な空気，陽光，暖かさ，清潔さ，静かさを適切に保ち，食事を適切に選択し管理すること——すなわち，患者の生命力の消耗を最小にするようすべ

てを整えること」[11] という記述があることはあまりにも有名である。『看護覚え書』において，この1文は序章の看護は何をすべきかという注釈のある部分に記述されており，これがナイチンゲールの考える看護の定義であるとは述べられていない。しかし，ナイチンゲールの『看護覚え書』をその経験と知識に基づき開発された看護理論の書ととらえるとき，この1文はナイチンゲールの定義する看護であるととらえられる。

　ナイチンゲールやヘンダーソンは現代看護に基盤を提供し，その書は，看護を職とする人々に対し，時代や文化を超越した普遍的な，そして必要不可欠な内容を提示している。

　また，私たちの周りには経験豊かな看護職の先輩がおられる。これらの方々の考え方は，数多くの貴重な示唆を与えるが，その多くは理論というよりは，むしろ看護観に値するものであろう。「観」という文字は，ながめ，ありさま，趣，様子，状態といった意味に加え，ものの見方，見解という意味を持ち，「看護観」はその人の看護に対する見方，見解ととらえることができる。

(2) 経験に基づく看護理論は新たに開発されるのか，検証できるのか

　「看護実践や看護学教育の経験がある看護師がその考え方を述べれば，それはすべて理論なのか」という疑問に対し，先のような決着をつけると，第2の疑問が脳裏をよぎる。それは，「今後，経験とそこから得た知識に基づく理論は，新たに開発される可能性があるのだろうか」という疑問である。しかし，この疑問には「はい」「いいえ」では単純に答えることはできない。しかし，1つだけ，はっきりとわかることは，経験とその知識に基づく理論が開発された時代と，現代の看護の社会には大きな相違があるということである。

　看護職養成教育が，わが国でも大学，短期大学で行われるようになり，看護学研究もそれに前後して活発に実施されるようになっている。また，看護学の修士課程や博士課程もでき，看護学はその研究基盤を整えつつある。これらは，数世紀に1人，現れるかどうかわからない優秀な理論家が偶然に出現するのを待たなくても，現代社会が看護理論を開発できる能力を持つ研究者を育成し，その研究者が研究活動に基づき理論を開発できる時代に入ったことを示している。

　また，理論には，それがどの範囲に適用可能かという視点から分類する見

表 1-1 範囲に基づく理論の種類

理論の種類	理論の特徴
大理論	大理論は、理論の中で最も範囲が広い。概念は抽象的であり、操作的定義を欠くことが多い。大理論は直接的、経験的に検証することができない。
中範囲理論	中範囲理論の焦点は、大理論より狭く、小理論より広い。その範囲は、概括的な概念として用いることができるほど広くはなく、また複雑な生活状況を説明するのに用いることができないほど狭くはない。
小理論	小理論は、もっとも単純で特定的な理論であり、狭く規定した現象に関する一連の理論的陳述である。

方がある（表1-1）。ナイチンゲールやヘンダーソンの理論、すなわち、経験とそこから得た知識を元に開発した理論にこの見方を適用してみると、これらは大理論（grand theory）に該当する可能性が高い。大理論は、概念がすべて抽象的であり、明瞭な定義を持つ概念のない場合が多く、そのため、直接的、経験的に検証することができない[12]。また、大理論は特定の方法によって開発されるものではなく、そこに存在する考え方を思慮深く洞察、評価することや飛躍的な創造的思考を通し、まれに開発されるものである。この大理論に関する記述は、経験とそこから得た知識を元に開発された理論に近似している。したがって、ナイチンゲールやヘンダーソンの理論は、検証の対象にするにふさわしくない理論であり、それは個々の看護職者が意識するかしないかは別として、現代の看護はここに立脚しているためである。

2）学習をもとに開発された看護理論

(1) 学習をもとに開発されたキング看護理論

　学習という用語には、心理学や教育学の分野にそれぞれ特有な定義があるが、ここでは「既存の知識を系統的に勉強し、その結果を統合すること」という国語辞典レベルの最も一般的な定義を用いる。学習という言葉をこのように定義したとき、キングの看護理論が学習をもとに開発された看護理論に該当する。

　キングは、看護師が活用できる知識は膨大であり、その中から必要な内容を個々の看護師が選択するという作業は困難を極めるということから、他の学問分野の膨大な知識をていねいに洗い直し、看護の基本となる概念を抽出

した。キングの著書『看護の理論化－人間行動の普遍的概念』[13]はこの作業を統合した結果として誕生した。その後，キングはこの概念をさらに看護師とクライエントの相互行為における目標の達成という視点に焦点化し，統合した。著書『キング看護理論』[14]は，その成果である。キングは，健康を看護の目標とし，健康を目指す看護師とクライエントの相互行為に関連の深い概念を抽出し，この相互行為における概念間の関係を命題として表した。すなわち，キング看護理論は，概念と定義，命題から構成されている。

(2) キング看護理論の適用範囲

学習をもとに開発された理論としてのキング看護理論は，それがどの範囲に適用可能かという視点から分類する見方を適用すると，中範囲理論に該当する可能性が高い。中範囲理論は，大理論よりも適用可能な範囲が狭く，扱う概念の数も現実世界の局面も限定されている。また，中範囲理論は直接的な方法により検証可能な理論である。

キング看護理論は，前提や概念が限定されており，看護師とクライエントの相互行為という現実世界のみに適用が可能な理論である。また，命題が提示され直接的に検証が可能な理論である。すでにわが国でもキング看護理論の検証を目的とした研究[15]が終了している。この研究成果は，キング看護理論がわが国に真に適用可能であることを実証している。

また，学習をもとに開発され，概念，定義，命題から構成されるキング看護理論を，開発のレベルに基づき理論の種類により分類すると，その機能（**表1-2**）は説明理論の範疇に分類できる。命題という用語にも多様な定義があるが，キング看護理論においては理論を構成する概念と概念の間の関係を表している。キングの提示した命題は，次の8項目[16]である。

1. 知覚の正確さが看護師-クライエント間の相互行為の中から得られるならば，そこに相互浸透行為が生まれる。
2. 看護師とクライエントの相互浸透行為が起こるならば，目標は達成される。
3. 目標が達成されるならば，両者の間に満足感が得られる。
4. 目標が達成されるならば，効果的な看護が行われる。
5. 看護師-クライエント間の相互行為が相互浸透行為に深まれば，成長と発達の質も高まる。
6. 看護師とクライエントによって知覚された役割期待と役割遂行が一致

表1-2 開発レベルに基づく理論の種類

理論の種類	理論の特徴
記述理論	現象を概観し，現象に存在する主要概念と出来事を示す。しかし，なぜ，それら諸概念が存在し，なぜ，どのように諸概念間の関連が存在しているかは説明しない。
説明理論	現象に存在する種々の概念が，なぜ，どのように関連しているかを示す。概念間の因果関係や相関関係，あるいは相互作用を調整しているルールを扱う。しかし，概念間の関連の論理的・経験的妥当性は検証されていない。
予測理論	現象に存在する種々の概念が，なぜ，どのようにして関連しているかを示し，関連は論理的・経験的に検証されている。

したならば，相互浸透行為が生じる。
7. 看護師とクライエント，あるいはその両者によって，役割葛藤が経験されるならば，看護師-クライエント間の相互行為にストレスが生じる。
8. 専門的な知識と技術を持った看護師がクライエントに適切な情報を伝達するならば，共同の目標設定と目標達成がなされる。

この8項目のうち，例えば，3.の「目標が達成されるならば，両者の間に満足感が得られる」という命題は，看護師と患者の「目標達成」という概念と「満足感」という概念の関係を示した命題であり，目標達成の程度の高さにより満足感の高さが説明可能であることを示している。

(3) 今後も理論は学習をもとに開発されていくのか

これらを前提に「今後も，理論は学習をもとに開発されていくのだろうか。また，開発されるべきなのだろうか」ということについて考えてみたい。この疑問のうち，「開発されていくのだろうか」という部分については，「されるかもしれないし，されないかもしれない」としか答えられない。それは，看護学だけではなく学問は，それを志す研究者，学者の世界観や価値観を反映する。理論開発も同様であり，その研究者が何によって立つことを好み，何をもって真実とするのかに影響を受けるためである。したがって，既存の知識，概念の統合により，看護のあるべき状態を論ずることを価値づける研究者は，このような方法を好むに違いない。

しかし，こういった論理の積み重ねにより開発された看護理論は，看護の

向かうべき方向性を抽象的には示すものの，看護職者が日々遭遇する出来事と，その理論の中に示されている内容との間には距離がありすぎ，現実への適合の程度が低いという問題がある。このような問題を克服するためには，個々の具体的な事実からその共通点を求め，一般的な法則を見い出す，すなわち帰納的な方法による理論開発が必要である。

　例えば，看護師の離職に関する理論を開発したいと考えた研究者がいたとする。この場合，帰納的にこの過程を進もうとするならば，離職したいと考える看護師に面接などを通し，その事実を表す概念を創出する。そして，さらに創出された複数の概念を，離職をとどまった事例，離職してしまった事例などに適用し，概念間の関係を明らかにし，それらを命題とし理論へと統合していく。このような過程を経て開発された理論は，実際の現象に基づいているため，私たちが日々遭遇する現実に適合するものとなる。看護理論が看護現象を記述，説明，予測するという機能を持ち，究極的には看護実践，看護学教育をよりよい方向へ導くことを目指すものならば，既存の論理の積み重ねにより構築された理論と，実際にある現象を分析することにより開発された理論の有機的な関連が必要である。

3）研究により開発された理論

(1) 研究により開発されたベナー看護理論

　研究という用語もまた難しい用語である。研究とは何をすることかと問われたとき，研究者の間でもそのイメージには相違がある。古びた文献に囲まれ，活字の虫と化した研究者をイメージしたり，寝食を忘れ顕微鏡をのぞき込む研究者をイメージする人がいるかもしれない。また，集めたデータをコンピュータに入力し，統計学的な処理をして論文としてまとめようとしたり，文化人類学の研究者のように未開発地域の原住民と共に生活する研究者を思い起こすかもしれない。研究という用語は，後に定義することにして，ここでは，看護に関する現実をデータとし，それを特定の学問的な方法を用い分析し，結果を得るための試みを意味する。したがって，"2）学習をもとに開発された看護理論"の中の学習も広い意味では研究に属するが，本書ではそれをあえて区別してとらえることにする。

　研究により開発された理論の代表として，ベナーの看護理論[17]を紹介する。ベナーは，他学問領域の研究者が開発した技能修得モデルを看護に適用

可能かという観点から系統的な調査を行い，看護の初学者からエキスパートレベルの看護師の技能修得状況に関する理論を開発した。この技能修得モデルはドレイファス・モデルと命名されており，チェスプレイヤーと飛行機のパイロットの技能の修得，熟練を表すものである。研究方法としては，看護学生と看護師を対象とした面接法と参加観察法を用い，看護師の技能修得状況に関する質的なデータを収集し，この質的データを現象学的方法に基づき，看護師や学生が技能修得に関し語ってくれたことの意味や観察した行動を解釈した。その結果を，看護師の技能修得のレベルとして記述した。

　それによれば，技能修得の第1段階はNovice「初学者」と呼ばれ，臨床の状況について経験がないため，そこでどのように振る舞えばよいのかわからず，その行動は原則に則っている[18]。

　第2段階はAdvanced Beginner「新人」と呼ばれ，あるレベルまでは実践可能となるが，その実践に際しても手順書などが必要となり，状況をつかむことができない[19]。

　第3段階はCompetent「一人前」と呼ばれ，長期目標や計画を立て意識的に活動できるようになり，その計画の中で，最も重要なことは何か，無視してよいことは何かを明確にできるようになるが，スピードや柔軟性には欠ける[20]。

　第4段階はProficient「中堅」と呼ばれ，状況を全体的にとらえ，問題を的確に理解できるようになる[21]。

　最終段階である第5段階はExpert「エキスパート」と呼ばれ，豊富な経験に支えられ，状況を直観的に理解し，問題領域に正確にねらいを定め，この際，原則には頼らない[22]。

　また，ベナーは面接により得たデータとフィールドノートをもとに，看護師が臨床場面で展開する31の実践を抽出し，それらを機能，内容の類似性に従い分類した。その結果，看護実践における7つの領域を明らかにした。この7つの領域とは，「援助役割」「指導/手ほどきの機能」「診断機能とモニタリング機能」「急速に変化する状況における効果的な管理」「治療的介入と療法を施行し，モニターする」「質の高いヘルスケア実践をモニターし，保証する」「組織化の能力と仕事役割能力」[23]である。そして，各領域におけるエキスパート・レベルの技能修得状況にある看護師の実践について記述した。

(2) 現実の看護と遊離しない理論の有用性

　ベナーの開発した理論は，事実を記述している。すなわち，「看護はこうあるべき」といったあるべき論を提示しているのではないという点でこれまで提示した理論と大きく異なる。看護師の技能修得，もしくは技能修得度の高い看護師の実践を解釈し，ありのままに記述している。この理論は，あらゆる看護実践，看護学教育の場にフィットし，活用可能である。

　ある教員は，臨床の看護師や看護学教員を対象とした実習指導に関する講義にこの理論を活用している。その教員は，看護実践が対象の理解を重要視するのと同様に，看護学実習の指導においても学生がどのような状況に置かれているかを理解することが重要であると考えている。看護学実習を行う学生の理解には，実習における学生のストレス，疲労，学習意欲などといった多様な視点があるが，これらはすべて他の学問領域が開発した視点である。

　これに対し，ベナーの技能修得状況の記述は，先にも述べたように，看護師の実践のあるがままの姿を面接や参加観察によりデータとし，そこから得た結果であり，現実を見事に反映した内容となっている。また，技能修得状況を初学者の段階からエキスパートの段階に分類するという見方は，看護実践，看護学教育に携わる看護師にとって極めて自然である。看護学実習を行う学生は，ベナーの技能修得の段階においては，臨床状況が全く理解できない初学者に位置する。

　これに対し，看護学実習指導に携わる教員や臨床看護師の多くは，臨床状況をまるごと理解し，問題を的確にとらえることのできる「中堅」，もしくは豊富な経験を持ち状況を直観的に把握し，問題領域に正確にねらいを定める「エキスパート」と呼ばれる状況にある人である。看護実践の場においては小さな誤りが対象の生命に直結するため，職業活動を展開するためには高い緊張を要する。そのため，看護学実習指導に携わる教員や臨床指導者は，「中堅」や「エキスパート」段階にある自分たちの通常の行動を学生にも当然のように求めてしまうことがある。

　このような指導者の要求が学生を傷つけ，実習目標の達成を阻害する原因となることも少なくない。しかし，ベナーの技能修得状況に関する記述は，「初学者」と「中堅」もしくは「エキスパート」と呼ばれる指導者の相違を明瞭に理解させ，「初学者」である学生がなぜそのようにしか行動できないのか，また，それは指導者自身も「いつかきた道」であることを思い出させ，その対象に適した指導展開へと導く。

同様に，ベナーの技能修得状況に関する記述は，看護実践に従事する看護師にとっても活用可能性が高い。看護師個々が，職業的発達という観点からどの段階に属するのかを意識しつつ職業に従事することにより，次の目標を明確に定めることを可能にする。

　さらに，ベナーの理論を先に提示した開発のレベルによる分類（**表1-2**）の観点から見ると，この理論は記述理論に該当する。記述理論は，現象を概観し，その事象の主な要素や出来事を明らかにするものである[24]。

　ベナーは，看護師の看護現象を面接，参加観察といった方法により概観し，技能修得という出来事を明らかにし，さらに看護実践を構成する7つの要素と各要素における看護実践を記述した。

　記述理論は，研究しようと考える事象の本質が何かを決定するという意味で最も重要な段階にある[25]。したがって，ベナーの理論のようにありのままの現象を記述し，その現象を構成する本質的な要素や出来事が明らかになれば，理論開発の次の段階である要素と要素の関係や，なぜそのような出来事が生じるのかを説明する理論の開発，すなわち，説明理論の開発に継続することが可能になる。

　このような研究の過程を経て開発された理論は，「看護はこうあるべき」と理論家の頭の中で理想的なイメージとして開発された理論や他の学問領域が開発した概念・知識を応用して組み立てた理論と異なり，それが看護の実際の現象から導かれているため，看護実践への適合性が高い。今後，研究により看護のありのままの姿から導かれた理論開発は，看護学が独自の学問体系を確立し，他の学問と対等な位置につき，看護実践と看護学教育，看護学研究の質を向上し，看護職が専門職として十分な社会的承認を得るために不可欠な要素である。

Ⅳ. 看護理論はどのように定義されるか

　以上のように看護理論の開発過程は，その看護理論によって異なる。したがって，ある特定の看護理論を理解したいと考えたとき，その理論はこれまで知っていた理論と開発過程が同じなのか異なるのかを明確にしつつ，学習を重ねる必要がある。看護理論の理解をさらに促進するために，もう1つの重要な視点として，看護理論の定義に関し，整理してみることにする。

　学問の世界は，言葉や記号により成立しており，人類の共有財産である言葉や記号を正確に使用していく必要がある。しかし，現実には看護学のみならず他の学問分野においても，1つの用語を多種多様な意味合いにより使用したり，その学問分野においては知らない人がいないほど多用する用語を全く定義しないまま使用している状況が少なからず存在する。看護理論の理解促進に向け，本書において特に看護理論の定義を取り上げるのは，筆者自身がその学習過程で混乱した経緯があり，その混乱を解きほぐすために看護理論という用語の定義に関する学習が大いに有効だったことによる。

　まず，看護理論とはどのように定義すべき用語なのかを知るために，入手可能な理論書をもとに，看護理論という用語の定義をすべて抽出，分類し，概観した（**表1-3**）。その結果，各理論家が看護を様々に定義しているように，理論にも様々な定義があることがわかった。また，Meleis, A. I.[26]はこれらの定義がその内容によりさらに6つに分類できることを示している。6つの分類とは「理論の構造に焦点を当てた定義」「理論の目的に焦点を当てた定義」「理論の仮定性に焦点を当てた定義」「研究に焦点を当てた定義」「研究と実践における理論の活用と概念に焦点を当てた定義」「看護の現象に焦点を当てた定義」である。

　各定義は上記6つの分類のどれか1つに完全に該当するもの，また，複数の要素を持ち合わせるものと様々である。例えば，McKay, R. P. の「論理的に相互に関連する確証された一連の仮説である」[27]やPolit, D. F. の「諸現象間の関係に関する普遍的・抽象的な説明」[28]という定義は，理論の構造に焦

第1章　看護理論と質的研究

表1-3　理論の定義

定義	著者（年）
1) 人は，概念と，それらの間の関連を調べる命題，そして演繹的システムの命題の3つを持って，初めて理論を持っているといえる。	Homans, G. C. (1964)
2) ある目的のために作り出された概念的システム，あるいは枠組みである。	Dickoff, J. & James, P. (1968)
3) 探求の領域の一般的な準拠枠を形成する，仮説的，概念的，実際的な，緊密に結びついた一連の原理。	Ellis, R. (1968)
4) 論理的に相互に関連する確証された一連の仮説である。	McKay, R. P. (1969)
5) ある自然現象についての仮の説明的命題，あるいは一連の命題である。それは，①（測定された）事象間に観察された関連，②そのような関連の根底にあると推測されたメカニズムや構造，③関連に関するどのような直接的経験的徴候も存在しない中で，観察されたデータの説明を意図したいくつかの推論された関連や，根底にあるメカニズムに関するものである。	Marx, M. H. (1976)
6) 法則を体系化したもの。	哲学事典，(1979)
7) 理論は実践を左右したり，あるいは観察した事実を説明するために提示される科学的に受け入れられる一般的な原理として定義づけられる。また，理論は経験上の世界の一部を記述し，説明し，予測するために用いられる論理的に相互に関連づけられた一連の命題であると定義される。	Riehl, J. P. & Roy, S. C. (1980)
8) 様々な変数間に内在する関連を評定することにより，ある研究分野の不可欠要素に対し，体系的な視点を提示する相互に関連のある一連の概念，定義，命題によって構成されるもの。	King, I. M. (1981)
9) 現象を説明・予測する目的で，変数間の関連を特定することにより，現象に対する系統的な見方を示すひとまとまりの相互に関連する概念，定義，命題である。	Kerlinger, F. N. (1986)
10) 諸現象間の関係に関する普遍的・抽象的な説明。	Polit, D. F. (1987)
11) ある分野の現象について説明，記述，あるいは予測する言葉による思想の伝達と同じ水準の相互に関連する一連の概念である。それは，その全体的構造に前提，原理，概念，命題を含む。それらは，理論の基本的な構成要素である。	Parse, R. R. (1987)
12) 現象を記述，説明，予測，調整する目的で概念間相互の特定の関連を示すことによって，現象の系統的な見方を提案する一連の概念，定義，命題である。	Chinn, P. L. & Jacobs, M. K. (1987)
13) 与えられた現象を象徴的に示し，光を当てる，知識，アイディア，経験の創造的な集合である。	Watson, J. (1988)

（次頁に続く）

(表1-3の続き)

定義	著者（年）
14) 現象の記述，説明，予測，調整に役立つ，現象に関する相互に関連する一連の関連陳述である。	Walker, L. O. & Aavant, K. C.（1988）
15) 看護理論は，概念と命題で作られ，概念モデルよりも特定された現象を説明し，これらの現象から導かれた変数間の関連の特定によって，人間，環境，健康，看護というメタパラダイムの現象を説明する。	Fawcett, J.（1989）
16) ある現象を説明し，あるいは特徴づけることを主張する陳述である。	Barnum, B. J. S.（1990）
17) 概念，構成要素，あるいは事象の間の関連を記述，説明，予測するために形成された抽象的陳述。事実に基づくデータを用いて，観察と研究によって開発され，検証される。	Mosby's Medical, Nursing, and Allied Health Dictionary,（2002）
18) 現実のある部分を系統的に示す，明確に定義された相互に関連する一連の概念と関連陳述である。	Deloughry, T. J.（1991）
19) ①特別な技術(art)の実践から区別されるものとしての，ある技術の根底にある学説や原理。②実際の知識に基づかない形成された仮説，あるいは大まかに語っている意見や仮説。③ある現象を説明し，あるいは特徴づけることを目的とする，条件付きの陳述，あるいは説明的な命題。理論における概念や規定は，概念モデルのそれよりも特定的で具体的である。したがって，理論はモデルの領域における現象を十分に記述，説明，予測するために概念モデルから導き出される。	Miller/Keane Encyclopedia & Dictionary of Medicine, Nursing & Allied Health,（1992）
20) ①（イ）個々の事実や認識を統一的に説明することのできる普遍性を持つ体系的知識。（ロ）実践を無視した純粋な知識。この場合，一方では高尚な知識の意であるが，他方では無益だという意味のこともある。（ハ）ある問題についての特定の学者の見解・学説。②論争。	広辞苑,（1993）
21) 現象に対する見方を示す定義された概念，存在陳述，そして関連陳述を統合したひとまとまりのものを構成する。理論は，現象の記述，説明，予測，あるいは調整を行うことができる。	Burns, N. & Grove, S. K.（1993）
22) 記述，説明，予測を目的として諸概念間の特定の相互関係を示すことによって，現象についての体系的な視点を作り出す一連の概念，定義，命題である。	M. Tomey, A.（1994）
23) 現象の分類についての理解と説明を提供する一連の理論的陳述。	Kim, H. S（1997）
24) 現象を記述，説明，予測する理論的水準における抽象で記述された相互に関連する一連の概念。	Parse, R. R.（1997）

（次頁に続く）

(表1-3の続き)

定義	著者（年）
25) 仮定を基盤とし，一連の命題的陳述を通して織りなす，相互に関連のある一連の概念。現実を象徴的に記述するために用いられ，現実の解釈を反映している。	Fitzpatrick, J. J. (1997)
26) 現象を説明し，あるいは組織化することを主張する，意義のある特定の具体的概念と命題で構成される。	Fawcett, J. (1997)
27) 現実に対する部分的見方，展望。現象に対する仮定的，目的的，そして系統的見方を作り出す創造的で厳密に構造化したアイディア。	Kramer, M. K. (1997)
28) 1つあるいはそれ以上の検証方法によって決定される，真である可能性を持つ，ある種の知識。	Silva, M. C. (1997)
29) 現象に関するわかりやすい見方や，他の現象との関連に関する精神的イメージ。意味のある疑問に答えるために形成された現実に関する抽象的な提示。意味のある全体の中でコミュニケーションを行う学問における重要な疑問に関連する，組織化された，一貫性のある，系統的な，一連の陳述の結合。概念，記述的陳述，命題，そして叙述的説明で作られる。	Meleis, A. I. (1997)

点を当てた定義に完全に該当する。一方，Marriner-Tomey, A. は理論を「記述，説明，予測を目的として諸概念間の特定の相互関係を示すことによって，現象についての体系的な視点を作り出す一連の概念，定義，命題である」[29]と定義している。また，Parse, R. R. は「ある分野の現象について説明，記述，あるいは予測する言葉による思想の伝達と同じ水準の相互に関連する一連の概念である。それは，その全体構造に前提，原理，概念，命題を含む」[30]と定義している。この2つの定義は，理論が現象の記述，説明，予測を目的としていることを示したうえで，理論が概念と定義，命題という構造からなることを示しており，Meleis, A. I. の分類のうち，「理論の構造に焦点を当てた定義」「理論の目的に焦点を当てた定義」の2要素を包含する。

　これらは，ある特定の理論を理解しようとしたとき，まず，その理論が「理論」をどのように定義しているかを知ることが重要であることを示している。それは，その看護理論を開発した理論家がどのように理論を定義づけているかによって，その理論書の記述は大きく異なり，なぜそのような記述になっているかをその理論家の理論に関する用語の定義を手がかりとし，予測しつつ精読することにより，その看護理論の構造を知ることができるため

である。

　また，わが国には，ナイチンゲールやヘンダーソンの理論により教育を受け，長年，これらの理論によって看護実践を展開してきた看護職者が数多く存在する。これらの看護職者が，近年，わが国に導入された看護理論を学習しようとしたとき，これまで理論としてとらえてきた内容と，新しく学習しようという内容に相違がありすぎるように感じ，理解に至らないことがある。同時にこれまで理論と固く信じてきたナイチンゲールやヘンダーソンの書から学んだ内容は理論ではなかったのではないかという疑念さえ抱くということを耳にすることがある。このようなとき，理論の定義が多様であることを思い出すことができれば，問題は克服できる。例えば，ナイチンゲールの『看護覚え書』には概念，定義，命題に関する明確な記述はない。理論とは「概念，定義，命題からなる」という定義以外には受け入れられない人にとっては，概念，定義，命題に関する明確な記述のないナイチンゲールの『看護覚え書』が理論として承認できないかもしれない。しかし，これまで述べてきたように，理論という用語の定義は多様であり，理論を「個々の事実や認識を統一的に説明することのできる普遍性を持つ知識体系」であるとすれば，ナイチンゲールの『看護覚え書』の内容はまさしくこの定義に該当し，理論である。

　加えて，先に理論開発の過程の項において，ナイチンゲールの理論を，経験をもとに開発された理論であるとした。また，臨床経験豊かな看護職者がその経験に基づき看護を語ることはできるが，それは多くの場合，その人の看護観であり理論にはなり得ないと述べた。これは，ナイチンゲールの書を「個々の事実や認識を統一的に説明することのできる普遍性を持つ知識体系」という定義の観点から理論としたとき，よりいっそう明確になる。ナイチンゲールの書は，看護という職業に時代を超越した普遍的な知識体系を提供しており，現代看護に極めて強い影響を及ぼしたからこそ理論として承認される。したがって，「看護実践や看護学教育の経験がある看護職者がその考え方を述べれば，それはすべて理論なのか」という疑問に対する回答は「いいえ」である。その理由は，それが理論かどうかが，その内容の普遍性と看護の社会への影響力によって決定されるととらえられるためである。

V. 看護理論のステップアップ

1 「あるべき状態」から「ありのままの状態」へ

　ある看護教育学の研究者は，これからの看護学教育について次のように述べている。「看護学教育は『こうあるべき状態』や『こうあるはずの状態』を教育するのではなく，現場で起こっている看護現象から『現にある状態』の本質を取り出し，そこから理論を創出し，次代を担う我々の仕事の後継者に伝えていくような教育を展開したい。その実現のためには『現にある状態』を研究し，その研究成果に基づく知見を集積していく以外方法はない」[31]。

　現在，看護界では，参加観察法や面接法，もしくは自由記述式の質問により収集した質的データを扱う研究が，増加の傾向にある。

　質的データという用語には2つの意味がある。1つは性別や職業といった連続値として処理することのできないデータである。もう1つは，手紙や遺書・日記などの個人ドキュメント，世間話や流言・ビラなどの社会状況に関する記録，また，参加観察をはじめとする行動観察や面接などの記録，犯罪調書・精神分析の記録など多次元的な要因が絡みながら顕現している具体的な事例記録[32]である。

　本書における質的データとは，後者の多次元的な要因が絡みながら顕現している具体的な事例記録を指す。また，この質的データの収集は，フィールドワークによってのみ実現可能である。

　質的データを扱う研究は，量的データを扱う研究と性質の異なる大変さがつきまとう。それにもかかわらず，真剣に質的データと向き合おうとする研究の増加は，冒頭に紹介したような看護のありのままの姿を明らかにし，それに基づく実践や教育を展開したいと願う研究者が出現している可能性を表している。

2 ステップアップのための課題

　「看護の現にある状態」もしくは「ありのままの状態」を研究的に明らかにし，そこから理論を開発し，それに基づく看護実践・教育を展開するということは，すなわち，質的帰納的な研究を行い，記述理論を開発し，それを説明理論へとつなぎ，さらに予測理論へとステップアップすることを示している。このことを実現するためには，克服しなければならないいくつかの課題がある。なお，質的帰納的研究とは，人間および人間と環境との相互行為の特性を理解するための系統的研究の諸様式を意味し，質的データを既存の知識・概念を用いることなく分析する。

1) 質的研究における既存の研究方法論の正確な使用と看護学独自の研究方法論の開発

　その第1は，記述理論を開発する研究方法論に関する課題である。
　「看護の現にある状態」の本質，もしくは「ありのままの状態」から記述理論を開発するためには，看護にかかわる現象を質的データとし，それを何らかの方法で分析しなければならない。現在，米国や日本の質的帰納的な性質を持つ看護学研究が用いている方法論は，現象学的な方法，グラウンデッド・セオリー，内容分析，KJ法などである。これらの方法は，いずれもその根底に明瞭な哲学と特徴がある。そのため，研究方法論としてこれらを活用するためには，行おうとする研究の目的と特徴を明瞭にしたうえで，方法論を選択しなければならない。
　また，研究の目的と特徴に合致した研究方法論を選択したうえで，その研究方法論を正確に使用することが重要である。
　数多くの質的研究を行っている米国においても，質的研究のための方法論の使用状況について，特にグラウンデッド・セオリーを研究方法論として採用したと記述してある研究成果が，単にデータを既存の枠組みに沿って分類したようなものもある[33)]と，その誤った使用について警鐘が鳴らされている。現象学的な方法，グラウンデッド・セオリー，内容分析，KJ法などといった研究方法論を正確に使用するためには，研究者自身が確実にその方法

論について学習することに加え，確実にこれらの方法論を使用できる指導者の存在が必要であり，指導者の養成と確保が求められている．

研究方法論に関する課題の第2は，記述理論を開発するための看護学独自の研究方法論の開発に関する課題である．第1の課題の中に提示した現象学的な方法，グラウンデッド・セオリー，内容分析，KJ法はすべて他の学問分野において開発された研究方法論であり，看護学独自の研究方法論ではない．もちろん，数多くの看護学研究が他の学問領域の研究者が開発したこれらの方法を使用している現状が，その有効性を示していることには異論はない．このような前提をもとに米国の博士論文のうち，質的データを扱った研究を分析した結果[34]は，前述した方法論以外にも研究者が様々な方法論上の工夫をしながら質的帰納的研究を展開しているという現状を明らかにした．他の学問分野が独自の研究方法論を開発しながら，その知識を累積し発展してきたように，看護理論のステップアップに向けては，看護学独自の研究方法論の開発を必要とする．

2) 理論のステップアップに向けた研究の累積

(1) 質的帰納的研究による記述理論の開発

理論のステップアップに向けた次の課題は，質的研究における既存の研究方法論の正確な使用と看護学独自の研究方法論の開発を目指しつつ，「看護の現にある状態」の本質もしくは「ありのままの状態」から記述理論を開発し，これらを理論開発の次の段階である説明理論，予測理論へとレベルを高めていくことを可能にする研究の累積である．

記述理論は，現象を概観し，現象に存在する主要要素や出来事を明らかにする．しかし，なぜ，それら諸概念が存在し，なぜ，どのように諸概念間の関連が存在しているのかは明らかにしない[35]．この記述理論は，現象学的な方法，グラウンデッド・セオリー，内容分析などの研究方法論を用いた因子探索レベルの研究により開発可能であり，先に紹介したベナーの看護理論は記述理論の代表である．記述理論から説明理論，そして予測理論へと理論のレベルを高めていくということがどのようなことかを説明するために，質的帰納的研究方法論を用いた因子探索レベルの研究の成果を1つ紹介する．

この研究[36]は，看護学実習において教員がどのような教授活動を展開しているかを明らかにすることを目的としている．これは研究方法として，後

V．看護理論のステップアップ　27

```
┌─────────────────────────────────────────────────────────────────┐
│  ╭──────────────╮    ╭──────────────╮    ╭──────────────╮      │
│  │ 実習目標達成のための│  │ 看護の質保証に向けた│  │ 実習目標達成のための│      │
│  │ 実習環境包括的理解 │  │ 学生の受け持ち患者 │  │ 学習継続に向けた  │      │
│  │   に基づく    │  │ に対する看護実践  │  │  学生への支援   │      │
│  │  学生指導と評価  │  │          │  │          │      │
│  ╰──────────────╯    ╰──────────────╯    ╰──────────────╯      │
│                                                                 │
│  ╭──────────────╮    ╭──────────────╮    ╭──────────────╮      │
│  │ 看護現象活用による │  │ 実習展開円滑化に向けた│  │ 学生の指導受け入れ │      │
│  │ 看護の本質理解強化 │  │  環境の調整   │  │ 不十分による戸惑いと│      │
│  │          │  │          │  │ 不本意な相互行為  │      │
│  ╰──────────────╯    ╰──────────────╯    ╰──────────────╯      │
│                                                                 │
│         ╭─────────────────────────────────────────╮            │
│         │ 教員役割達成に向けた視座と指導方法の転換 │            │
│         ╰─────────────────────────────────────────╯            │
└─────────────────────────────────────────────────────────────────┘
```

図1-1　看護学実習における教員の行動を表す概念

に詳述する看護概念創出法という質的帰納的研究方法論を用い，看護学実習において学生を指導する教員の行動の参加観察（非参加型）により得たデータを分析した。その結果は，学生と患者との相互行為場面において教員が，【実習目標達成のための実習環境包括的理解に基づく学生指導と評価】【看護の質保証に向けた学生の受け持ち患者に対する看護実践】【教員役割達成に向けた視座と指導方法の転換】【実習目標達成のための学習継続に向けた学生への支援】【看護現象活用による看護の本質理解強化】【実習展開円滑化に向けた環境の調整】【学生の指導受け入れ不十分による戸惑いと不本意な相互行為】という概念により表せる行動を示していることを明らかにした（図1-1）。この7つの概念は，看護学実習における教員の行動の総体であり，看護学実習における教授活動という現象を構成する要素である。これらは，今後，さらに継続的な研究を行い，本当にこれ以外の要素がないかどうかを確認していく必要があるが，記述理論から説明理論へのステップアップを理解するために，この7つの概念が看護学実習における教授活動に関する記述理論として完成しているものと仮定する。

　この7つの概念は，先にも述べたように看護学実習における教授活動の総体であり，各々がどのように関連しているのかを明らかにしていない。単に，看護学実習において教員がこのような概念により示される行動をしていると

いうそれだけのことである。これは，化学の世界で「水」という物質が，H（水素）とO（酸素）という2つの元素記号で表される分子から構成されていることが明らかになったということに類似している。教員が実習目標の達成に向け，各概念をどのような方法でどのように結びつけながら指導を行っているのかは明らかにしていない。

(2) 記述理論から説明理論へのステップアップ

　説明理論は，現象に存在する種々の概念がなぜ，どのように関連しているのかを示し，概念間の因果関係や相関関係，あるいは相互作用を調整しているルールを扱う。しかし，概念間の関連の論理的・経験的妥当性は検証されていない[35]。これは，記述理論により明らかになった現象に存在する主要素もしくは概念間の関連が明らかになっている状況を意味する。先に提示した看護学実習における教授活動を示す概念を例にとり説明しよう。

　看護学実習において教員は常に学生個々が実習目標を達成できることを目指し，指導を展開する。しかし，時には実習目標を達成できず，再実習などの事態を招くこともある。上記の7つの概念がどのように結びついていた場合に実習目標を達成できたのか，それとも達成できなかったのかが明らかになったとき，この記述理論は説明理論にステップアップできたといえる。

　例えば，実習目標を達成できた学生への指導において，教員は【実習目標達成のための実習環境包括的理解に基づく学生指導と評価】【看護の質保証に向けた学生の受け持ち患者に対する看護実践】【教員役割達成に向けた視座と指導方法の転換】【実習目標達成のための学習継続に向けた学生への支援】【看護現象活用による看護の本質理解強化】【実習展開円滑化に向けた環境の調整】【学生の指導受け入れ不十分による戸惑いと不本意な相互行為】という7つの概念で表される行動を満遍なく示していた。

　しかし，実習目標を達成できない学生の指導において教員は，【実習目標達成のための実習環境包括的理解に基づく学生指導と評価】【看護の質保証に向けた学生の受け持ち患者に対する看護実践】【実習目標達成のための学習継続に向けた学生への支援】【看護現象活用による看護の本質理解強化】を懸命に行っているが，学生は教員の指導を受け入れず，教員自身もその状況に納得がいかないまま経過している，すなわち【学生の指導受け入れ不十分による戸惑いと不本意な相互行為】を展開している。また，実習目標未達成の学生指導において教員は，その学生の状況に合った指導方法を探求しよ

うとせず，常にパターン化した方法により指導を展開しており，病棟スタッフがケアをうまくできないその学生に対し拒否的な態度を示していることに気がつかないでいた。これは，教員が【教員役割達成に向けた視座と指導方法の転換】【実習展開円滑化に向けた環境の調整】を行っていないことを示している。

看護学実習において実習目標の達成は，【実習目標達成のための実習環境包括的理解に基づく学生指導と評価】【看護の質保証に向けた学生の受け持ち患者に対する看護実践】【教員役割達成に向けた視座と指導方法の転換】【実習目標達成のための学習継続に向けた学生への支援】【看護現象活用による看護の本質理解強化】【実習展開円滑化に向けた環境の調整】【学生の指導受け入れ不十分による戸惑いと不本意な相互行為】という7つの概念で示される教員の行動によってもたらされるが，実習目標が達成できないという状況は，【教員役割達成に向けた視座と指導方法の転換】【実習展開円滑化に向けた環境の調整】という概念に該当する教授活動の欠落によって生じていたと説明できる。

以上はあくまでも記述理論を説明理論にステップアップするとはどのようなことかを知るための架空の説明であるが，記述理論の開発により現象を構成する概念が明らかになれば，それらを構成する概念間のどのような結びつきにより生じている現象なのかを明らかにするための研究の累積により，その特徴的な現象を説明することが可能な説明理論へとステップアップできる。これらは，「水」という自然界にある特徴的な物質がH（水素）とO（酸素）という2つの元素記号で表される物質から構成されており，さらにこの2つの元素記号で表される分子のH_2Oという結合により成立していると説明できることに近似している。

具体的には，どのような研究がこういった特徴的な現象の説明を可能にするのかをこれまで例にとった看護学実習における目標達成と目標の未達成という現象について考えてみる。データ収集法は，概念を創出したときと同様に参加観察法（非参加型）を用いる。概念を創出するための研究においては，異なる性質を持つ看護学実習指導場面をすべてデータとしたが，この場合は教員と学生の多様な相互行為場面のうち，目標を達成している場面と目標未達成場面を選択的に観察し，その場面における教員の行動をプロセスレコードに起こしデータとして蓄積する。そして，各データにおける教員の行動を概念を創出したときと同様の方法により分析し，実習目標達成場面における

教員の行動と未達成場面における教員の行動を各々，説明，比較してみる。実習目標の達成の程度は，学生が持つ変数やその場の状況などにより影響を受け，単に教員の指導のみに影響を受けるものではないため，データ収集には相当の苦労を要することが予測できる。しかし，それを乗り越えさえすれば，こういった研究は実現可能である。

(3) 説明理論の検証による予測理論の開発

　理論開発の次の段階は，説明理論から予測理論へのステップアップである。予測理論は現象に存在する種々の概念が論理的・経験的に検証され，その理論が扱っている現象において将来，もし同じ要素が整えば同様の事実が生じることの予測を可能にする[35]。これは説明理論によって説明された現象を検証するための研究によって実現する。

　具体的には，どのような研究がこれらを実現するのかをこれまで例にとった看護学実習における目標達成と目標の未達成という現象について考えてみる。この研究のための1つのアイディアとして準実験研究という方法がある。

　看護学研究において実験研究は，何らかの操作，対照群の設定，実験群と対照群に無作為に振り分ける無作為化の3要素を要する[37]が，準実験研究は，実験を特徴づける対照群の設定，無作為化のうち，いずれか1つが欠けているといった3つの要素が完全ではない研究を意味する。

　看護学実習における目標達成のための教授活動理論の開発を目指して，ある教育プログラムを計画する。これが，この準実験研究における操作である。

　この教育プログラムにおいては，参加者に7つの概念を提示し，特にこの中で実習目標の達成に向け，【教員役割達成に向けた視座と指導方法の転換】【実習展開円滑化に向けた環境の調整】を意識的に実施する必要があることを参加者が十分理解できるようにする。その後，この教育プログラムに参加した受講者が実習指導場面において意図的にこの2つの概念を使用した場合の目標達成度を測定し，これを実験群とする。

　一方，対照群は，この教育プログラムに参加しておらず，また，この説明理論も知らない教員を選択し，これらの教員の実習指導場面における自然な教員の行動を観察し，その目標達成度を測定する。その結果，【教員役割達成に向けた視座と指導方法の転換】【実習展開円滑化に向けた環境の調整】

を意識的に使用した教員の目標達成度が対照群のそれより高ければ，看護学実習における実習目標の達成度は，教員の【教員役割達成に向けた視座と指導方法の転換】【実習展開円滑化に向けた環境の調整】という行動の意図的使用により高くなるという予測を可能にする。これは，概念と概念の間の関係を示しており，理論における命題に該当する。また，2つのH（水素）と1つのO（酸素）を結合することにより，H_2O，すなわち「水」という物質を作ることが可能であると予測できることに近似している。

　以上は，説明理論から予測理論へとステップアップするということを理解するために，その過程をイメージし，数行に要約して説明したが，この過程には化学の実験とは異なる様々な困難が予想される。教育プログラムをどこでどのように開催するのか，また，実験群の教員をどのような条件を持つ者とするのか，また，実習目標の達成に明らかに影響するであろう学生の持つ変数や実習環境の変数をどのようにコントロールするのか，研究に同意し参加を申し出る教員をどのように探すのかなどである。しかし，これらの問題を確実に克服し研究を累積すれば，看護学実習における教授活動という現象に存在する概念，特徴ある現象の概念による説明，そしてその検証が終了したとき理論開発の最終段階である予測理論は完成する。このように開発された理論は，「こうあるべき」と理論家の頭の中で開発された理論とは異なり，質的帰納的な方法により「現にある状態」から本質を取り出し，その本質を主軸とした理論だけに実践の場に適用しやすい。

　看護実践，看護学教育に活用可能な理論の開発は，多くの看護職者の悲願である。現在，わが国においても多くの看護学研究者が質的帰納的研究により記述理論の開発を試みており，わが国の看護職者による看護職者のための活用可能性の高い理論の誕生はそう遠い日のことではない。

■ 引用文献

1) Torres, G.；横尾京子他監訳：看護理論と看護過程．p.18，医学書院，1992.
2) Torres, G.；近藤潤子他訳：看護教育カリキュラム－その作成過程．p.17，医学書院，1988.
3) 2)に同，p.19.
4) 見田宗介他編：社会学事典．専門職の項，p.555，弘文堂，1988.
5) 天野正子：看護婦の労働と意識．日本社会学会社会学評論，22(3)；46, 1972.
6) 日本看護協会：看護者の倫理綱領，2003.
7) 1)に同，p.33.

8) Stevens, B. J.；中西睦子他訳：看護理論の理解のために．pp.6-8，メディカル・サイエンス・インターナショナル，1982.
9) 8)に同，p.8.
10) 4)に同，経験の項，p.245.
11) Nightingale, F.；湯槇ます他訳：看護覚え書．第3版，p.10，現代社，1975.
12) Fawcett, J.；小島操子監訳：看護モデルの理解－分析と評価．p.27，医学書院，1990.
13) King, I. M.；杉森みど里訳：看護の理論化－人間行動の普遍的概念．医学書院，1976.
14) King, I. M.；A Theory for Nursing；systems, concepts, process. John Wiley & Sons, Inc, 1981.（杉森みど里訳：キング看護理論．医学書院，1985）
15) 亀岡智美，舟島なをみ他：キング目標達成理論の検証－看護婦（士）の役割葛藤とストレスの関連に焦点を当てて．千葉看護学会会誌，3(2)；10-16, 1997.
16) 14)に同，pp.185-186.
17) Benner, P.；井部俊子他訳：ベナー看護論．医学書院，1992.
18) 17)に同，p.15.
19) 17)に同，p.16.
20) 17)に同，pp.18-19.
21) 17)に同，pp.19-20.
22) 17)に同，p.22.
23) 17)に同，p.33.
24) 8)に同，p.2.
25) 8)に同，p.4.
26) Meleis, A. I.：Theoretical Nursing, Development & Progress. 3rd ed, pp.13-14, Lippincott-Raven, 1997.
27) McKay, R.：Theories, Models, and Systems for Nursing. Nursing Research, 18(5)；393-400, 1969.
28) Polit, D. F. 他；近藤潤子監訳：看護研究－原理と方法．p.409，医学書院，1994.
29) Marriner-Tomey, A.：Nursing Theorists and Their Work. 3rd ed., p.4, Mosby, 1994.
30) Parse, R. R.：Nursing Science; Major Paradigms, Theories, and Critiques. p.2, W. B. Saunders Company, 1987.
31) 杉森みど里：研究成果の活用－看護の対象理解における説明概念の創出．第5回学術集会学会長講演，看護教育学研究，4(2)；1, 1995.
32) 4)に同，質的データの項，p.372.
33) Wilson, H. S., et al.：Methodologic Mistakes in Grounded Theory. Nursing Research, 45(2)；123, 1996.
34) 舟島なをみ他：米国の博士論文にみる看護教育研究の現況．Quality Nursing, 2(7)；56-62, 1996.
35) Barnum, B. J. S.：Nursing Theory；Analysis, Application, Evaluation. 5th ed., p.2, p.5, J. B. Lippincott Company, 1998.
36) 小川妙子，舟島なをみ：看護学実習における教員の教授活動－学生と患者との相互行為場面における教員行動に焦点を当てて．千葉看護学会会誌，4(1)；54-60, 1998.
37) 28)に同，p.90.

第 2 章

看護学研究に使用されてきた質的研究方法論

I. 看護学研究にはどのような質的研究方法論が使用されてきたか

　近年，わが国においても多くの質的研究が行われるようになった。これらは，第1章において述べたように，記述理論を開発し，説明理論，予測理論へとステップアップするための重要な取り組みである。

　質的研究のための方法論は，方法論各々がその根底に明瞭な哲学と特徴を持つ。そのため，質的研究遂行に向けて研究方法論を選択するときには，これから行おうとする研究の目的や特徴を十分整理したうえで，方法論を決定していかなければならない。そこで本章は，現在，国内外において看護学の研究者がどのような研究方法論を使用し，質的研究を行っているのかを概観し，その特徴と各研究方法論が産出した成果を提示する。

　この作業に取り組むためには，まず第1に，国内外の看護学研究が使用してきた代表的な研究方法論として，どのようなものがあるのかを知る必要がある。そこで，米国の博士論文抄録集に掲載された看護学教育に関する研究とわが国の主たる看護系学術集会において発表された看護学教育に関する研究である国内外の看護学教育研究が使用している質的帰納的研究方法論を明らかにするための文献研究[1,2]を行った。なぜ看護学教育に関する研究を対象にしたのか，それは次の2つの理由による。第1は，筆者が現在，看護教育学という専門領域に所属しており，看護学教育に関する研究に強い興味を持っているためである。第2は，膨大な量の文献を扱う研究をどこかに焦点化しない限り，終わりのない作業となってしまう可能性があるためである。

　日米の看護学教育研究が使用した質的帰納的研究方法論を明らかにするためには，5年分の日米の看護学研究の中から看護学教育研究を抽出する必要がある。当初，この目的を達成するためには，キーワードを設定しコンピュータにより検索することが最も効率がよいと考えた。しかし，そうは都合よく進まないのが世の常である。どのようにキーワードを設定しても，過去に読んだことのある重要な文献が検索できなかったり，関係のない文献が多数検索されてきたりした。このような経緯を経て，結局のところは，急が

ば回れということわざが示すように人為的な方法が正確な検索を可能にするという結論に至った。そこで看護教育学に関わる研究者有志が集合し，数回にわたる勉強会を開き，看護学教育研究か否かを判定する基準を明確にし，その基準をもとに1件1件の研究を精読し，看護学研究の中から教育にかかわる研究を抽出するという作業を行った。また，その結果，抽出した文献が基準を満たす妥当なものであるかを検討するための会議も必要であった。

このような経緯を経て抽出されたわが国の5年分の看護学教育に関する研究は，783件であった。これらを分類した結果，783件の研究のうち，量的研究が63％，質的研究が15％，質的データをその性質と，特定した性質がどの程度出現するかといった2側面から分析した量質併用研究が21％，判読不明のものが1％であることが明らかになった。

また，米国の5年分の看護学教育に関する研究は378件であり，そのうち，量的研究は62％，質的研究は20％，量質併用研究は14％，判読不明のものは4％であった（**図2-1**）。

次に看護学教育研究を抽出したときと同様に，上記の過程を経て抽出された質的研究を1件1件精読し，質的研究がどのような方法論を用いたかを類別した。その結果，わが国の質的研究が使用した主な研究方法論は，KJ法，内容分析，グラウンデッド・セオリー，その他であり，質的研究ではあるが既存の方法論を使用することなく，研究者自身が考案した方法を用いているものもあることが明らかになった。また，米国の質的研究が使用した主

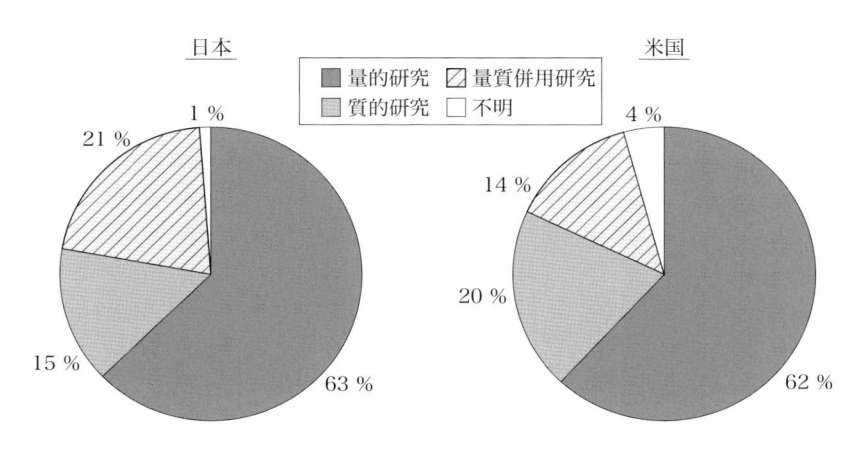

図2-1 日米の看護学教育研究の種類

表 2-1 日米両国の「その他」に分類された研究方法に関する記述の特徴

① 手順の具体的提示
② 分析視点や枠組みの提示
③ 既存の研究方法論の部分的活用の記述
④ 哲学的方法など特定の学問領域の記述

な研究方法論は，内容分析，現象学的方法，グラウンデッド・セオリー，エスノメソドロジー，その他であった．また，日米両国のその他に分類された研究方法に関する記述の特徴は，①手順の具体的提示，②分析視点や枠組みの提示，③既存の研究方法論の部分的活用の記述，④哲学的方法など特定の学問領域の記述，の4種類に分類できた（表2-1）．

これらの文献研究の結果は，日米両国の看護学教育研究に適用された研究方法論が内容分析，現象学的方法，グラウンデッド・セオリー，エスノメソドロジーに代表され，また，わが国においてはKJ法という日本人研究者が開発した研究方法論も多用されていることを示している．

II．研究方法論とは何か

1 質的研究の方法論はどのように定義できるか

これより先，本書は，「ありのままの看護実践・看護学教育の状態から本質を取り出すための質的研究に向けた方法論」について述べてみたい．そのためには，まず第1に「研究方法論とは何か」について整理しておかねばならない．

方法論は，『哲学事典』において次のように説明されている．知識を得るための「方法論とは，ある目的を遂げるためのはからい，すなわちその手段，道具，それを実施する順序，それらの工夫，その技などのすべてのことである．－中略－ 目的は知識であるから，方法はこの知識を得るまでのことで知識のための準備にすぎず，ほんの初歩的なことと思われがちである．知識

は独りみずからあるものとすると，そこに行き着く方法とはせいぜい巧拙のことにすぎない。知識は独りみずからあるというものではなく，どのみち見つかるというものでもない。知識がいかなるものかも，その在処もはじめ考えられるほど分明ではない。そのことに気づけば，そこへ行き着くための方法が大切なことになる。知識には必ずそのよりどころが示されることになっているが，それはいわばそこに行き着くまでの筋道を，すなわち方法を示すことである」[3]。

　この『哲学事典』の方法論に関する説明は，「知識を得るための方法論という用語の定義」と「知識を得るための方法論の重要性」に該当する2つの部分から構成されている。すなわち，「知識を得るための方法論とは，ある知識を得るという目的を達成するための手段，道具，それを実施する順序・工夫，その技などのすべてのことである」。この1文をさらに質的研究の方法論の定義として発展的に使用すると，質的研究の方法論とは，設定した研究目的を達成するための手段，道具，それを実施する順序・工夫，その技などのすべてのことであると定義できる。しかしこれから概説する研究方法論に関し，その専門書を読めば読むほどこの定義では物足りなさを拭いきれない。

　現象学に関する専門書は，現象学的心理学における研究の技法が多様な可能性を残しており確定的なものではなく，その理由として3項目を提示しており，そのうちの1項目に次のような記述がある。「現象学はもろもろのやり方を『料理書』のようにまとめることはできない。それはむしろ，ある一連の目標を持ったアプローチ，態度，探求の姿勢である。この態度を実現するために使うことのできる技法の範囲は極めて広く，まだそのうちの少ししか実際には試されていないのである」[4]。また，その一方で現象学的アプローチとして必要な手続きなどについても詳述している。これらは，現象学的心理学における研究方法論が，単に研究目的達成に向けた手段，道具，それを実施する順序・工夫，その技などにとどまらず，問題とする事象にどのように向き合うのか，また，それはなぜかといった態度や価値観を含むものであることを意味する。他のグラウンデッド・セオリー，内容分析，KJ法などの専門書にも同様のことがいえ，いずれの方法論もその背景にある学問，その学問が研究する対象に向かう姿勢や価値観，態度等を反映しており，これらを抜きにして研究方法論を理解することは困難である。

　そこで，本書においては質的研究の方法論を次のように定義する。「質的研究の方法論とは，設定した研究目的を達成するための手段，道具，それを

実施する順序・工夫，その技などのすべてを包含し，これらはその方法論を開発した学問領域における価値観，研究に対する態度を反映している」。

2 用語の定義が示す方法論選択への示唆

　1人の人間が持つ価値観や態度はかなり恒久的なものである。そのため，その価値観がたとえ日常生活習慣にかかわるものであっても，一度確立した価値観を変更することは容易ではない。ましてや，職業活動に関わる価値観や態度はかなりの時間をかけ，多様な人的・物的環境との相互行為の過程を経て確立したものであり，恒久性が高い。これらは，質的研究の方法論を選択するとき，まず，研究者自身が多種多様な研究文献の閲読を通して，どのような研究に興味や価値を感じるのか，また，それはなぜなのかを十分考える必要があることを示している。そのうえで，研究者自身が感じる価値や興味にできるだけ近い方法論を学習し始める必要がある。

　筆者は，現在，大学院教育の場に籍を置くため，質的研究を行おうとする看護職者の大学院進学にかかわる相談を受けることがある。大学院に進学するということは，そのほとんどの部分を学生が専攻した学問領域の担当教員から指導を受け，担当教員の強い影響のもとで，その大学院生の研究が進行していくことを意味する。

　例えば，現象学的方法による質的研究を専門に行っている教員の指導下にある大学院生は，そのほとんどが現象学的方法を採用していく。これは，もともとその領域において現象学的方法により研究を行いたいと考えている人が，それを行っている教員を選択していることに起因する結果である。加えて，たとえ現象学的方法による質的研究を行っている教員のもとで，大学院生がグラウンデッド・セオリーによる質的研究を行いたいと考えても，それは承認されないか，承認を受けたとしてもそこで現象学的方法による質的研究を行うほど十分な指導は受けられないことが予測できる。この状況は決して理不尽なことではない。方法論は研究への価値観，態度を含み，それはそのままその方法を採用している研究者の学問・研究への価値観や態度を反映する。価値観や態度を確立した研究者にとって，異なる価値観や態度が存在することを承認できても，自由自在にそれらを使い分けることは，いかに頭

脳明晰な研究者であってもなしがたいことである。

　研究方法論とは何かという問いは，独自で研究を進めるか，大学院という教育の場で研究を進めるかにかかわらず，研究方法論を決定するためには，十分自己の価値観や研究に対する態度を吟味する必要があることを示唆している。

3 確たる方法論に則った研究遂行の重要性

　『哲学事典』の方法論に関する説明のうち，定義を除いた部分は知識を得るための方法論の重要性を表している。すなわち「目的は知識であるから，方法はこの知識を得るまでのことで知識のための準備にすぎず，ほんの初歩的なことと思われがちである。知識は独りみずからあるものとすると，そこに行き着く方法とはせいぜい巧拙のことにすぎない。知識は独りみずからあるというものではなく，どのみち見つかるというものでもない。知識がいかなるものかも，その在処もはじめ考えられるほど分明ではない。そのことに気づけば，そこへ行き着くための方法が大切なことになる。知識には必ずそのよりどころが示されることになっているが，それはいわばそこに行き着くまでの筋道を，すなわち方法を示すことである。」という1節である。

　これらは特に質的研究における方法論の重要性に合致する。それは，質的研究がその問題についてまだ全く研究されていない，もしくは，新しくその状況を見直したいとき実施されるものであり，目的と研究成果がどこにあるのか，どうしたら見つかるのか，それ自体が簡単にはわからないためである。同時に，その結果がどのようにして得られたのかを明示することは，主観的，曖昧といった批判のつきまとう質的な研究において必要不可欠である。そして，その結果がどのようにして得られたのかを明示すること，それは，すなわち方法を示すことにより実現するためである。

　研究は看護学研究であろうとなかろうと，その研究成果が何らかの形で実践に還元されることを究極的な目的とする。研究方法論が曖昧な研究成果は，研究にかかわっていない他者がそれを活用しようとしたとき，また，その研究をさらに発展させようとしたとき，限界を持つ。

III. 各研究方法論の特徴と成果

1 内容分析

1) 内容分析の歴史と特徴

　内容分析には長い歴史的背景があり，18世紀，スウェーデンにおける賛美歌の分析にその先駆的試みを見ることができる。19世紀後半から20世紀初頭にかけ，米国において新聞の大量印刷が急速に進み，内容分析は，大衆市場の掌握や世論に対する関心の増大に伴い，現象の実証的研究に対する要請と科学的客観主義とが結びつき，新聞の量的分析として発展した。やがて，Berelson, B. が1952年に著書[5]として集約したことを契機とし，心理，社会，政治などの学問分野が研究方法論として内容分析を取り入れるようになった[6]。

　これらの歴史的背景を持ち出発した内容分析は時代の変遷とともに，この方法論を構成する定義，対象，方法などが変化している研究方法論である。

　例えば，内容分析の定義に焦点を当ててみると，Berelson, B. は，「内容分析とは，表明されたコミュニケーション内容を客観的，体系的，かつ数量的に記述するための調査技法である」[7]としている。これに対し，Holsti, O. R. は「内容分析とは，メッセージのある特定の属性を客観的かつ体系的に同定することによって推論を行うための技法である」[8]と定義している。一方，Krippendorff, K. は「内容分析とは，データをもとにそこから（それに組み込まれた）文脈に関して反復可能で，かつ妥当な推論を行うための1つの調査技術である」[9]としている（**表2-2**）。

　また，この3者の定義において，Berelson, B. は研究対象をコミュニケーションに限定しているのに対し，Holsti, O. R. と Krippendorff, K. はメッセージとしている。しかも，Krippendorff, K. は，この対象をメディアの選択（チャンネル）と情報の流れ，コミュニケーション過程やその社会機能と効果，システムを含む構造的なもの[10]ととらえている。そのため，研究の具

III. 各研究方法論の特徴と成果　41

表 2-2 内容分析の変遷

著書	定義	対象
Berelson, B. (1952)	表明されたコミュニケーション内容を客観的,体系的,数量的に記述するための調査技法	言語的コミュニケーション
Holsti, O. R. (1969)	メッセージのある特定の属性を客観的,体系的に同定し推論を行うための技法	メッセージ
Krippendorff, K. (1980)	データをもとにそこから文脈に関して反復可能で,妥当な推論を行う調査技術	言語・形式・行動を含むメッセージ

体的な対象は，言語的データに加え，形式[11]，行動[12]をも含む方法論となっている。

　さらに，Holsti, O. R. と Krippendorff, K. は，「推論」という要素を内容分析の定義の中に大きく位置づけたが，Berelson, B. の定義にはこの要素は存在しない。一方，Krippendorff, K. は，研究対象のメッセージを構造的にとらえるという立場を反映し，メッセージの生じた文脈を重視する必要性を定義の中にも打ち出しており，Berelson, B. と Holsti, O. R. の定義はこういった要素を含んでいない。

　加えて，Berelson, B. の内容分析は，言語的に記述されたものをデータとするという特徴を持つため，現象からデータを取り出す方法を論述していない。そのため，実際に生きた現象の中で表明されたコミュニケーションであっても，それを観察などを通しデータとする必要のある質的研究にこの方法は適さない。一方，Holsti, O. R. と Krippendorff, K. の内容分析は，サンプリング単位の決定方法[13]，現象から得たデータを分析可能なものとする方法[14]に関する詳細な記述がある。しかし，現象からデータをどのように取り出すかについては言及しておらず，どのように現象からデータを取り出すかは研究者各自に任されている。

　以上は，内容分析という研究方法論が，時代とともに，少しずつ，複雑な方法論として変容しつつあることを示している。また，研究結果の信頼性，妥当性も各研究者により異なる方法[15) 16)]が提示されている。すなわち，内容分析は，どの研究者の立場を採用するかによって，データの種類，分析の視点と範囲，信頼性・妥当性の検証方法が大きく異なる研究方法である。そのため，内容分析という方法を質的研究，もしくは量質併用研究に用いる場合，その研究が何を目指しているのかという観点から，どの立場の内容分析

を選択するのかについて入念に検討し，決定する必要がある。

2) 初学者にも使用できるBerelson, B. の内容分析とその方法
(1) 初学者にも使用できるBerelson, B. の内容分析

　看護学教育研究の中には，教育効果を測定することを目的として学生の授業終了後レポートを分析したり，学生の授業に対する意見を問う自由記述式の質問への回答を分析するという研究が数多く存在する。筆者自身も研究としてだけではなく，自分の展開した授業評価やその他の記述資料の分析にBerelson, B. の内容分析の手法を用いることが多い。また，研究の初学者である大学院生や，時には看護基礎教育課程に在籍し卒業研究を行う学生にも，研究の特徴によってはこの方法を紹介することがある。Berelson, B. の内容分析は「表明されたコミュニケーション」を研究対象とすることを明言しており，その行間を読むといった複雑な要素を持たないだけに，そこに何が書いてあるのかを知ることを目的とした研究には使いやすいためである。ここ数年，このような理由よりBerelson, B. の内容分析を紹介したり，実際に使ってみた経験からも，記述された資料やデータに何が記述されていたかをカテゴリシステムとして体系的に表す方法として，この方法は研究の初学者にも比較的使用しやすい方法だと感じている。

　看護基礎教育課程の学生が卒業研究を行う際にも，教員の指導のもとにこの方法は使用され，重要な研究結果を提示している。Berelson, B. の内容分析を用いた卒業研究としては，次のような具体例がある。その学生は，大学在籍中に様々な人から「なぜ，看護師になるのに最も長い教育期間を必要とする大学に行くのか」を問われ，それに自分なりには答えてきたものの，質問をした人に十分納得のいく答えを提示できなかったという経験を持つ。そこで卒業研究においては，大学と短期大学，専門学校において展開される看護基礎教育はどのように同じで，また異なるのかを明らかにすることに挑戦したいという研究動機を持っていた。このような研究課題を達成するためには，いくつかの方法があったが，その学生は，まず学習の過程で教育にはそれがどのような種類であれ，必ず目的があり，教育活動はすべてその目的を達成するために展開されることを再確認した。その結果，学生は，看護基礎教育を行う大学，短期大学，専門学校における教育目的の類似点，相違点を明らかにすることを目的とする研究を行うことになった。

この目的を達成するためのデータは，市販されている看護系の教育機関に関する学校案内である。その中から，教育目的を抜粋し，記述内容の類似性により分類し，その内容を忠実に反映したカテゴリネームをつけ，カテゴリシステムを作成した。そして，大学にあって短期大学，専門学校にない教育目的は何か，また，専門学校にあって大学，短期大学にない教育目的があるのか，ないのかを比較した。この卒業研究は期間に限定があり，分析対象とした教育機関の数は十分ではなかったが，看護基礎教育の専門家にとっても重要な内容を提示した。それは，卒業研究としてBerelson, B. の内容分析が看護基礎教育課程の学生にとって使用可能であるという事実に加え，研究結果が看護基礎教育を提供する大学，短期大学，専門学校における教育目的として，ほぼ同質の内容が掲げられているという事実を明らかにしたことにある。どのように考えても，教育の期間，教員数，施設・設備あらゆる面で異なる教育機関が，同質な教育目的を達成できるわけはなく，この結果は，現在，わが国の看護基礎教育のための教育機関においては，教育目的が形骸化してしまっているか，それともそこに混乱があるかどちらかの問題を提示している。

　この研究を行った学生は，結果を得て，自分自身が「なぜ，大学に行くのか」に十分納得のいく回答を提示できなかったことは，それほど不思議なことではないことを理解した。それは，教育目的がこのように混乱している現状の中では，1看護学生が明瞭な回答を提示できなくても，いたしかたないという結論に達したためである。結局のところ，自分が大学において看護学を学んだことにどう価値づけられるかを，臨床看護師として実践に携わりながら考えていく，と卒業論文の終章に締めくくり，晴れやかに卒業していった。

(2) Berelson, B. の内容分析とその方法

　Berelson, B. の内容分析に関する図書は，1957年にわが国においても『内容分析』[7]という書名により翻訳本が出版されている。この本はすでに絶版になっているが，一部の図書館に残っており，相互貸借システムの活用により入手可能である。そのため，詳細についてはこの図書の精読による理解を勧めるが，方法の概要は以下の通りである。

　Berelson, B. が，内容分析を「表明されたコミュニケーション内容を客観的，体系的，かつ数量的に記述するための調査技法である」と定義している

ことは先述した。この定義が示す「表明されたコミュニケーション」とは，内容分析がその対象を記述の外面的意味に限定し，それらから推測可能なコミュニケーションを発した人の意図や効果を考慮に入れないことを意味している。また，「客観的」とは分析者の主観や偏見を除去することであり，異なる人が分析を行っても同一の内容は同一のカテゴリに属すると判断できるようカテゴリを十分精密に規定することを意味する。さらに，「体系的」とは，自分の見解や仮説に都合のよい記述だけを拾い，それ以外のものは捨てるというようなことはなく，与えられた資料に含まれるすべての記述を首尾一貫して分類・整理できるような包括的分類カテゴリを設けることである。加えて，「数量的」とは，特定のカテゴリに属する内容が何回現れたかを問題にすることを意味するが，これは分析の目的と資料によって決定され，必ずしも内容分析の結果として必要不可欠なものではない[17]。

　内容分析は，先述した通り新聞の量的分析として始まり，様々な用途に用いられ，それらは次の5つの型[18]に分類できる。すなわち，①特定の対象を指示する記号を拾い出す指示物分析，②与えられた記号集合がそこで言及される対象の属性をどのように規定しているかという点に着目する属性分析，③ある対象に関連してどのような事柄が述べられているかという言及事項分析，④その言及の修辞的な特徴に着目する表現分析，⑤分析対象とする資料の中に登場する人物のみを取り出し，その人物が持つ各種の特質を記述する人物分析などの型である。

　これらのうち，本書においては「現にある状態」から本質を取り出すための一研究方法論として内容分析を扱うため，記述された資料に基づく精密かつ包括的なカテゴリのセットを設定するための言及事項分析型の内容分析に限定して，その手続きの概略を以下に記述する。

● 分析しようとする質的データが内容分析の用途にかなったものであるかを再確認する

　内容分析は，分析対象とする記述から傾向を明らかにしたり，変化を跡づけたり，記述内容と目標を対照したり，基準を構成し，運用するといった何らかの特性に関する研究に活用できる。また，内容を生んだ原因，内容が引き起こす結果を明らかにしようとする研究にもその用途がある。実施しようと思う研究の目的を明瞭にし，その目的が内容分析という方法論に合致したものであるかどうか，分析対象とするデータが内容分析の用途にかなってい

るかを再確認する。

● 分析対象とする記述に関し，記録単位を決定する

　記録単位とは，記述内容の出現を算出するための最小形の内容[19]であり，単語，単文（主語と述語），人物などがある。記録単位は，その研究が何を目的としているのかにより決定する。

　例えば，社会における看護の承認の程度を明らかにするために，新聞における看護関係の論評の出現頻度を年次別に比較しようといった場合，「看護」「看護師」という単語を記録単位とすることができる。また，学生の小児看護学概論の授業終了後レポートを分析対象とし，学生が何を学んだかについて明らかにすることを試みる研究などでは，「小児期が人間の一生にかかわる重要な時期であることを学んだ」といった主語と述語からなる1文章，すなわち，単文を記録単位にできる。

● 分析対象とする記述に関し，文脈単位を決定する

　文脈単位とは，記録単位を性格づける際に吟味されるであろう最大形をとった内容[19]であり，パラグラフ，いくつかのパラグラフが構成する文章全体などである。その単語が何回出現したかといった分析には，文脈単位の決定はさほど重要ではない。しかし，例えばそれが肯定的もしくは否定的な内容として扱われていたのかを知りたいというような場合，必要不可欠である。また，学生が何を学んだかといった主題を明らかにする研究においても，その主題の性格を確実に読みとるために，文脈単位の決定は重要である。

● 分析対象とする記述を意味内容の類似性に従い分類し，その分類を忠実に反映したカテゴリネームをつける

　記録単位と文脈単位を決定したら，次に分類の作業に移る。この作業は研究の目的により何をどのように分類するのかは異なるが，記述を特定な観点から解釈し，その解釈した結果を分類するのではなく，あくまでも記述された言語とその意味に忠実に分類し，その分類に命名する。

● カテゴリに分類された記録単位数を算出する

　1952年のBerelson, B.の著書は，「内容分析を精密にしようとしてはいけない」[20]としているが，次の場合[21]には質的研究に数量化がつけ加えられ

るとしている。
① 高度の正確度と精密さが結果に要求される。
② 結果に高度の客観性が要求される。
③ 分析材料が努力しがいのあるほどの代表性を持つ。
④ 分析材料が極度に多量である。
⑤ カテゴリの高度の明細化が可能かつ望ましい。
⑥ カテゴリがかなり高い頻度で出現する。

実施している研究が上記に該当する場合、あらかじめ記録単位数を算出しやすいよう工夫して、分析を始めることが必要である。

● 結果の信頼性を確認する

内容分析においては、分析者が異なったり、同一の分析者であっても時間が異なっても、同じカテゴリ一覧を同じ内容に適用した場合には、同一の結果が表れなければならない[22]。そのためには、分析者の主観を最小限にしなければならず[22]、カテゴリの信頼性を確保するための客観的な記述と、コミュニケーション内容のカテゴリ分類に関する判断の一致が問題となる。カテゴリの判断の一致の程度を計算する方法としては、スコットの式[15]が有用である（**表2-3**）。この式を用いると、カテゴリの一致率を算出するにあたり、偶然から生じる一致を加味し、その頻度を補正した一致率を得ることができる。

一致率の判定について基準は示されていないが、筆者らは過去の研究経験と先行研究の結果に基づき、70％以上の一致率を示した場合には、カテゴリが信頼性を確保していると判断している。これは、一致率が70％未満の場合は、カテゴリの命名、および各々のカテゴリが包含する記述内容に関して再度検討を行う必要性を示している。

3) Berelson, B. の内容分析を用いた研究

看護教育学研究[23]は、Berelson, B. の内容分析を用い、学生が自由に課題を設定し、学習を進行していくというグループワーク形式の授業における学習成果を明らかにした。データは、研究参加に同意を得られた学生の授業終了レポートであり、1文章を記録単位、1パラグラフを文脈単位とし、1文章ごとに比較しその意味内容の類似性に沿って分類し、命名するという分析を

表2-3 スコットの式

スコットの式

$$\pi = \frac{Po - Pe}{1 - Pe}$$

上記の式のうち,「π」はスコットの一致率であり, 獲得された一致率と偶然による一致率の間の現実の差（Po − Pe）を, 獲得された一致率と偶然による一致率の間の最大の差（1 − Pe）で割った値である。「Po」は観察された一致率, すなわち, 独立に同じデータをカテゴリ化しているとき, 2人の分析者が一致する判断の割合を示す。

また,「Pe」は, 偶然による一致率であり, 次の式により算出される。

$$Pe = \sum_{i=1}^{k} Pi^2$$

偶然による一致率Peを算出するための上記の式のうち,「k」はカテゴリ数,「Pi」はiのカテゴリに分類したサンプル数の全サンプル数中の割合である。

行っている。研究結果は, この授業形態が, 学生の主体性を育むことを示し, この結果は, 過去の教育学における理論とも合致するものであった。この研究の成功は, 学生のレポート, すなわち言語的に記述されたコミュニケーションの内容をデータとしており, Berelson, B. の内容分析の方法論を正確に用いていることに起因する。

内容分析という研究方法論は, このように研究のためのデータとして記述されたもの以外にも適用できるが, 研究のデータとして収集した自由記述式の質問に対する回答の分析にも適用できる。ここで, 自由記述式の質問への回答にこの方法論を適用した「看護学教育における授業過程の評価に関する研究」の具体的展開を紹介する。

この研究[24]は, 次の2つの前提を持ち, 行われた。

第1は, 看護学教育において教育の質を維持, 向上していくためには教育評価活動を適切に行っていくことが重要であり, 教育評価は教育の成果と過程の両側面から行っていかなければならないという前提である。第2は, 教育評価が教育の専門家だけではなく, 学生の視点からも行われなければならないという前提である。この第2の前提は, 教員の展開する授業は教育目

的・目標にかない，到達しさえすればよいものではなく，教員はこのことを目指しながら学生にとっても有意義で興味ある授業を展開する義務を持つことを意味する。

文献検討を行った結果は，学生による授業過程の評価に使用する測定用具は開発されているが，その開発過程をたどるとそのほとんどが教員の授業はこう「あるべき」という視点から開発されており，学生の評価の視点をそのまま反映した授業過程評価のための測定用具は開発されていないことを示した。そこで，授業過程の評価活動を学生の視点から適切に展開するために，まず「看護学生はどのような視点により教員の展開する授業の善し悪しを決定しているのか」の回答を示すカテゴリシステムを開発し，次にそれをもとに測定用具を作成することとした。

(1)「看護学教育における授業過程の評価に関する研究」の過程

上記のような目的を達成するための初期的段階に位置するものとして開始された研究は，「教員の展開する授業の善し悪しを決定する看護学生の視点」を明らかにするためにはどうしたらよいかを検討することから始まった。この疑問に正確に答え，一般化可能な結果を出すためには，学生の声を率直に表す質的帰納的な研究が必要であり，また，そのためには，特定の学生だけではなく，すべての看護基礎教育課程で学ぶ学生から広くデータを収集する必要があった。そこで，広い範囲の多数のデータ収集という条件を充足するために，質問紙による自由記述式の質問を設定し，郵送法による方法を採用した。また，学生の声を率直に表す分析方法としてBerelson, B. の内容分析を採用した。

さらに，質問文の決定にあたっては，何種類かの質問文を採用しパイロットスタディを実施し決定した。決定した質問文は，「あなたがよいと思う講義はどのような講義ですか」「あなたがよくないと思う講義はどのような講義ですか」である。この質問に対する学生の回答を精読し，「よい」もしくは「よくない」の基準になっている学生の記述をその意味内容の類似性に従い，分類し，その分類が表す内容をカテゴリネームとした。

この分析における記録単位は，主語と述語からなる1文章（箇条書きを含む）であり，文脈単位は1データである。

以上のような過程を経て，372人の学生から回答を得，そのうち，理解できない記述を除外し，347人の学生の回答を分析対象とした。347の回答は

1,780記録単位，347文脈単位に分割でき，これらから学生の講義への評価視点を表す23カテゴリが抽出できた。また，カテゴリの一致率は，2名の大学院生の再分析により算出し，77％と82％であることが明らかになり，信頼性を確保したカテゴリを開発できたことを確認した。

(2) 看護学生が授業の善し悪しを評価する視点

　分析の結果，看護学生は教員の展開する授業の「善し」「悪し」を23項目にわたる視点により決定していることが明らかになった（**表2-4**）。また，この23項目を先行研究と照合した結果，18項目は主に教育学における先行研究が明らかにした授業過程の評価視点と類似もしくは同一であった。この18項目とは，**表2-4**の○印の項目である。これらは，看護学の教育に携わる教員が，授業過程の質を維持，向上していくためには教育学における授業展開にかかわる基本的な知識が必要不可欠であり，これなくして授業を展開できないという事実を示している。

　また，18項目のうち，【教員の学生・授業・看護に対する態度】の項目は，「教員の態度」と要約してとらえたとき，多くの先行研究[25]がすでに明らかにした評価視点であると見なすことができる。しかし，この項目が含む「教員の看護に対する態度」は，「現状の看護の批判のみに終わらず今後の方向性を示唆する」「看護に対して馬鹿にした批判的態度を示す」という学生の記述が形成したカテゴリであり，看護という職業にかかわる教育における学生の独自の評価視点である。

　「態度」は，社会的事象や事物に対する好意的，あるいは非好意的評価，感情，行為などの傾向性[26, 27]と定義される用語である。この定義からすると「教員の看護に対する態度」とは，教員が看護に対して示す好意的あるいは非好意的評価などの傾向性のことを指す。看護学を学習する学生は，教育課程の相違にかかわらず看護の実践者としての基本的能力の修得を求められ[28]，看護学を学習する過程において看護への職業選択に関し価値づけたり，迷ったりしながら意思決定をしている[29]。これらは，看護学教育の授業過程において，教員の看護に対する態度という評価視点が，看護学を学習する過程において看護および看護職という職業に対する価値を模索している学生にとって独自かつ重要な要素であることを示している。

　一方，23項目中の他の5項目，すなわち【教員の余談・雑談の有無と量】【用語使用の適否と工夫】【授業への教員の意見・考えの織り込みの程度と方

表 2-4 看護学生が授業を評価する視点

	視点	※	記録単位数（%）
1)	教材の活用度と活用方法の適否	○	490（28.0）
2)	具体例・事例・臨床経験活用による抽象と具象の連関の有無と程度	○	196（11.2）
3)	学生が感じる授業の雰囲気・自分の理解度・教員に対する印象	○	163（ 9.3）
4)	教員の話術（声の大きさ・調子・速度など）の適否	○	163（ 9.3）
5)	授業への学生参加の許否，学生の反応・意見の受け入れの有無	○	158（ 9.0）
6)	授業内容の要点・テーマ・目的・結論等の明確さの程度	○	102（ 5.8）
7)	教員の学生・授業・看護に対する態度	○	88（ 5.0）
8)	教員の余談・雑談の有無と量	○	60（ 3.4）
9)	授業進行速度の適否，起伏・リズムの有無	○	57（ 3.3）
10)	授業内容の深さ・新鮮さ・豊富さ・粗悪さ・効用・必要性	○	37（ 2.1）
11)	学生・教員間の質問の有無・量・方法	○	36（ 2.1）
12)	教員の事前準備の程度とそれに基づく授業進行	○	30（ 1.7）
13)	用語使用の適否と工夫		28（ 1.6）
14)	教員が決定した授業内容にかかわる学生の要求レベルと教員の期待レベルの一致と不一致	○	28（ 1.6）
15)	授業展開における学生の思考活動の可・不可	○	27（ 1.6）
16)	授業時間の延長・短縮，休憩時間の確保	○	21（ 1.2）
17)	授業内容のまとまり・つながりの有無	○	20（ 1.2）
18)	授業への教員の意見・考えの織り込みの程度と方法		16（ 0.9）
19)	ノート記載時間の確保の有無・量・適否	○	12（ 0.7）
20)	学習環境の適否		8（ 0.5）
21)	授業中の教員の動き		4（ 0.2）
22)	授業の独自性の有無	○	4（ 0.2）
23)	今後の学習方法への示唆を得られる授業内容	○	2（ 0.1）
	合計		1,750（100）

※ ○は教育学の先行研究が明らかにした評価視点と類似もしくは同一の内容

法】【学習環境の適否】【授業中の教員の動き】は，この研究が見出した独自の評価視点である。このうち，特に【用語使用の適否と工夫】は，看護学教育における授業の質を維持，向上するために着目すべき評価視点である。

先行研究[30]は，教員が授業内容についてすでに学生の知っている言葉で説明する場合と，未知もしくは定着していない専門用語や学術用語によって説明する場合では，理解の程度に差が生じる可能性を示している。これらは，講義における用語の使用の適否が，学生の理解度に影響し，授業の質を決定づける重要な要素であることを示している。看護学は極めて専門性の高い学問であり，授業における専門用語の使用は必要不可欠である。そのため，教員は，学生にとって未習の専門用語を授業においてわかりやすく説明し，それらが学生の知識として定着したことを確認したうえで，さらにその専門用語を授業に取り入れていく工夫が必要である。

以上のように，学生の回答は看護学教育に携わる教員に対し，既存の研究にはなかった重要な視点を提示した。この研究はさらに進展し23カテゴリを活用して，授業過程の質を評価するための測定用具が開発された[31]。

4）Berelson, B.の方法論を参考にした看護教育学における内容分析

1988年以降，看護教育学を専攻する多くの研究者が，先に紹介した研究に引き続き，Berelson, B.の方法論を使用し，修士論文，博士論文を含む多様な研究成果を産出[32]してきた（**表2-5**）。分析対象となったデータは，そのほとんどが質問紙法により収集された自由回答式質問への回答である。また，方法論の一部は文献研究にも使用されている。どのような研究が行われているのかを明らかにするために，各研究の内容を抽象度を上げて記述し，それらを帰納的に分析するためにBerelson, B.の方法論を参考にしている。

このような過程を通して，「(2) Berelson, B.の内容分析とその方法」（43頁）の項に先述した手続きをより正確に展開するために様々な工夫がなされ，その工夫は研究者から研究者へと受け継がれている。また，それらは，すでにBerelson, B.の方法論を参考として精度の高い結果を得るために必要不可欠になりつつある。本項は，それらを文章化することへの挑戦である。その目的の第1は，研究者から研究者への口頭説明，分析に参加することによる体験学習という原始的な方法によってのみ知ることができた方法論展開の詳細を開示することにある。第2は，この方法を使用したいと願う研究者が効率よく精度の高い結果を獲得できるよう支援することにある。そして，第3は，その結果を活用して，看護と看護職養成教育の質向上を実現することに

表 2-5 Berelson, B. の方法論を使用した看護教育学研究

発表（年）	内容
1988	〔修論〕大学における授業評価に関する研究―レポートの内容分析を通して
1991	〔原著〕内容分析の手法を用いた継続看護婦教育の学習成果測定のためのカテゴリシステム開発への試み―臨床実習指導者講習会に焦点を当てて
1991	〔原著〕ケース・スタディにおける学習経験の分析―学生の終了後レポートの内容分析による
1996	〔原著〕Grounded Theory を用いた看護学研究の動向―1967 年から 1995 年の研究文献，方法論文献を対象として
1996	〔学会発表〕家庭で療養するクライエントの看護問題の検討―内容分析によるカテゴリー表作成の試み
1998	〔学会発表〕専門学校を卒業した看護職が認識する学位取得の意味
1998	〔修論/原著〕授業過程を評価する学生の視点に関する研究―講義
1998	〔原著〕授業過程を評価する学生の視点に関する研究―実習
1998	〔原著〕新聞記事にみる看護への論評と看護学教育の課題
1999	〔原著〕看護学演習における授業過程の評価に関する研究―演習に焦点を当てた学生による評価視点の明確化
2000	〔原著〕看護学教員のロールモデル行動に関する研究
2001	〔学会発表〕看護専門学校教員が知覚する専門学校独自の役割
2001	〔原著〕看護専門学校に所属する教員の学位取得ニードに関する研究―教員が希望する学位の学問領域とその決定理由
2002	〔修論/原著〕看護学教員のロールモデル行動に関する研究―ファカルティ・ディベロップメントの指標の探求
2002	〔修論/原著〕看護職者の学習ニードに関する研究―病院に就業する看護職者に焦点を当てて
2004	〔学会発表〕看護学教員の学習ニードに関する研究
2004	〔学会発表〕わが国の病院看護部が設定する院内教育の目的・目標
2004	〔学会発表〕看護基礎教育課程における講義・演習の評価を目的とした研究の動向―1999 年から 2003 年に発表された研究の分析
2004	〔学会発表〕看護基礎教育課程において男子学生が直面する問題
2004	〔学会発表〕過去 5 年間の日本の看護継続教育研究の動向
2004	〔修論/原著〕病院に就業する看護師が展開する卓越した看護に関する研究
2005	〔原著〕新人看護師の指導体制としてのプリセプターシップに関する研究の動向
2005	〔学会発表〕小児看護学教育研究の動向―1999 年から 2003 年の研究に焦点を当てて

（次頁に続く）

(表2-5の続き)

発表（年）	内容
2005	〔学会発表〕看護学教員が職業上直面する問題の解明
2005	〔原著〕看護師が知覚する看護師のロールモデル行動
2005	〔学会発表〕保健師の学習ニードに関する研究
2006	〔修論/原著〕患者の安全保証に向けた看護師の対策と実践
2006	〔博論/原著〕看護学教員の倫理的行動に関する研究―倫理的行動指針の探求
2006	〔原著〕学生が知覚する看護師のロールモデル行動に関する研究
2007	〔学会発表〕養護教諭のロールモデル行動
2008	〔原著〕病院に就業する看護職者が職業上直面する問題とその特徴
2008	〔学会発表〕新人看護師を指導するプリセプターが役割遂行上直面する問題
2008	〔学会発表〕助産師のロールモデル行動
2009	〔修論/原著〕看護基礎教育課程に在籍する学生の就職先選択に関する研究―病院に1年以上就業を継続できた看護師を対象として
2009	〔学会発表〕Problem that Midwives in Japan Encounter in the Nursing Profession-Solving Problems Through Continuing Education in Nursing
2009	〔学会発表〕助産師の学習ニードに関する研究
2010	〔原著〕訪問看護師のロールモデル行動に関する研究
2010	〔原著〕保健師のローモデル行動の解明
2011	〔学会発表〕看護基礎教育課程における就職に関するガイダンスの内容
2011	〔学会発表〕中途採用看護師の学習ニードの解明
2011	〔学会発表〕実習指導者の学習ニードに関する研究

ある。

　内容分析は，その起源が賛美歌の分析にあるように多様な言語的コミュニケーションの分析に適用可能である。しかし，以下は，質問紙の自由回答式質問への回答を分析するためのみに限定して工夫された方法である。

　この方法を5段階に分類して記述する。第1段階は，「研究のための問い」と「問いに対する回答文」の決定，第2段階は，自由回答式質問への回答のデータ化である。また，第3段階は基礎分析，第4段階は本分析，第5段階はカテゴリの信頼性の確認である（**表2-6**）。

表2-6 Berelson, B.の方法論を参考にした看護教育学における内容分析の段階

第1段階	「研究のための問い」と「問いに対する回答文」の決定 基礎分析，本分析において用いる「研究のための問い」と「問いに対する回答文」を決定する。
第2段階	自由回答式質問への回答のデータ化 自由回答式質問への回答の中から不要な部分等を削除し，素データを分析に耐えうるようデータ化する。
第3段階	基礎分析 本分析の準備として，大量のデータをできる限り単純化する。
第4段階	本分析 意味内容の類似した記録単位群を探し，それらを的確に表す表現へと置き換え，それを反復する。
第5段階	カテゴリの信頼性の確認 形成されたカテゴリの信頼性を確認する。

(1) 第1段階：「研究のための問い」と「問いに対する回答文」の決定

　Berelson, B.の方法論を参考とした看護教育学研究の多くは自由回答式質問への回答をデータとしている。それらは，一般化できる研究成果を得るために，153名から588名の対象者の回答を分析している。また，その回答は内容，表現，文章形態など，実に多様性がある。例えば，箇条書きによりわかりやすく文語体を用いた回答もある一方，文語体と口語体の混同，「超～・・」といった流行語を用いた回答，質問には関係のない内容の回答，意味が理解できない回答など多様である。

　質問そのものが十分吟味されていない場合，このような状態が生じやすい。表に示した研究すべては，専門家会議を開催し，質問項目の内容的妥当性を確認し，パイロットスタディを行って回答しやすさを確認し，洗練に洗練を重ねた質問紙を使用している。しかし，多数のデータを収集すると前述のようなデータが少なからず発生する。そのため，少なくても基礎分析と本分析の2段階にわたる分析過程が必要である。

　基礎分析，本分析は，ともに同じ「研究のための問い」を用いる。研究のための問い（research question）とは，研究目的を達成するために何を研究の結果として得ようとしているのかを言語化した内容である。例えば，先述

表2-7 先行研究が用いた研究のための問い

研究テーマ	研究目的	研究のための問い
保健師の学習ニードに関する研究	保健師の学習ニードを解明し，学習ニードに基づく看護継続教育のあり方を検討する	「保健師は何を学びたいと要望しているのか」
看護学教育における授業過程の評価に関する研究	看護学生の授業過程に対する評価視点を明らかにする	「学生は何を基準に授業の良否を決定しているのか」
看護学教員のロールモデル行動に関する研究	看護学教員が知覚する教員のロールモデル行動を明らかにし，その特徴を考察する	「看護学教員は他の教員のどのような行動を見たときあのような教員になりたいと思うのか」
看護実践場面における患者の安全保証に関する研究—病院に就業する看護師に焦点を当てて	患者の安全保証に向け看護師が講じている対策と実践を明らかにし，その特徴を考察する	「看護師は患者の安全保証に向けてどのような対策を講じ，それを実践しているのか」
看護学教員が職業上直面する問題の解明	看護学教員の職業的発達を支援する方略を検討するために，看護学教員が職業上直面する問題を明らかにする	「看護学教員は職業上どのような問題に直面しているのか」

した「看護学教育における授業評価に関する研究」の「研究のための問い」は，「学生は何を基準に授業の良否を決定しているのか」であった。また，この問いに対する回答文は「学生は〜〜を基準に授業の善し悪しを決定している」であった。先行研究が用いた研究のための問いを**表2-7**に示した。

分析の開始にあたり，これを再確認しておくことは，研究者がデータの多様性に惑わされることなく，研究目的を達成するために重要である。そこで，分析を進める前に，「研究のための問い」とこれに対する回答を導く「問いに対する回答文」を次のように確認する。

● 「研究のための問い」と「問いに対する回答文」の確認

「研究のための問い」とは，データを分析して何を明らかにしたいのかを質問文の表現を用いて文章化したものである。また，「問いに対する回答文」とは，分析した結果をその空欄に書き込むことにより，「研究のための問い」の回答として成立する1文である。

表2-8 「研究のための問い」と「問いに対する回答文」の確認の具体例

<保健師の学習ニードの解明を目的とした研究>
「研究のための問い」　　「保健師は何を学びたいと要望しているのか」
「問いに対する回答文」　「保健師は（　　）を学びたいと要望している」

　研究者は「研究のための問い」と「問いに対する回答文」を常に見える場所に掲示し，確認しながら分析することが重要である。

● 「研究のための問い」と「問いに対する回答文」の確認の実際
〈「保健師の学習ニードに関する研究」の場合〉

　この研究は，保健師の学習ニードの解明を目的としている。解明された結果は，保健師の学習ニードアセスメントツール開発，保健師を対象とする継続教育プログラム立案の基盤となる。データ収集に用いた質問紙は，学習ニードの有無を問う選択回答式質問，学習ニードがあると回答した保健師にその内容を問う自由回答式質問から構成されている。自由回答式質問は，「あなたが『もっと詳しく知りたい，勉強したいと思う内容』『もっと自分を高めたいと思う内容』について具体的にお書きください」とした。

　研究者は，この質問への回答（データ）を分析して，保健師がどのような内容を学習したいと要望しているのかを明らかにすることを目指していた。そこで，まず「研究のための問い」が「保健師は何を学びたいと要望しているのか」であることを確認した。

　また，研究者は，分析した結果として保健師が学習したいと要望している内容を明らかにすることを目指していた。そこで，「問いに対する回答文」を「保健師は（　　）を学びたいと要望している」とし，空欄に保健師が学習したいと思う内容を書き込めるようにした（表2-8）。

(2) 第2段階：自由回答式質問への回答のデータ化

　「研究のための問い」と「問いに対する回答文」を確認できたら，次の段階である自由回答式質問への回答のデータ化の段階に進む。自由回答式質問への回答は，内容，表現，文章形態などに多様性がある。そのため，この段階は，回答の中から不要な部分を削除する，質問に答えていない回答を除外するなどして，素データを分析に耐えうるようデータ化することを目的とす

る。

　この段階は特に慎重を要する。それは，重要な部分を削除してしまったり，異なる内容を1つにまとめてしまったり，また，回答として記述された内容を研究者が解釈した記述へと置き換えてしまったら，対象者の知覚を反映した妥当な結果を得られないことに起因する。Berelson, B.の内容分析は，スコットの式を用いて，カテゴリ分類への判断に対する一致の程度を算出することにより結果の信頼性を確認できる。しかし，これはあくまでも「異なる研究者が同一のデータをどの程度同一のカテゴリに分類できるか」その程度を偶然の一致を排除して算出するものである。そのため，もしデータ化の段階が不適切に進んでも，この一致率としては高い数値を得られる可能性がある。基礎分析以降は，自由回答式質問への回答が適切にデータ化されていることを大前提とする。

　データ化は，3つの手続きを必要とする。
①全回答にデータ番号をつけ，データ番号と回答としての全記述内容（素データ）を入力し，素データ一覧表を作成する。
②素データの文脈単位から記録単位に分割し，各記録単位に番号をつける。
③記録単位を整理しながら，記録単位一覧表を作成する。

　具体的には，以下のような手続きを踏む。

① 全回答にデータ番号をつけ，データ番号と全記述内容を入力し，素データ一覧表を作成する

　データ化の第1段階である。この段階は，あくまでも素データとしての回答全記述の入力である。入力しながら，例えば，「こういうことは普段考えていないので答えられません」などといった質問に答えていない回答を発見する場合がある。このような場合も，それを素データの入力の時点で除外してはいけない。素データとしては入力し，基礎分析時に除外する。収集した素データのうち，分析対象となったデータ数は質問項目の妥当性を実証するためにも明確にする必要がある。

② 素データの文脈単位から記録単位に分割し，各記録単位に番号をつける

a．記録単位，文脈単位を決定する

　記録単位とは，記述内容の出現を算出するため最小形の内容[19]であり，内容を分析し分類する際の基礎となる単位である。これに対して，文脈単位とは，記録単位を性格づける際に吟味されるであろう最大形をとった内容[19]である。研究者は，それぞれの研究目的に応じて記録単位と文脈単位を決定

表 2-9 文脈単位から記録単位への分割の具体例

```
＜保健師の学習ニードの解明を目的とした研究＞

データ番号158
（文脈単位）
カウンセリングについて勉強したいです。人を相手にする仕事なので安心して話
してもらえるように。あわせてコーチングについても勉強したいです。その人を
前向きに後ろからそっと押してあげるような気持ちを持てると思うからです。そ
れとケアマネジャーの資格もまだ取ってないので，その勉強を本格的にやります。

（分割された記録単位）
158-1　カウンセリングについて勉強したいです。人を相手にする仕事なので安心して
　　　　話してもらえるように。
158-2　あわせてコーチングについても勉強したいです。その人を前向きに後ろからそ
　　　　っと押してあげるような気持ちを持てると思うからです。
158-3　それとケアマネジャーの資格もまだ取ってないので，その勉強を本格的にやり
　　　　ます。
```

しなければならない。

　例えば，先述した「保健師の学習ニードに関する研究」は，次のように記録単位と文脈単位を決定した。この研究の目的は，保健師が学習したいと要望している内容を明らかにすることであった。そこで，内容を分析し分類する基礎として，保健師が学習したいと要望している内容1つ，すなわち，「研究のための問い」に対する回答1つのみを含む単語，フレーズ（句），文章を記録単位とした。また，各記録単位は，質問に対する回答全体を吟味しない限り，正確に理解できない。そのため，1人の回答全体を文脈単位とした。

b．文脈単位から記録単位に分割し，各記録単位に番号をつける

　記録単位，文脈単位が決定したら，「研究のための問い」に対する回答1つのみを含むよう文脈単位を記録単位へと分割する。文脈単位は，「研究のための問い」に対する複数の回答を含んでいることが多く，その場合，記録単位の数も複数となる。研究者は，文脈を損ねないように注意して分割しなければならない。

　表2-9は，文脈単位から記録単位への分割の具体例である。この文脈単位は，「研究のための問い：保健師は何を学びたいと要望しているのか」に対

表 2-10 記録単位に含まれる不要な記述の削除の具体例

```
          <保健師の学習ニードの解明を目的とした研究>
 ┌─────────────────────────────────────────────────┐
 │ (記録単位)                                       │
 │  158-2  あわせてコーチングについても勉強したいです。その人を前向きに後│
 │         ろからそっと押してあげるように支援できると思うからです。      │
 └─────────────────────────────────────────────────┘

    適切な削除の例A  ↓              不適切な削除の例B  ↓

 ┌──────────────────────┐    ┌──────────────────────┐
 │ 158-2  あわせてコーチングについて │    │ 158-2  あわせてコーチングについて │
 │        も勉強したいです。その人を │    │        も勉強したいです。その人を │
 │        前向きに後ろからそっと押し │    │        前向きに後ろからそっと押し │
 │        てあげるように支援できると │    │        てあげるように支援できると │
 │        思うからです。          │    │        思うからです。          │
 └──────────────────────┘    └──────────────────────┘
```

する回答3つを含む。そのため，この文脈単位を，1，2，3の3つに分割した。また，1，2，3をこの記録単位の番号とした。このデータは，No.158であり，記録単位1は158-1，記録単位2は158-2，記録単位3は158-3となる。この番号は原則として最終段階まで変更されることはない。

③ 記録単位を整理しながら，記録単位一覧表を作成する。

　文脈単位を記録単位に分割できたら，記録単位に含まれる不要な部分を削除する。②b. と同様に，研究者は文脈を損ねないように注意して削除しなければならない。

　表2-10は，記録単位に含まれる不要な記述を削除した具体例である。この記録単位の「研究のための問い：保健師は何を学びたいと要望しているのか」に対する回答は，（対象支援のためのコーチング）である。削除の例Aは，保健師が（対象支援のためのコーチング）を要望していることを示しており，文脈を損ねていない。しかし，削除の例Bは，保健師が（コーチング）を学びたいと要望していることのみしかわからなくなってしまう。この保健師は，看護の対象へのコーチングの学習を要望しており，部下やスタッフへのコーチングではない。削除の例Bは，何を目的とした（コーチング）なのかが不明になってしまい，文脈の意味を損ねており，不適切な削除である。

　また，同時に意味を損なわないように表現をそろえたり，重文を単文に修正したりする。

表2-11 記録単位一覧表

データNo	記録単位
001-1	子どもの発達について
001-2	面接技術
001-3	ケースサポートのアセスメント
001-4	ケースサポートの面接技術
002-1	地域のアセスメント方法についてもっと勉強し，予防活動に活用したい。
003-1	医療の現状や実技について。日々進歩している検査法などについていけない。
003-2	家族から相談を受けたときなど自分の器の小ささを感じる。人間性を高めたい。
005-1	行政における計画策定の手法
005-2	組織における連携の取り方
005-3	住民参加による計画策定と推進について
005-4	計画の評価について
009-1	市町村の保健事業に携わっているので保健事業全般に関すること。
009-2	コミュニケーションスキル
010-1	最新の医療（くすりなど）情報
010-2	カウンセリング技能
011-1	思春期保健について。ニーズが多種多様
011-2	面接技術（カウンセリング技法）
012-1	疾患知識
012-2	最新情報
012-3	疾患を持つ人々の生活の状況
012-4	疾患を持つ人々を取り巻くサービス
013-1	各分野（疾患）ごとの知識
015-1	特定疾患・重度障害を持つ方たちが在宅で安心して生活できるため，呼吸器，食事，排泄の管理など勉強し，家族や本人の支えになりたい。
015-2	嚥下困難者への口腔リハビリ
016-1	苦情処理
016-2	疾患への理解
016-3	面接技術の向上
017-1	地域での精神保健の援助について
017-2	障害児の療育について，自閉症などについての知識
017-3	地域での精神保健の援助についての知識
017-4	精神保健の援助・自閉症などについての知識を使用した面接技術について
018-1	介護保険制度について
018-2	乳幼児虐待について保健師の役割
018-3	子育てに関する知識
019-1	接遇に関すること
020-1	面接の技術（子どもの発達への相談時）
020-2	子どもの発達について（ことばなど）

この作業を行いながら記録単位一覧表を作成する（**表2-11**）。

(3) 第3段階：基礎分析

　記録単位一覧表が完成したら，その一覧表を使用し，基礎分析の段階に進む。内容分析により普遍的な結果を得ようとするとき，1人の対象者が研究のための問いに対して複数の回答を記述してくることが多いため，1,000以上の記録単位を分析することもそう珍しいことではない。内容分析は記録単位個々の意味内容の類似性に従い分類し，その分類に命名していくことを繰り返していく。大量の記録単位の意味内容を正確に見極めていくためには，本分析に入る前に，表現が完全に一致している記録単位，表現は少し異なるが完全に意味が一致している記録単位などを分類整理しておく必要がある。これが基礎分析であり，基礎分析とは本分析の準備として，大量のデータをできる限り単純化することを目的としている。

　ここでは，コンピュータの検索機能を活用し，記録単位を検索し，整理する手続きについて述べる。しかし，基礎分析は，本分析同様，記録単位を模造紙の上で動かしながら分類，整理するという方法によっても実施できる。コンピュータの検索機能を活用した基礎分析は，キーワードとして設定した用語を見落とすことなく検索する。しかし，視野に入る記録単位はコンピュータの画面上のものに限定され，全記録単位を視野に入れながら分析を進めることはできない。それに対して，記録単位を模造紙の上で動かしながら分類，整理する方法は，全記録単位を視野に入れながら分析を進められるが，同一の記録単位を見落とす可能性がある。どちらを選択するかは，研究者の判断による。

　経験的には，研究のための問いに対する回答が単純な用語によって表現しやすいもの，例えば，保健師の学習ニードなどは，コンピュータの検索機能を活用することにより基礎分析の効率が上がる。しかし，研究のための問いに対する回答が単純な用語のみによって表現できないものは，記録単位を模造紙の上で動かしながら分類，整理する方法が適している。例えば，学生が知覚する教員のロールモデル行動に関する研究は，研究のための問いを「学生は教員のどのような行動を見たときあのような看護職者になりたいと思うのか」とし，回答文を「学生は教員の〜という行動を見たとき，あのような看護職者になりたいと思う」とした。この回答は，教員の行動であり，それも「熱意を持って学生を指導する」といった行動の性質が特定される。そ

のため，問いに対する回答は単一の単語によってのみ表現できる可能性は低く，この場合，模造紙の上で，全体を見ながら1つ1つ記録単位を動かしていくという方法を基礎分析に選択すべきであろう。

どちらの方法を採用するにしても「ていねいに，注意深く」は，分析の鉄則である。また，これは，内容分析の基礎分析，本分析のみならず，すべての質的研究の鉄則である。

● 検索のためのキーワードの選択

基礎分析は，本分析の準備段階として大量なデータをできる限り単純化することを目的としている。コンピュータの検索機能を活用しこの目的を達成するためには，次の2点に留意して適切なキーワードを選択する必要がある。

留意点1：「研究のための問い」に対する回答となる単語（内容）をキーワードとする

内容分析を方法論として用いた研究結果は，「研究のための問い」に対する回答である。そこで，記録単位を概観し，その中から，「研究のための問い」に対する回答となる単語（内容）を順に選択し，キーワードとして設定する。

先述の「保健師の学習ニードに関する研究」を例にとり説明する。この研究の記録単位一覧表を概観すると，"カウンセリング"，"面接技術"などの用語が数多く存在することを確認できた。これらは，「研究のための問い：保健師は何を学びたいと要望しているのか」に対する回答となる。また，"集団"，"臨床"，"知識"などの用語も数多く存在することを確認できた。しかし，これらは，「研究のための問い：保健師は何を学びたいと要望しているのか」の回答とならない。実際に問いに対する回答文の中に"集団"，"臨床"，"知識"などの用語を入れてみよう。すると「保健師は（集団）を学びたいと要望している」，「保健師は（臨床）を学びたいと要望している」となり，これが回答とはならず，適切なキーワードではないことが明白である。

留意点2：出現頻度が高い単語（内容）から順にキーワードとする

研究方法論に内容分析を採用した研究の多くは，膨大な記録単位を対象とする。例えば，病院に就業する看護師の学習ニードに関する研究[33]は，2,043記録単位を分析対象とした。

基礎分析は，このような大量のデータを本分析に向け単純化することを目

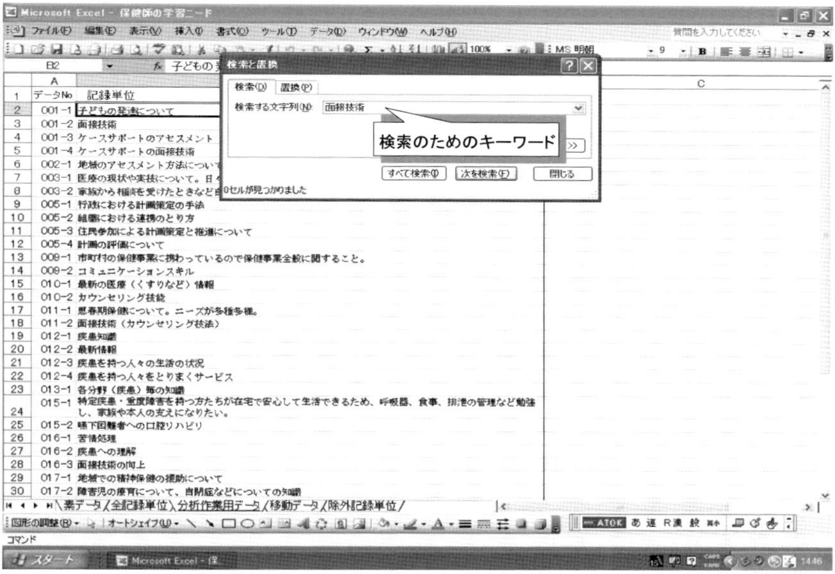

III. 各研究方法論の特徴と成果　63

図2-2　キーワードを用いた記録単位検索時のコンピュータ画面

的としている。この目的を効率よく達成するためには，記録単位一覧表を概観して，出現頻度が高い単語（内容）から順にキーワードとして設定することにより，単純化の作業が効率よく進む。

● キーワードを用いた記録単位の検索・整理

　コンピュータの機能を活用しながら，決定したキーワードを用いて記録単位を検索する（図2-2）。研究者は，個々の記録単位が示す内容を1つ1つていねいに確認する必要がある。これは，記述に含まれる異なる内容を埋没させないために重要である。
　また，研究者は検索できた記録単位を次の手順に沿って整理する。
① 同一表現の記録単位の集約
　まず，まったく同じ記録単位を1カ所に集約する。
　先述の「保健師の学習ニードに関する研究」の場合，キーワード"面接技術"を用いて記録単位を検索した結果，同一の記録単位として，001-2，020-1，213-1の3記録単位の存在を確認できた。そこで，これら3記録単

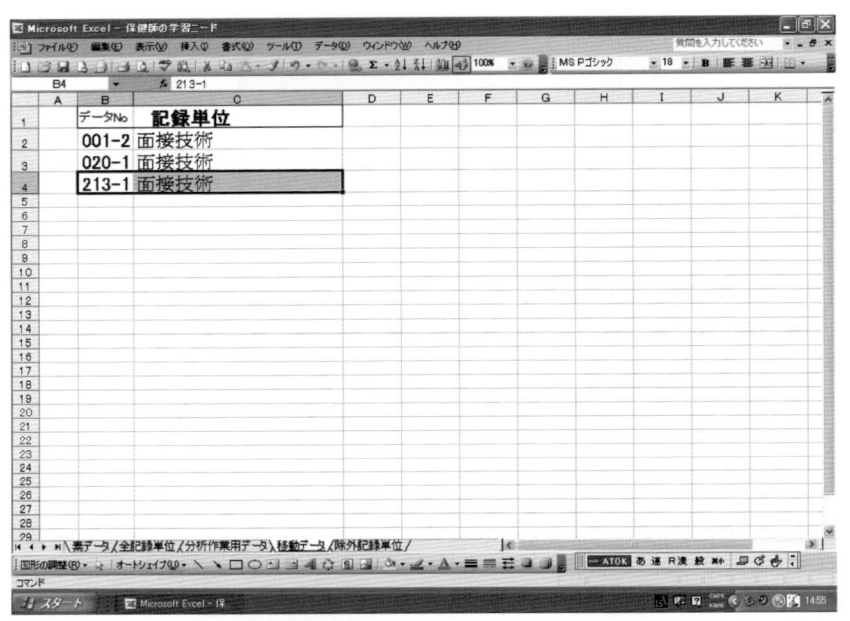

図 2-3 同一表現の記録単位の集約

位を切り取り，別のシートに移動させ，1カ所に集めた（図2-3）。
② ①と表現は異なるが意味が同一の記録単位の集約
　次に，表現は完全に一致していないが意味が同一の記録単位を検索し，1カ所に集約する。
　「保健師の学習ニードに関する研究」の場合，第1に"面接技術"をキーワードとして記録単位を検索し，検索できた記録単位を別のシートに移動させ，1カ所に集めた。その過程を通して，「面接技法」という記録単位や「特に面接技術を磨きたい」という記録単位が一覧表の中にあることを確認した。「面接技法」は"面接技術"と表現は異なるが意味は同一である。そこで，「面接技法」をキーワードとして記録単位を検索し，検索できた記録単位を既に1カ所に集められた記録単位"面接技術"の下に移動した。「特に面接技術を磨きたい」も同様の理由と方法により記録単位"面接技術"の下に移動した。
　"面接技術"「面接技法」「特に面接技術を磨きたい」という3種類の記録単位は，「研究のための問い：保健師は何を学びたいと要望しているのか」

Ⅲ．各研究方法論の特徴と成果　65

表2-12　キーワードを用いた記録単位の検索・整理の具体例

		＜保健師の学習ニードの解明を目的とした研究＞	
	001-2	面接技術	面接技術
	020-1	面接技術	
	213-1	面接技術	
	251-1	面接技法	
	046-3	面接技法	
	198-1	特に面接技術を磨きたい	
＊	111-1	発達障害に関する面接技術	
＊	131-3	自閉症に関する面接技術	

に対して，表現が異なる。しかし，保健師が（面接技術）もしくはこれと同義の（面接技法）を学びたいと要望していることを示しており，この3種類の記録単位は同一である。このように，①②を通して集約された記録単位の「研究のための問い」への回答が，「面接技術」であることを確認し，表の右側に「面接技術」と記入した（**表2-12**）。このとき，「問いに対する回答文」と照合し，記述した内容が「研究のための問い」に対する回答になっているかどうかを吟味することが重要である。

③ 検討を要する記録単位への＊印の付記

キーワードを用いて検索されたいくつかの記録単位の中には，①②を通して作られた「記録単位のまとまり」に類似してはいるものの，意味や内容に相違があり，既に作られた「記録単位のまとまり」の中に入れてよいか否か検討を要することもある。このような記録単位には＊印をつけ，既に作られた「記録単位のまとまり」の近くに置いておく。これは，既に整理した記録単位と未整理の記録単位を明確にするために必要である。

「保健師の学習ニードに関する研究」の場合，「111-1 発達障害に関する面接技術」と「131-3 自閉症に関する面接技術」は，①②を通してのまとまりと合わせてよいか否か検討を要すると判断できたため，＊印をつけ，このまとまりの近くに置いて次の段階に進んだ（**表2-12**）。

④「少数もしくは単一の記録単位」と「分析から除外する記録単位」の処理

①②③を根気強く反復していくと，記録単位数は徐々に減少する。その結果，開始当初とは異なり，1つのキーワードに対して数少ない記録単位を

検索すればよい状況が到来する。また，それまで記録単位一覧表を見ながら「研究のための問い」に対応する適切なキーワードを設定できていたにもかかわらず，残された記録単位にはキーワードとして適切でないように見えるものもある。このような状況の到来は，基礎分析が終了に近いことを表している。

残された記録単位は，次のようなものを含む。
a. 同一もしくは類似した記録単位が他に存在しない。
b. 記録単位が「研究のための問い」に対応していない。
c. 記録単位は「研究のための問い」に対応しているが，その表現が抽象的すぎたり，意味が明瞭にわからない。

a. 同一もしくは類似した記録単位が他に存在しない場合

先述の通り，基礎分析は，本分析の準備として大量のデータをできる限り単純化することを目的とする。これは，基礎分析が意味内容の類似性による分類を目的としないことを表す。そのため，検索できた記録単位が1記録単位であっても，意味内容の類似性による分類を行うことなく，その表現を抽象化したり他の用語に置き換えることなくそのまま残す。意味内容の類似性

表2-13 a.の具体例

<保健師の学習ニードの解明を目的とした研究>

分析の例A

059-1	医療保険制度について	医療保険制度
109-2	医療保険の制度	
110-1	医療保険制度の知識	
043-1	年金保険制度について	年金保険制度
221-1	年金保険制度に関すること	
018-1		介護保険制度

分析の例B

059-1	医療保険制度について	社会保険制度
109-2	医療保険の制度	
110-1	医療保険制度の知識	
043-1	年金保険制度について	
221-1	年金保険制度に関すること	
113-3	介護保険制度	

による分析は本分析にまわす。

　表2-13は，同一もしくは類似した表現が1記録単位しかない場合の具体例である。分析の例Aは，記録単位一覧表の中に（018-1介護保険制度）が残っており，これは「研究のための問い」に対応している。そこで（介護保険制度）をキーワードに設定して検索したが，1記録単位のみが検索できた。そのため，1記録単位（018-1介護保険制度）の表現を抽象化したり他の用語に置き換えることなく，そのまま残した。

　このように書くと当たり前すぎて，不思議に感じる読者もおられよう。しかし，大量のデータを一刻も早く分析し終えたいと焦るあまり，基礎分析の記録単位が減少してくると，基礎分析本来の目的を忘れ，混乱を来すことはそう珍しいことではない。分析の例Bは，この記録単位を意味内容の類似性により医療保険制度，年金保険制度と合わせて分類しており，混乱を来した例である。

b．記録単位が「研究のための問い」に対応していない場合

　数多くの記録単位の中には必ず「研究のための問い」に対応していない，すなわち自由回答式質問への回答になっていない記述が存在する。このような記録単位は，分析から除外する必要があり，除外記録単位専用シートに移動させる。しかし，分析の客観性を確保するためには，どのような理由によりどれくらいの数の記録単位を除外したのかを明瞭にしておかなければならない。

　研究のための問いに対応していない記録単位を発見した場合，次の文章を使用し，その都度，処理する。この文章とは，「この回答者は質問に対して，「研究のための問い」に対する回答ではなく，[　]を記述した」である。その記録単位が何を表しているのか，すなわち文中の[　]に入る内容を検討し，除外記録単位専用シートに移動したその記録単位の横に記入しておく。

　研究者の中には，分析を少しでも早く終了させようと，除外記録単位専用シートへの移動のみで，除外理由を分析終了後に検討しようとする場合がある。しかし，これはかえって，時間を要し，急がば回れ，「1つ1つていねいに・・」が最高の精度の分析を最大効率で行うことにつながる。

c．記録単位は「研究のための問い」に対応しているが，表現が抽象的すぎたり，意味が不明瞭な場合

　このような記録単位は，b．の記録単位と同様に，分析から除外する必要があり，除外記録単位専用シートに移動させる。そして，除外理由を例えば

表2-14 分析対象から除外する記録単位の具体例

＜保健師の学習ニードの解明を目的とした研究＞

ア．研究のための問いに対応していない記録単位1つ1つについて「この回答者は質問に対して，学びたい学習内容ではなく，[　　]を記述した」の[　　]に入る内容を検討した。[　　]内に入る答えには，次のようなものがあった。

記録単位（記述）	
069-1　判断力	→学習内容ではなく，[学習成果]を記述した
105-4　今後も積極的に学ぶ姿勢でいたい	→学習内容ではなく，[心がけていること]を記述した
194-3　自分を充実させるための趣味余暇活動	→学習内容ではなく，[自己の充実のために行いたい活動]を記述した

イ．「047-3　技術」は学びたい内容ではあるが，いろいろな技術としてとらえられるため，「抽象的な記述」とした

ウ．「271-1　いろいろありすぎて，具体的には難しい」は，回答できないという記述内容であるため，「回答不可」とした。

エ．「224-1　緊急対応を適切に」は，どのような緊急事態への対応なのかが不明であり，何を学びたいのか記述の意味が不明であるため，「意味不明」とした。

表2-15 一覧表Aの例＜保健師の学習ニードの解明を目的とした研究＞

059-1	医療保険制度について	医療保険制度（3）
109-2	医療保険の制度	
110-1	医療保険制度の知識	
043-1	年金保険制度について	年金保険制度（2）
221-1	年金保険制度に関すること	
018-1		介護保険制度（1）

「抽象的な記述」や「意味不明な記述」というように記録単位の横に記入しておく。

　表2-14に，分析対象から除外する記録単位の具体例を示す。

表2-16 一覧表Bの例＜保健師の学習ニードの解明を目的とした研究＞

通し番号.同一記録単位群（記録単位数）
1. 医療保険制度（3）
2. 年金保険制度（2）
3. 介護保険制度（1）

● 基礎分析結果一覧表の作成

すべての記録単位の基礎分析を終了した後，次の2種類の一覧表A・Bを作成する。

① 一覧表A

一覧表A（**表2-15**）は，どの記録単位がどこに集約されたのかを示した表である。研究者は，この表を，各記録単位と集約された記録単位の関連を判別するために使用する。以後，基礎分析により集約されたひとまとまりの記録単位を分析対象となる記録単位，本分析の結果であるカテゴリと区別するために同一記録単位群と呼ぶ。

② 一覧表B

一覧表B（**表2-16**）は，一覧表Aの左列を削除して右列のみを残した表である。研究者は，この表を1つ1つ切り離し，本分析に使用する。また，研究者は，一覧表Bに同一記録単位群を構成した記録単位数，同一記録単位群の通し番号を記入する必要がある。同一記録単位群を構成する記録単位数は，最終的に得られた同一記録単位群がいくつの記録単位から構成されたのかを算出する際に必要となる。また，同一記録単位群の通し番号は，分析中にデータに戻る必要性が生じたとき，その機能を発揮する。

(4) 第4段階：本分析

基礎分析を終了したら，コンピュータから離れ，本分析の準備を開始しよう。

● 本分析の準備

① コンピュータから模造紙へ

基礎分析を終了して，大量のデータは同一記録単位群となり，かなり縮小，単純化された。また，分析から除外する記録単位もその数，理由が明白と

表2-17 本分析に向けての必要物品

① 一覧表AとB（基礎分析の結果）
② 模造紙
③ カッターもしくははさみ
④ 糊
⑤ 付箋　※貼付・剥離が可能なもの
⑥ テープ

なっている．本分析は，同一記録単位群の意味内容の類似性によって分析を進めていくために，常に分析過程全体を視野に入れておく必要がある．また，複数の同一記録単位群が意味内容の類似性によりさらに集約され，それらを表す的確な用語へと置き換えられ，カテゴリは形成される．そのとき，意味内容が異なると見えていた同一記録単位群が，本分析結果としてのカテゴリネームとして採用された表現から見たとき意味内容が一致していたと判断されることも少なからず生じる．コンピュータから離れることを推奨する理由はここにあり，画面上の限定された情報下で，分析過程全体を視野に入れ，行きつ戻りつしながら意味内容の類似性のある同一記録単位群を探すことは至難の業であろう．

② 必要物品の準備

必要物品（**表2-17**）は，基礎分析結果としての一覧表AとB，模造紙，カッターもしくははさみ，糊，付箋，テープである．このうち，糊，付箋，テープは貼付・剥離が可能なものを準備する．本分析は一覧表Bを同一記録単位群ごとに切断し，それを模造紙の上で動かしながらカテゴリを形成していくが，その際，一覧表Aはその同一記録単位群を形成した記録単位を確認したくなったとき必要になる．模造紙は，同一記録単位群を貼り付けていく台紙として，カッターもしくははさみは，一覧表Bから同一記録単位群を切り取っていくために，糊は，切断した同一記録単位群を模造紙に貼り付けるために使用する．また，付箋はひとまとまりとなった同一記録単位群のカテゴリネームを記述するために使用する．さらに，テープは，カテゴリとしてひとまとまりとなった同一記録単位群がはがれて紛失しないよう固定するために必要である．特に，1日の分析が終了し，模造紙を明日の分析まで保管するために移動を要するような場合，テープを用い同一記録単位群を模造紙に確実に固定する必要がある．

③ 本分析における「研究のための問い」と「問いに対する回答文」

　先述したように，基礎分析，本分析は，ともに同じ「研究のための問い」「問いに対する回答文」を用いる。本分析に先立ち，基礎分析と同様に，研究者は「研究のための問い」と「問いに対する回答文」を常に見える場所に掲示し，確認しながら分析することが重要である。

● 本分析

　本分析は，同一記録単位群個々を**「研究のための問い」**に照らしながらていねいに見ることから始まる。そして，意味内容の類似した同一記録単位群を一覧表Bから切り取り，1カ所に貼り付けていく。複数の同一記録単位群の意味内容が類似していると判断でき，1カ所に貼り付けられたら，それらを類似性に着目し，その類似性を的確に表す表現を探し，その表現をカテゴリネームとして置き換える。置き換えたカテゴリネームは付箋に記述し，記録単位群の横に貼りつける。このとき，「問いに対する回答文」と照合し，記述した内容が「研究のための問い」に対する回答になっているかどうかを吟味することが重要である。

　基礎分析により同一表現や表現は異なるが意味内容が完全に一致している記録単位は，すべて同一記録単位群となっている。そのため，本分析の段階は，同一表現の記録単位や完全に同一の意味を持つ記録単位が複数一覧表Bに存在することはない。本分析は，最初から最後まで意味内容の類似した記録単位群を探し，それらを的確に表す表現へと置き換え，それを反復する。この反復にも常に一定の難易度で進行するわけではない。次に示すようなその類似性を単純に見抜けるものと，単純には見抜けない場合がある。しかし，いずれの場合も，対象者の知覚を推論を交えることなく的確に表す表現へと置き換えることには変わりはない。

① 類似性を単純に見抜くことができる場合

　例えば，基礎分析の例として用いた保健師の学習ニードに関する研究は，わが国の保健師の学習ニードを網羅するカテゴリを導出し，それをもとに学習ニードアセスメントツールを開発することを最終目的としている。また，開発を目指す学習ニードアセスメントツールは，日本のあらゆる組織に在職し，看護活動に従事する保健師に適用可能な測定用具となることを目指す。看護継続教育機関や保健師が所属する組織は，この学習ニードアセスメントツールの測定結果を活用し，保健師の学習ニードを充足した教育プログラム

表2-18 3つの同一記録単位群が形成したカテゴリ

同一記録単位群(記録単位数)	カテゴリ(記録単位数)
80. 虐待・家庭内暴力への対応方法（6）	虐待・家庭内暴力への対応方法（16）
78. 虐待に関する知識（2）	
79. 虐待（8）	

を立案できる。

　このような展望の基に基礎分析の結果を意味内容の類似性に基づき分析を継続する。どのように同一記録単位群が集約されていくのかを具体的に説明しよう。一覧表Bをていねいに見ていくと，虐待・家庭内暴力への対応方法（6），虐待に関する知識（2），虐待（8）という記録単位群があり，これらは，いずれも家庭の中で発生している事件であり，家庭内の弱者が被害を被り，今や深刻な社会的問題となってしまった。保健師を含むこれらの問題に関わる職種が十分に対応できないとき，被害者は生命を失う可能性も高い。しかし，家庭内で発生している事件であり，被害者は家庭内の弱者であるため，問題が問題として浮上しにくいという側面もある。保健師は，このような複雑な問題の発生を予防するとともに，発見，対応の責務を持ち，この責務を果たすためには虐待や家庭内暴力のメカニズムや兆候に関する知識，また，具体的な対応方法を理解している必要がある。

　そこでこれら3記録単位群を1カテゴリとして集約し，このカテゴリに「虐待・家庭内暴力への対応方法」と命名した（**表2-18**）。この「研究のための問い」は，「保健師は何を学びたいと要望しているのか」，「問いに対する回答文」は「保健師は（　）を学びたいと要望している」であった。そこで，括弧の中に「虐待・家庭内暴力への対応方法」という用語を入れ確認してみた結果，学習ニードとして妥当な表現になっていることを確認した。基礎分析に述べたようにこの際，声を出してよんでみる確認は重要である。

② 類似性を単純に見抜きにくい場合

　上記と同様に一覧表Bをていねいに見ていくと次のような同一記録単位群複数が存在した。この同一記録単位群とは，176. 保健活動に必要な幅広い知識・技術（7），34. 地域保健に関する幅広い知識（4），37. 担当分野以外の知識（4）である。これらは保健師がそれぞれ保健活動や地域保健という内容の学習を要望しており，異なる種類の内容の学習を要望しているように見える。しかし，この同一記録単位群には類似性がある。それは，176と

表 2-19 同一記録単位群が形成したカテゴリ

同一記録単位群（記録単位数）	カテゴリ(記録単位数)
176. 保健活動に必要な幅広い知識・技術（7）	担当外の分野をも含む地域保健に関する幅広い知識（15）
34. 地域保健に関する幅広い知識（4）	
37. 担当分野以外の知識（4）	

　34は幅広い知識と技術，37も「担当分野以外」という表現が担当領域や内容にとどまることなく，知識の幅を広げる，すなわち幅広い知識を希求しているという類似性である。また，保健活動は地域保健に吸収できる表現である。

　保健師は多くの場合，多様な部署を移動しながら経験を累積していく。そのため，現在，担当している領域の学習に加え，将来，移動の可能性のある領域に関連する内容にも目を向け学習する必要がある。このような観点からすると176と34，そして37は，表現に違いはあるものの，意味内容が類似している。そこでこれら3記録単位群を1カテゴリとして集約し，このカテゴリに「担当外の分野をも含む地域保健に関する幅広い知識」と命名した。

　この「研究のための問い」は，「保健師は何を学びたいと要望しているのか」，「問いに対する回答文」は「保健師は（　）を学びたいと要望している」であった。そこで，括弧の中に「担当外の分野をも含む地域保健に関する幅広い知識」という用語を入れ確認してみた結果，学習ニードとして妥当な表現になっていることを確認した（**表2-19**）。

　この類似性を見抜けず，学習内容としてこれらの同一記録単位群から保健活動という内容のみに着目した場合，保健活動を表す同一記録単位群は他にも存在し，ここに集約されてしまった場合，このカテゴリは形成されない。それでも研究結果としてのカテゴリシステムは導出されるが対象者の知覚を的確に表しているとはいえない。表現に違いがあっても一語一語をていねいに見てその類似性を見抜き，その類似性を表す適切な表現へと置き換えていく必要がある。対象者の知覚を正確に掘り起こすことが要求されている。

　この作業を反復した結果，232の同一記録単位群は，その意味内容の類似性により31のカテゴリに集約できた。これは，31種類により日本の保健師の学習ニードが網羅できていることを示す。

　この方法を用いた多くの研究は，前述した全作業，カテゴリ形成に至る全プロセスを少なくとも3回は反復して行っている。

表 2-20 一覧表 C

記録単位		同一記録単位群	カテゴリ	
036-1	2年から3年に1回担当が変わるので，最低担当する分野に対応できる専門的な知識	36.担当分野に関する専門的な知識(7)	1-1 担当分野・担当業務に必要な専門的な知識・技術(24)	1.母子・老人・精神・感染・難病など担当分野に関する専門的な知識・技術(148)
120-2	今，自分の担当している分野について			
121-1	自分の担当する専門的知識			
102-1	専門的な知識（病気について，予防や対処法など）			
011-5	専門的な知識			
189-1	専門知識を深める			
122-5	現在担当している母子保健について保健分野はもちろん福祉なども学んでみたい			
240-1	担当業務に関する知識	35.担当業務に関する知識(14)		
036-2	業務上の専門的知識：それぞれの対象者に応じた指導ができるように			
120-3	業務が転勤により変わる。自分の業務を深めたい			
121-2	各業務に関する専門的なこと			
102-2	業務に関すること			
011-6	業務に関すること			
189-2	今，担当している係りの勉強			
122-6	日常業務に反映できる分野について			
251-1	自分の担当している事業に関すること。健康診査について			
036-3	自分の担当している事業に関すること。がん検診について			
120-4	自分の担当している事業に関すること。生活習慣病について			
121-3	自分の担当している事業に関すること。喫煙教室について			
102-3	自分の担当している事業に関すること。運動指導について			
011-7	苦情処理			
189-3	業務上の専門的知識（社会資源）：それぞれの対象者に応じた指導ができるように	126.担当業務の遂行に必要な社会資源に関する知識(2)		
122-7	活用できる社会資源が何々あるかの知識			
240-3	業務上の専門的知識（疾患）：それぞれの対象者に応じた指導ができるように	203.担当業務遂行に必要な医学的知識(1)		
036-4	地域での精神保健援助について	40.精神保健活動に必要な知識・技術(11)	1-2.精神保健活動に必要な知識・技術(29)	
120-5	地域での精神保健援助についての知識			
121-4	町の保健師としてはじめから仕事をしているため，精神保健の分			

Ⅲ．各研究方法論の特徴と成果　75

● 本分析結果一覧表の作成
　すべての同一記録単位群の分析を終了した後，次の2種類の一覧表C・Dを作成する。
① 一覧表C（表2-20）
　一覧表Cは，記録単位，同一記録単位群，カテゴリの関連を表す。対象者のどのような記述からそのカテゴリが形成されたのかは，分析終了後，論文として整理したり，学会発表に際しても常に念頭に置く必要があり，この表は重要である。
　また，内容分析の結果は，対象者の特性との関連を明らかにするといった場合にも利用できる。具体的に説明しよう。例えば，保健師の学習ニードを解明した研究者が，その分析の過程で次のような疑問を抱いたとする。それは，「職業経験が短い保健師と長い保健師は，その学習ニードに相違があるのではないか」という疑問である。このような疑問に対しても，記録単位，同一記録単位群，カテゴリの関連が明瞭に整理されていれば，そのカテゴリを形成した記録単位をデータとして提供した対象者がどのような職業経験を持つのかを明らかにできる。
　先に例示したカテゴリ「担当外の分野をも含む地域保健に関する幅広い知識」は15記録単位，すなわち延べ15人の保健師が提供したデータである。第2段階：自由回答式質問への回答のデータ化の項に述べたように，対象者から得た記述をデータとするために次の3つの手続きを経た。
　①全回答にデータ番号をつけ，データ番号と回答としての全記述内容（素データ）を入力し，素データ一覧表を作成する。
　②素データの文脈単位から記録単位に分割し各記録単位に番号をつける。
　③記録単位を整理しながら，記録単位一覧表を作成する。
　このような手続きを経ているため，すべての記録単位にはデータ番号がふられている。そこに戻ることにより，保健師15人の背景は掌握でき，各々の職業経験年数も明瞭となる。保健師15人の職業経験年数が1名を除く14名が10年以上職業を継続している保健師であった場合，これは，職業経験年数の長い保健師の学習ニードであることを示す。
② 一覧表D（表2-21）
　一覧表Dは，カテゴリ，記録単位数（比率）を表し，研究結果として提示できる表である。

表 2-21 一覧表 D

カテゴリ名	記録単位数
1. 母子・老人・精神・感染・難病など担当分野に関する専門的な知識・技術	148(20.5%)
2. 効果的に住民の相談に応じるためのカウンセリング・面接の技術	108(14.9%)
3. 心理学・統計学・医学・薬理学・栄養学など保健活動の基盤となる他学問領域の知識	53(7.3%)
4. 保健活動に必要なコミュニケーションの知識・技術・態度	51(7.1%)
5. 担当地域の現状に応じた政策立案と事業展開に必要な知識・技術	35(4.8%)
6. 保健活動に必要な法律・制度の知識	30(4.1%)
7. 効果的な健康教育・相談に必要な知識・技術	30(4.1%)
8. 在宅療養者への看護実践・療養生活支援に必要な知識・技術・態度	30(4.1%)
9. 保健・医療・看護の現状	29(4.0%)
10. 地域住民と連携し保健活動を展開するために必要な知識・技術	22(3.0%)
11. 保健・医療・看護・法律・制度に関する最新の知識	21(2.9%)
12. 看護専門職者としての人間的成長に必要な知識・要素	17(2.4%)
13. 看護過程展開に必要な知識・技術・態度	16(2.2%)
14. 虐待・家庭内暴力への対応方法	16(2.2%)
15. 対象の人権に配慮し家族・組織内外の関連職種との関係を調整するための知識・技術	16(2.2%)
16. 担当外の分野をも含む地域保健に関する幅広い知識	15(2.1%)
17. 地区診断に必要な知識・技術	13(1.8%)
18. 家族援助の理論・知識・技術	12(1.7%)
19. 行政機関における看護の専門性	11(1.5%)
20. 対象への心理的支援に必要な精神看護の知識・技術	7(1.0%)
21. 地域看護管理に必要な知識・技術	7(1.0%)
22. ヘルスプロモーション推進に必要な知識・技術	6(0.8%)
23. 保健福祉行政に携わるために必要な知識	5(0.7%)
24. 情報システム構築のためのコンピュータ活用に必要な知識・技術	5(0.7%)
25. 記録の書き方	4(0.6%)
26. 業務効率化・地域看護の質維持・向上のために必要な知識・技術・態度	4(0.6%)
27. 保健活動上の問題解決に必要な研究の知識・技術	3(0.4%)
28. 自己評価・自己管理に必要な知識・技術・態度	3(0.4%)
29. 看護に必要な宗教に関する知識	3(0.4%)
30. 地域看護学の理論・知識	2(0.3%)
31. 災害看護	1(0.1%)

表 2-22 カテゴリ一覧表

カテゴリ名
1. 母子・老人・精神・感染・難病など担当分野に関する専門的な知識・技術
2. 効果的に住民の相談に応じるためのカウンセリング・面接の技術
3. 心理学・統計学・医学・薬理学・栄養学など保健活動の基盤となる他学問領域の知識
4. 保健活動に必要なコミュニケーションの知識・技術・態度
5. 担当地域の現状に応じた政策立案と事業展開に必要な知識・技術
6. 保健活動に必要な法律・制度の知識
7. 効果的な健康教育・相談に必要な知識・技術
8. 在宅療養者への看護実践・療養生活支援に必要な知識・技術・態度
9. 保健・医療・看護の現状
10. 地域住民と連携し保健活動を展開するために必要な知識・技術
11. 保健・医療・看護・法律・制度に関する最新の知識
12. 看護専門職者としての人間的成長に必要な知識・要素
13. 看護過程展開に必要な知識・技術・態度
14. 虐待・家庭内暴力への対応方法
15. 対象の人権に配慮し家族・組織内外の関連職種との関係を調整するための知識・技術
16. 担当外の分野をも含む地域保健に関する幅広い知識
17. 地区診断に必要な知識・技術
18. 家族援助の理論・知識・技術
19. 行政機関における看護の専門性
20. 対象への心理的支援に必要な精神看護の知識・技術
21. 地域看護管理に必要な知識・技術
22. ヘルスプロモーション推進に必要な知識・技術
23. 保健福祉行政に携わるために必要な知識
24. 情報システム構築のためのコンピュータ活用に必要な知識・技術
25. 記録の書き方
26. 業務効率化・地域看護の質維持・向上のために必要な知識・技術・態度
27. 保健活動上の問題解決に必要な研究の知識・技術
28. 自己評価・自己管理に必要な知識・技術・態度
29. 看護に必要な宗教に関する知識
30. 地域看護学の理論・知識
31. 災害看護

(5) 第5段階：カテゴリの信頼性の確認

　結果の整理を終了し，一覧表を完成したら，第5段階としてカテゴリの信頼性を確認する。内容分析の結果は，分析者が異なったり，同一の分析者であっても時間が異なっても，同じ記述を分析した場合，同一のカテゴリが形成，すなわち，カテゴリへの判断が一致しなければならい。カテゴリへの判断の一致の程度を計算する方法としては，スコットの式（47頁参照）が有用であることは先述した通りである。この式は，カテゴリの一致率算出にあたり，偶然から生じる一致を加味し，その頻度を補正した一致率を得ることができる。

　スコットの式を用いて一致率を算出するためには，次に示す2種類の表を準備する必要がある。第1は，カテゴリ一覧表である（**表2-22**）。第2は，分析フォームである（**表2-23**）。この分析フォームは，一致率の算出に用いる記録単位の欄とカテゴリ番号の記入欄から構成される。この表に提示する記録単位は，全記録単位の中から無作為に抽出されたものである。多くの場合，全記録単位の中から10％から20％を抽出する。しかし，これはあくまでも目安であり，一致率を確認するために用いる記録単位数は，データ数やデータの性質によって変化する。

　この2種類の表を提示し，分析フォームの空欄にその記録単位を表すと判断したカテゴリを選択し，その番号を記入するよう依頼する。

　カテゴリの信頼性確認への協力をどのような人に依頼するかは，その研究

表2-23 分析フォーム

整理番号	カテゴリ番号	記録単位
1		感染関係の知識
2		ターミナルケアのこと
3		業務上の専門的な知識−それぞれの対象者に応じた指揮ができるように
4		虐待の対応
5		
6		
7		
8		

表 2-24 「保健師の学習ニードに関する研究」の学会抄録[34]

キーワード：保健師，学習ニード，看護継続教育

○三浦弘恵，舟島なをみ（千葉大学）

【研究目的】保健師の学習ニードを解明し，学習ニードに基づく看護継続教育のあり方を検討する。【研究方法】層化無作為抽出法により抽出した全国の保健所・市町村250施設のうち，研究協力に承諾した66施設に所属する保健師474名を対象に郵送法による質問紙調査を行った。調査期間は平成16年1月14日から2月26日であった。測定用具には先行研究[1])が開発し，既に内容妥当性が確保されている①学習ニードに関する質問紙の修正版と自作の②特性調査紙を用いた。①は学習ニードの有無を問う選択回答式質問とその内容を問う自由回答式質問から構成されている。②は専門家会議・パイロットスタディにより内容的妥当性を確保した。分析にはベレルソンの内容分析の手法を用いた。また，看護教育学研究者2名によるカテゴリ分類への一致率をスコットの式に基づき算出し，分析結果の信頼性を検討した。【倫理的配慮】無記名，個別投函による質問紙の回収により，対象者の匿名性と任意の参加を保証した。【結果】配布した474部のうち，回収された質問紙は278（回収率58.6％），有効回答は232であった。1) 対象者の特性：年齢は平均37.5歳（SD9.7），臨床経験は平均13.8年（SD9.6）であった。職位は，課長相当職3名（1.3％），補佐相当職15名（6.5％）係長相当職32名（13.8％），スタッフ相当職168名（72.4％），その他・不明14名（6.0％）であった。2) 保健師の学習ニード（表）：分析対象となった232名の記述は821記録単位に分割できた。このうち，抽象度が高く意味不明の記述など98記録単位を除く，723記録単位を分析した。その結果，保健師の学習ニードを表す31カテゴリが形成された。カテゴリの分類への一致率は84.3％，82.9％であり，31カテゴリが信頼性を確保していることを示した。【考察】本研究の結果である31カテゴリ，すなわち，保健師の学習ニード31種類は，行政サービスとしての看護の実践と担当地域の住民の健康問題に責任を持つ保健師独自の活動に特徴づけられていた。これらは，学習ニード31種類が保健師の多くに共通する専門性の高い内容であり，その充足支援にはスタッフ数の少ない施設内の教育よりも看護継続教育機関の教育が効果的・効率的である可能性を示唆する。今後の課題は，本研究の成果である学習ニード31種類を用い，信頼性・妥当性を備えた保健師の学習ニードアセスメントツールを開発することである。

〈引用文献〉三浦弘恵，舟島なをみ他：看護職者の学習ニードに関する研究．看護教育学研究，11(1)；40-53, 2002．

表　保健師の学習ニード31カテゴリ　　　n=723

カテゴリ名	記録単位数
1.母子・老人・精神・感染・難病など担当分野に関する専門的な知識・技術	148 (20.5%)
2.効果的に住民の相談に応じるためのカウンセリング・面接の技術	108 (14.9%)
3.心理学・統計学・医学・薬理学・栄養学など保健活動の基盤となる他学問領域の知識	53 (7.3%)
4.保健活動に必要なコミュニケーションの知識・技術・態度	51 (7.1%)
5.担当地域の現状に応じた政策立案と事業展開に必要な知識・技術	35 (4.8%)
6.保健活動に必要な法律・制度の知識	30 (4.1%)
7.効果的な健康教育・相談に必要な知識・技術	30 (4.1%)
8.在宅療養者への看護実践・療養生活支援に必要な知識・技術・態度	30 (4.1%)
9.保健・医療・看護の現状	29 (4.0%)
10.地域住民と連携し保健活動を展開するために必要な知識・技術	22 (3.0%)
11.保健・医療・看護・法律・制度に関する最新の知識	21 (2.9%)
12.看護専門職者としての人間的な成長に必要な知識・要素	17 (2.4%)
13.看護過程展開に必要な知識・技術・態度	16 (2.2%)
14.虐待・家庭内暴力への対応方法	16 (2.2%)
15.対象の人権に配慮し家族・組織内外の関連職員との関係を調整するための知識・技術	16 (2.2%)
16.担当外の分野も含む地域保健に関する幅広い知識	15 (2.1%)
17.地区診断に必要な知識・技術	13 (1.8%)
18.家族援助の理論・知識・技術	12 (1.7%)
19.行政機関における看護の専門性	11 (1.5%)
20.対象への心理的支援に必要な精神看護の知識・技術	7 (1.0%)
21.地域看護管理に必要な知識・技術	7 (1.0%)
22.ヘルスプロモーション推進に必要な知識・技術	6 (0.8%)
23.保健福祉行政に携わるために必要な知識	5 (0.7%)
24.情報システム構築のためのコンピュータ活用に必要な知識・技術	5 (0.7%)
25.記録の書き方	4 (0.6%)
26.業務効率化・地域看護の質維持・向上のために必要な知識・技術・態度	4 (0.6%)
27.保健活動上の問題解決に必要な研究の知識・技術	3 (0.4%)
28.自己評価・自己管理に必要な知識・技術・態度	3 (0.4%)
29.看護に必要な宗教に関する知識	3 (0.4%)
30.地域看護学の理論・知識	2 (0.3%)
31.災害看護	1 (0.1%)

※抄録のあやまりを一部修正した。

によって異なる．多くの場合，その内容に日々関わっていたり，関心を持ち，しかも快く協力を承諾してくれる方に依頼する．

　保健師の学習ニードを解明した研究の場合，77記録単位を一致率算出のために用いた．これは，全記録単位のうち，約11％に該当する．また，看護教育学を専門とし，看護職者の学習ニードに関心を持つ2名の研究者に一致率算出のための協力を依頼した．その結果，カテゴリの分類の一致率は84.3％，82.9％といずれも70％を超えており，信頼性が確保できていると判断した．

　表2-24は以上の経過を経て，作成できた学会抄録である．

2　現象学的方法とエスノメソドロジー

1) 現象学的方法とエスノメソドロジーの歴史と特徴

(1) 現象学的方法

　現象学は，意識の内で経験されるものとしての諸現象を直接的に探求し，記述することを目的としており，その際，それら諸現象の因果的説明に関する諸理論は抜きにして，できる限り先入見や前提から自由になってこれを行う[35]．ここでいう現象とは，意識の内で経験されるものを意味し，現象学においては，それをできるだけ中立の立場でとらえようとする．

　現象学は，19世紀後半，Brentano, F. が学問的基盤を構築し，さらにHusserl, E. が1900年に『論理学研究』の刊行を契機とし，確立した．その後，Heidegger, M., Sartre, J. P., Merleau-Ponty, M. は，現象学がいわゆる実存主義と結びつき発展していく過程において，それぞれ独自の学説を展開していった．現象学は，その後，心理学，社会学，精神医学，文化人類学など様々な学問分野に影響を与え，とりわけ心理学に大きな影響を与えた[36]．影響を受けた心理学の学派は，ミュンヘン学派，ヴェルツブルク学派，ゲッティンゲン学派と多様であるが，現在の現象学的方法による看護学研究は，米国の心理学者Giorgi, A. の現象学的心理学に大きな影響を受けている．Giorgi, A. は，心理学の領域で，現象学的アプローチという言葉を概念化し，Husserl, E. を創始者とする現象学と区別した．すなわち，Giorgi, A. は，現象学を現象学的アプローチの指針としながらも，その研究対象を「人格とし

ての人間」とし，これに適する独自の方法論を開発し，現象学的アプローチと命名した[37,38]。

看護学において現象学を初めて取り上げたのは，Paterson, J., Zderad, L. である[39,40]。その後，Parse, R. R. は現象学をもとに「健康を-生きる-人間」[41]の看護理論を構築した。看護に現象学を導入した理由として，次の3点を提示している。すなわち，①看護師はクライエントのケアについてホーリスティックなアプローチで行うこと，②看護師はクライエントの経験や生活の質に関係していること，③看護師は看護師-クライエントの相互作用に影響を及ぼすこと[40]である。

また，人間の行動には2つの見方があり，その第1は外部者の観点から見る客観的な見方であり，第2は行動している人の観点，すなわち，その人の知覚を通して見る見方であり，現象学的方法とはここでいう第2の見方，すなわち，その人の知覚を通してその現象の意味を探求する[42]。

(2) エスノメソドロジー (ethnomethodology)

エスノメソドロジーとは，社会のメンバーが持つ，日常的な出来事やメンバー自身の組織的な企図をめぐる知識の体系的な研究であり[43]，また，人々が日常生活を構成していく方法について研究する社会学でもある[44]。このエスノメソドロジーは，現象学の流れに立ち，創唱者Husserl, E. の後期思想をSchutz, A. が継ぎ，その影響を受けたGarfinkel, H. が1960年代に方法論としての基盤を築き，現象学的社会学の一派として社会学における独自の学問領域を確立するまでに至ったものである。語源はethno（人々）の用いるmethod（方法）をology（研究），すなわち社会的世界という経験を事実として形成し維持する人々の日常生活の方法の研究にある[45]。

現象学者Husserl, E. はエスノメソドロジーの基礎の確立に向け，次のような貢献[46]をした。その第1は，エスノメソドロジーの研究対象として，日常生活における自然的態度をどのように科学者を含む人々が形成し維持するのかを分析しようとしたことである。自然的態度とは何かについては，後に説明するが，ここでは簡単に先入観，偏見という言葉に置き換え，理解していただきたい。例えば，人々はよい看護師を病人に優しく，親切で，医師が中心となって展開する医療を忠実に支持する存在と思い込んでいる。そして，そのような視点から「この病院にはよい看護師さんが多い」といった評価をする。エスノメソドロジーは，このような態度や思い込みがどのように

形成され，社会の中で維持されていくのかを研究する。

　第2は，一般に事実として人々がとらえていることが社会によって生み出されているという点を分析すべきだという見解を提示したことである。エスノメソドロジーの研究者は，人々の用いる方法を事実と見なし，その事実は社会が生み出したものであるという立場をとる。そのため例えば，先に提示した人々が持つ看護師への態度や思い込みに対して，よい看護師とは病人に優しく，親切で，医師が中心となって展開する医療を忠実に支持するだけの存在ではないということを立証しようとするのではなく，この事実がどのように形成され，社会の中で維持されていくのかを研究する。

　第3は，一般に人々が事実としてとらえていることが，曖昧，かつ非完結的，流動的であるということを自然環境と社会環境の相違という観点から主張した点である。これらの現象は「括弧入れ」という現象学的方法により観察可能である。「括弧入れ」については，「自然的態度」と同様に現象学的方法の項において詳述するが，ここでは人々が元来持っている偏見や先入観を枠外において，対象となる現象や経験をする人々の視点からありのままの状態を観察することと理解しておいていただきたい。

　以上のようにエスノメソドロジーは，現象学の流れをくむため，その学問的根拠を現象学と基本的には同じくする。したがって，独自の研究視点を持ちながらも，現象学的方法と極めて似ている。すなわち，現象学的方法は個人の知覚した経験や現象を研究対象とするのに対して，エスノメソドロジーは，ある特定集団が生成した社会的な文脈の中でその集団の解釈を通し，日常生活を構成する日常知[47]を探求する。

　エスノメソドロジーが研究対象とする日常知とは，人々が知っていると思い込み使用している事柄，日常的な思考方法，認知のスタイルすなわち社会的リアリティを意味する。エスノメソドロジーは社会的世界という経験を事実として形成し維持するために人々が用いる方法を研究する。したがって，エスノメソドロジーは科学者を含む人々が経験する社会的世界のリアリティを否定するのではなく，その経験を記述し，さらにその体験を形成し維持する方法を記述する[45]。

　先に提示したように近年，米国においては看護学の質的研究の1方法としてエスノメソドロジーが採用されている。わが国においてもこの方法に着目している研究者がいると聞くが，エスノメソドロジーは現象学を学問的根拠とするため，この方法を理解するためには，まず第1に現象学および現象学

的方法に関する理解が必要不可欠である。本書においては，このような理由から以下に現象学的方法における基本的事項と現象学的方法を用いた看護学研究の具体例を提示する。

2) 現象学的方法における基本的事項

　看護学研究が使用している現象学的方法の基盤となる現象学的心理学において，その研究上の手続きに関する議論は，多様な可能性を残しており，確定的なものになり得ていないことが指摘されている。その理由として次の3項目が提示されている。第1は，現象学的心理学が初期の発達段階にあること，第2は，現象学がある一連の目標を持ったアプローチ，態度，探求の姿勢であり，この態度を実現するために使うことのできる技法の範囲は極めて広く，実際にはまだそのうちの少ししか試されていないこと，第3は，各研究プロジェクトで使われた方法が他のプロジェクトでは必ずしも適切なものとはならず，同一の方法を2つの異なった問題に用いることが現象学的な態度に背く[4]ことである。これらは，現象学的方法により看護学研究を行う場合，まず現象学とはどのような学問かを十分に学習したうえで，研究者個々による研究の内容，目的に合致した現象学的方法の具体に関する検討，決定が求められることを示している。

　研究内容，目的に合致した現象学的方法は，次に示す現象学的方法の基本を常に念頭に置き，具体的に決定していくことが重要である。

(1) 現象へのコミットメント

　先に提示したBerelson, B. の内容分析の項においては，自由記述式の質問紙法から得たデータの分析例を示した。現象学的方法を適用したことを明示している看護学研究の中には，これと同様の方法によりデータ収集を行っている研究も存在する。しかし，Berelson, B. の内容分析が対象を表明されたコミュニケーション，すなわち分析対象を記述の外面的意味に限定し，それらから推測可能なコミュニケーションを発した人の意図や効果を考慮しないのに対し，現象学はその人の知覚を対象にした研究方法であり，徹底的にその人の立場に立って，提供されたデータに存在する知覚の意味を解釈する必要がある。そのため，本来，この方法にはフィールドワークが必要不可欠である。

フィールドワークとは，現地調査と訳され，対象となる現象が生じている現地において，データを収集する過程である[48]。フィールドワークは，1922年，人類学者のMalinowski, B. が『西太平洋の遠洋航海者』[49]を発表して以来，旅行者の探検や旅による「比較」の経験を基礎に形成され，さらに行政のための実地調査や植民地支配と関連した諸調査の実践を取り込む形で，社会研究の方法として確立してきた。具体的には，明らかにしようとしている現象の観察や情報提供者との面接，現場の言葉の理解や習得を通じて，現象を多面的に把握する研究者の実践を意味する。

　現象学的方法は，感性的直観的営み[50]であり，研究者は研究対象者の知覚を「私には，こう見えた」「こう感じる」と記述することから開始する。そして，どのような根拠からそのように見えたり，感じたりするのかを明らかにすることにより対象者の知覚の意味を明らかにする[51]。そのため，研究者は，自分がそれまで身につけた先入観から解放されなければならず，フィールドワークが必要不可欠となる。

　現象学的方法を学習しようとするとき，その前提として理解しておかなければならない用語がある。その1つが「自然的態度」である。自然的態度とは，現象学の方法を特徴づけるためにHusserl, E. が用いた超越論的態度の対概念である[52]。人間はすべて過去の生活体験や学習に基づく先入観により，出来事や現象の意味を理解しており，「自然的態度」とは出来事や現象の意味の理解の前提となる先入観を示す。明らかにしようとする現象の意味を対象者の立場に立って理解するためには，研究者自身が持つ自然的態度がどのようなものかを知り，それを脇に置き，研究者自身を可能な限りその現象に対して開いていかなければならない。現象に対し開かれた態度を持つためには，対象者が知覚している現象に徹底的にコミットすることを要し，これらは，現象学的方法がフィールドワークを必要とする根拠である。

(2) 現象学的還元

　看護学研究における現象学的方法活用の目標は，多様な看護現象に存在する経験が何を意味していたかをその対象者の知覚を通して正確に記述することである。そのために必要となるのが，現象学的還元である。現象学的還元もHusserl, E. の着想であり，現象学的方法を理解するうえで中心となる概念である。

　現象学的還元とは，自然的態度の一般定立の徹底的変更である。これは，

1つの現象としてのその現象に対し，意識的に努力して研究者自身を開いていくこと[53]を意味し，経験されたがままの経験に研究者を引き戻すために考案された手続きであるとともに，生きられた経験を生きられたままにとらえるための1つの心構え[54]を示している。

現象学的方法による看護学研究文献を読んでいると，「エポケー」「括弧入れ」という用語を必ず目にする。この2つの用語も現象学的還元に深く関与する。「エポケー」は判断中止と訳されており，ある現象の意味を明らかにしようとしたとき，これまでの生活や学習により得た知識，通念による判断を中止し，すなわち自然的態度による定立を括弧に入れ[55]，その現象と向かい合うことが現象学的還元である。

(3) 想像変更と解釈

想像変更とは，現象全体が意味していることを見ようとして，様々な地平を背景に置き，その現象がどのように見えるかを想像することである[56]。解釈とはその現象が1つの現象として考えられたとき，その中に生じてくるもろもろの意味の1つの明確化である[56]。この2つの用語を具体的に説明するために，次のような例を提示しよう。

看護系大学4年生である学生が卒業研究のテーマを決定するために，小児看護学の教員の研究室を訪れた。学生は，研究計画書を提示しながら「子どものときに負った火傷の跡が大人になるにつれ，どのようになっていくのかを調べ，それを論文としてまとめたい」と説明した。教員は，卒業研究を担当する7名の学生に対し，1週間前に研究計画書の書き方についての講義をしている。その中で，看護学研究のテーマとなるものとならないものについて時間をかけ説明した。そのため，まず第1に「この学生は1週間前の授業を理解できなかったのかしら……」と想像した。

そこで「どうしてそういうテーマに行き着いたか」を尋ねたところ，学生は「授業で生々しいスライドを見て，興味を持った」と答えた。熱傷の小児の看護に関する授業は，その教員が3年生を対象にした小児臨床看護学という学科目において提供する内容の一部であり，授業回数は1回のみである。この話を聞いた教員は，まず初めは「この学生はたった1回のみの授業ではあったけれど，熱傷の小児の看護に強い興味を持ち，こういうテーマになったのかしら……」と想像した。そこで，教員は学生に「あなたがやりたい研究は，火傷をした子どもに対する看護で特にケロイド状態になった皮膚のケ

アについて研究したいということかしら……」と尋ねてみた。すると学生は，「違います。子どものときに負った火傷の跡が大人になると，どのようになるのかを知りたいんです」と先ほどより少し強い口調で繰り返した。教員は，そのような学生を見て，次に「この学生は小さい頃火傷を負ったことがあるのかしら……」と想像し，そして，そのように尋ねてみた。質問を受け，しばらく沈黙していた学生は，突然，大粒の涙を流しながら，次のような過去の経験を語った。

　学生は，幼い頃，妹と両親を亡くしており，叔母夫婦に引き取られ，成長した。妹は2歳のとき，重度の熱傷を負い，それがもとで死亡した。その熱傷は，明らかに周囲の大人がもう少し注意をしていれば起こらなかったと思えるものであり，母親はそれを苦にして自ら命を絶った。その後，父親は娘と妻の後を追うように病死した。学生は叔母夫婦と祖父母の愛に育まれ，現在に至っているが，幼い頃のその経験とともに成長しており，「もし，妹があのまま大きくなったら，妹をはじめ母や家族，私はどうなったのか」という思いと共存しつつ生きてきたのである。それが，先に提示した内容となって言語化されたのであった。

　上記の例に見る教員の想像変更と解釈は，次のように整理できる。教員は，学生の示した研究テーマに対して，まず第1に「看護学研究のためのテーマの決定に関する授業を理解できなかったのだろうか」と想像した。第2に「授業を受け，熱傷の小児の看護に強い興味を持ち，こういうテーマになったのだろうか」と想像変更した。第3に質問に対する学生の回答や態度など全体を見ながら，「この学生は小さい頃，火傷を負ったことがあり，それでこういうことを調べたいと思っているのだろうか」と想像変更した。そして，学生が過去の悲しい経験を語ったことから，最終的に，「もし，妹があのまま大きくなったら，妹をはじめ母や家族，私はどうなったのか」という思いと共存しつつ生きてきており，それが，先に提示した内容となって言語化されたと解釈している。第1の想像は，1週間前に学生が参加した授業を背景にした想像であり，第2の想像は，1年前に学生が参加した授業を背景にした想像である。そして最終的な意味の明確化は，第1，第2の想像変更の結果がうち消され，学生の過去の経験を根拠に行われている。また，この学生は，2年前からこの教員の小児看護学特論を選択しており，学生と教員の関係性はすでに成立していたという背景もある。

　以上は，研究のための具体例ではないが，1人の人間の呈する現象，経験

の意味を理解する研究において多様な視点から解釈を試み，意味の明確化に根拠を求めるという作業の重要性と必要性，またそのための要件を示している。

(4) 記述

現象学的方法による研究結果は，カテゴリや概念ではなく，その経験や現象の意味の記述である。記述とは，事物の特徴的な事柄を完全に十分組織づけて記すことであり，記述研究の目的はある状況を正確に記述することである。この記述研究のために他の学問領域において開発された方法論は先に提示した内容分析，これから先で提示する予定のグラウンデッド・セオリーやKJ法があるが，これらの研究方法論による記述とは異なり，現象学的方法による研究者自身がどのように考えていようとも，現象学的分析において出来事をそれを経験した人にとっての意味という点から記述しなければならない[56]。

3) 現象学的方法を用いる研究者に求められる条件

現象学における基本的事項をこのように見てくると，看護学研究者が現象学的方法を適用するために，いくつかの条件を充足することを求められるように思う。

第1は，その研究目的が現象学的方法に合致する内容であることという条件である。カテゴリシステムや概念を開発したいという目的を持つ研究は，現象学的方法によりその目的を達成することができない。

また，もしその研究計画が現象学的方法に合致した内容であっても，その研究計画を遂行しようとする研究者が，現象学的方法を展開できる研究者としての特性を持つかどうかという検討が必要である。これは，第2の条件がその研究者の以前から持っていた考え方に左右されない柔軟性があり，対象との強いコミットメントを前提として，徹底的に対象の立場に立って経験や現象の真実の意味を理解したいと願い，それを可能にできる研究者であることを示す。さらに，現象学的方法による結果は，対象の立場に立った現象や経験の意味の記述であり，第3の条件は，解釈の結果を言語化しうる文章作成能力を持つことである。これは他の質的研究方法論において求められることとも同様である。加えて，現象学的方法による研究は，先述した基本的事

項を踏襲することが必要不可欠であり，そのためには長期にわたる研究期間を要する。第4の条件として，その期間が確保できることを求められる。

　これら4つの条件のうち，特に第2の条件であるその研究者が「以前から持っていた考え方に左右されない柔軟性があり，対象との強いコミットメントを前提として，徹底的に対象の立場に立って経験や現象の真実の意味を理解したいと願い，それを可能にできる研究者であること」を充足するためには，相当なトレーニングとトレーニングに携わる指導者の存在が必要不可欠である。

4) 現象学的方法を用いた研究の実際

(1) 現象学的方法の具体

　現象学的方法により看護学研究を行う場合，現象学とはどのような学問か，また過去にどのような方法が提唱されているのかを十分に学習したうえで，研究者自身による研究の内容，目的に合致した現象学的方法の具体的手続きに関する検討，決定が求められる。現象学的方法の具体に関しては，Giorgi, A., Van Kaan, A., Spiegelberg, H. ら各々が各ステップを体系的に提示している[57]（**表2-25**，90頁）。また，現象学的方法を適用した最近のいくつかの看護学研究は，Giorgi, A. の方法に基づく Colaizzi, P. の提唱した手続き[58]を参考に分析を行っている。

　この Colaizzi, P. の手続きは，次の7つのステップを必要とする。

● ステップ1《対象者の記述の精読》

　研究者は対象者をより深く熟知できるよう対象者の記述を精読する。

● ステップ2《重要な陳述の抽出》

　研究者は，各対象者の記述から探求しようとする現象に関係する段落，文章を抜き出す。これを「重要な陳述の抽出」と呼ぶ。いくつかの記述が同じ陳述を含んでいる可能性があり，この作業において，繰り返し出てくる陳述は除去する。

● ステップ3《意味の形成》

　ステップ2で抜き出した重要な陳述の意味を詳細に明らかにする。この段階において研究者は，重要な陳述として抽出した段落，文章の中に潜む不確かで不明瞭な，しかも言語として十分表現されていないものと対峙する。研究者は，その結果として，対象者の発言の記述から対象者の記述が意味して

いることへと飛躍を求められる。その飛躍は対象者の発言を越えるものであっても，形成される意味は常にその記述と関連を持っている必要がある。

● ステップ4《形成した意味の組織化》

　この段階は，ステップ3において形成した意味をテーマ群として組織することを目指す。研究者は，再度，個々の意味からテーマ群を組織し，組織されたテーマ群に共通する意味を明らかにする。この段階における困難さはステップ3と同様である。

　このステップ4は，次に示す2つのサブステップを含む。

　a. 新しく明らかにされたテーマ群を，確認のために各対象者の記述やプロトコールに戻って照合する。研究者は，もとの記述にある内容がすべてテーマ群の中に包含されているか，記述の中にないものをテーマ群の中で取り上げていないかどうかを確定する。このような方法により研究者が明らかにしたすべてのテーマ群を確認する。もし，テーマ群がこの手続きにより確認できない，すなわち対象者の記述と合わないテーマを含む場合は，前述の手順を再び吟味するか，やり直さなければならない。

　b. 各テーマ群の間に存在する矛盾に注目する。研究者はこれらのテーマの中に適合しないテーマを無視するべきではない。

● ステップ5《記述の開始》

　この段階と次の段階は記述と記述の洗練の段階であり，ステップ5はデータ分析の結果から調査した現象を徹底的に記述する。

● ステップ6《記述の洗練》

　可能な限り，その現象をはっきりした同一の陳述として徹底的な記述を形成する。

● ステップ7《記述の確認》

　この段階は，ステップ6により作成した研究結果としての記述が対象者の知覚した経験や現象となっているかどうかを最終的に確認する。この段階において，研究者は研究結果としての記述を各対象者に提示し，再度，面接を行い，例えば「この記述は，あなたの経験と比較するといかがですか」といった質問をする。その結果に基づいて対象者の知覚と異なっていないか，また対象者の経験のあらゆる様相が省略されていないかどうかの最終確認を行う。その際，対象者が新しい適切なデータを提供した場合には，それらを研究結果に組み込んでいく。

表2-25 3人の研究者による現象学的方法のステップ

[ジオルジ Giorgi, A.]
1. 対象への面接を通し，完了した現象をそのまま記述する。
2. 研究者は，全体の意味を得るために全記述を読む。
3. 研究者は，さらにゆっくりとその記述を読み，そして個々の単位を確認する。あるいは，
4. 研究者はその単位において余分な部分を削除し，互いに，そして全体に関係することにより残っている単位の意味を明らかにする，または詳述する。
5. 研究者は，生じた単位を熟考する。そして具体的な言葉から，その言葉の概念または自然科学の概念へと意味を変換する。
6. 研究者はさらに，記述的な構造へとその洞察を統合し，総合する。確認と（または）批判を得るために，記述的な構造を他の研究者に伝達する。

[ヴァン・カーン Van Kaan, A.]
1. 経験という特定の時間を予備的に考察する。
2. 次のような研究の問いが，経験によって呼び起こされる。この知覚の必要かつ十分な構成要素は何か。
   この知覚の存在は，人間の本質に関して私に何を示すのか。
3. 解釈の段階の気づき。複雑な段階の潜在的な気づきは，経験していない対象により，ありのままの洞察の解釈のいくらかの集まりを通して，系統立てて述べられた，その構成要素の知識を明白にする。
4. 科学的な解釈を行う。
   データを分類する，またはカテゴリの一覧表を作る。データは経験的なデータ，すなわち，記述のすべてから取り出された事実の多くの意図しない標本からなる。最終的な表作りと，様々な要素とそれらの割合の検討は，専門家の審査員による同意を得なければならない。
   漠然とした，複雑な，そして重複する記述が，より的確な記述用語へと具体を縮小することである。ここにおいてもまた，専門家の審査員間の相互主観の一致が必要である。
   本来的ではない要素を削除する。
   カテゴリの仮説を確認する。
   意図せずに選ばれたもとの標本の事実の仮説的記述に関する妥当性を検討する。
   新たな仮説的カテゴリが現れるかどうかを決定するために，慎重な分析を行う。
   分析を行うときには，事実に関して意図しない新たな標本に対して分析する必要がある。
5. 最終的な確認と記述，すなわち，最終的な表作りにおいて，必要かつ十分な構成要素に一致しない他の事実が現れるまで，確認を続ける。

（次頁に続く）

(表 2-25 の続き)

[スピーゲルバーグ Spiegelberg,H.（哲学的方法）]
1. 特定の現象を調査する。
   現象学的な直観。
   現象学的な分析，すなわち，これは現象の分析であり，現象に関する表現の分析ではない。
   分類に基づく現象学的な記述を行う。
2. 一般的な要素の調査，すなわち，これは一般的な要素とそれらの関係を理解するために特殊性を見る。
3. （現象の）現れ方を見る。
4. 意識の中における現象の構成を探究する。
5. 存在する信念を保留すること，例えば，意識が対象と関わる態度を外に置く。
6. 自分の直観，分析，記述を直ちに明らかにするのではなく，意味を解釈する。

Omery, A.: Phenomenology ; a method for nursing research. Advances in Nursing Science, 5(2); 52-53, 1983. より引用し，筆者が訳したもの。

1994年，Streubert, H. J. は男子看護学生が臨床経験をどのように知覚しているのかを明らかにする現象学的研究[59]を行った。この研究は，Colaizzi, P. を参考にしつつ，研究目的に合わせ独自の工夫を加え，次のような手続きにより成果を得た。
1. 関心のある現象について個人の経験を通して説明する。
2. 研究者の前提を括弧に入れる。
3. 研究者にとってなじみのない環境で9名の男子看護学生に面接する。面接法として非構造化面接を用い，その導入として次のような質問を行った。「私に臨床の経験について話してください，あなたにとってそれが意味することを私に話してください，それはどんな感覚を呼び起こすか，あなたはそれについてどんな考えを持っているか，あなたの経験を私に話してください。」
4. 経験の本質的な意味の全体が理解できるまで面接の逐語記録を慎重に解釈する。
5. 本質が浮かび上がるまで逐語記録を再検討する。
6. 本質的な関係を理解する。
7. 現象にふさわしい記述を開発する。
8. 分析結果を確認するために参加者に戻して検討する。
9. 関連文献を検討する。

10. 結果を公表する。

　また，同じく1994年，Dailey, M. A. は，すでに看護師免許を持ち，看護学士を取得するためにリージェンツ大学看護プログラムに入学した学生の経験を明らかにすることを目的とした現象学的方法による研究[60]を行った。このプログラムは，看護師免許を持つ学生が大学に通学することなく，他の大学において取得した単位の認定を受け，それに基づき行われる試験をパスすることにより，看護学士を取得できるという特徴を持ち，わが国の通信教育の制度に極めて近いものである。このような学習方法は学生にとって通学を必要としないことから至便である一方で，異なる経験となる可能性があり，Dailey, M. A. はここに着眼してこの研究を行った。Colaizzi, P. の手続きに基づくこの研究の過程[60]は，次の通りである。

1. リージェンツ大学看護プログラムにおいてすでに看護学士を取得した卒業生15名を対象として，半構造化面接を行う。
2. 面接の逐語記録を作り，対象者が描写した感情や態度に対する感受性を増すために，それらを繰り返し精読する。
3. 逐語記録から研究目的としている現象に対して重要なセンテンスとキーフレーズを抽出し，それらをコード化する。
4. これらのセンテンスを，よりいっそう深く意味づけ，面接が引き出した内部の感覚と感情を明瞭に表現する。
5. 類似した関連を持つテーマのクラスターを作る。このとき，テーマの分類を確認するために逐語記録を再吟味する。
6. データ分析の最終段階では，テーマクラスターの一覧表を作成し，経験を説話風に文章として記述する。
7. 対象者の経験の記述を，各参加者に郵送し，対象者が返送してきたコメントをその記述に組み入れる。

この7つのステップにおいて，Dailey, M. A. は，研究者自身がこのプログラムの卒業生であることに加え，一貫したコーディングプロセスを維持し，理論的サンプリングを行い，常に前提条件の括弧入れを行いつつ，これらの過程を踏んだことにより，研究の確実性（Credibility）あるいは，再現性（Replicability）を維持することを心がけたことを明記している。さらに，2人の看護学研究のエキスパートによる逐語記録の再調査とコーディングの比較という方法を置換性（Transferability）を確保するために用いた。

III. 各研究方法論の特徴と成果　93

(2) 現象学的方法を適用した研究成果
＝「臨床経験に関する男子看護学生の知覚」[59] の概要＝

　Streubert, H. J. は前述した現象学的研究の結果として，男子看護学生が知覚した臨床経験を表す11のテーマを創出した。

　これらは，【理論と臨床経験の関連】【技術的発達】【主たるケア提供者としての女性】【適応】【チームのメンバーシップ】【機会】【本当の看護師のような】【過去の経験との関連】【挑戦】【学生役割】【感覚】[61] である。

　また，次の記述が示すように，これらのテーマが相互に関係していることを明らかにした。

> 　男子看護学生は，実践環境において理論的な学習を適用する機会として臨床経験をとらえている。「本当の看護師」になるという目標を達成するためには，技術，認識，ケアリング，そして現実の看護にある直観的な技術を伸ばさなければならない。また技術に加えて，主たるケア提供者としての女性を価値づける環境で働くことに適応することが必要である。適応するためには，チームメンバーとして受け入れられることが必要である。そのためには，自分の価値を承認され，スタッフのように働く能力を示す機会の提供を受ける必要がある。
> 　また，経験は個人の経歴によって形成され，敏速な個人的な成長や挑戦への欲求によって特徴づけられる。学習の枠組みの中で，ある者は学生役割に内在する限界を評価すること，そして，ある者は教えられた方法に反する現実の方法に合わせることに直面する。不確実と不適当な感覚，そして侮辱の原因となる恐れは，信頼の感覚，刺激や成功によって打ち消される。

(Streubert, H. J. : Male Nursing Students' Perceptions of Clinical Experience. Nurse Educator, 19(5) ; 29, 1994. より引用)

＝「リージェンツ大学看護プログラムに入学した学生の生きられた経験」[60]
　　の概要＝

　Dailey, M. A. は前述した現象学的研究の結果として，**表2-26**に示したリージェンツ大学看護プログラムに入学した学生の経験を表す20テーマを創出した。

　さらに，その経験の意味は，【リージェンツ大学看護プログラムを選択し

表 2-26 リージェンツ大学看護プログラムに入学した学生の経験

1. 学士プログラムとしてのリージェンツ大学看護プログラムの選択
2. プログラムアドバイザーからの助言の受理
3. RNからRN学生に立場を変えることに伴う役割の曖昧さの概観
4. 専門的な実技に関し，その能力に疑いを持つこと
5. 試験への挑戦の描写
6. 最初の試験に合格した後の感覚の描写
7. ストレスの経験とその影響の描写
8. 不安感の描写
9. 実技試験前・中・後の予期せぬ問題への対処
10. 試験のための学習方法の開発
11. 失敗に対する反応の描写
12. 支援の提供
13. リージェンツに熟達する方法の発見
14. リージェンツでの成功
15. 報酬としての看護学士取得
16. ストレスを管理し，リージェンツを生き残ること
17. 専門職的移行への障害に関連すること
18. リージェンツの理念の促進
19. 卒業した学校の経験とリージェンツでの経験との関連の描写
20. 一巡すること，リージェンツの評価者になること

(Dailey, M. A.：The Lived Experience of Nurses Enrolled in the Regents College Nursing Program. Journal of Professional Nursing, 10(4); 249, 1994. より引用)

た理由の詳細な説明】【試験のための学習方法の開発】【試験への挑戦の描写】【ストレスの経験とその影響の描写】【不安感の描写】【失敗に対する反応の描写】【支援の提供】【リージェンツに熟達する方法の発見】の8大クラスターによって特徴づけられた。主題のクラスターを通して，潜在的なストレスが浸透的なパターンを示すことが発見された。すなわち，ストレスは経験を通して広がり，計画全体を中断する原因となっていた。

　Dailey, M. A. は，この研究結果が将来RN学生になるであろう看護師に，学士プログラムとしてリージェンツ大学看護プログラムを選択することに関し，より多くの知識に基づく決定をするための情報を提供すると述べている。

　以上，現象学的方法とエスノメソドロジーに関し概観した。内容分析も含

め，言うまでもなく，これらの方法により研究を行いたいと考える研究者は，引用文献に提示した文献を精読しなければならない。本書におけるこれらの記述は，質的研究の初学者が，各方法論がどのような特徴を持つのか，どのような研究成果を産出するのか，その概要を理解することに貢献する。

また，現象学的方法とエスノメソドロジーの項を終えるにあたり，看護学の領域においては，これらの学問的観点から明らかにすべき研究課題が山積しているということを付記したい。例えば，次のような2つの研究課題を例示できる。

現在，わが国においては看護職養成教育の高等教育化が進み，この変化に伴い，過去に専門学校において教育を受けた看護師の多くが学位取得を望んでいる。実態調査の結果[62]は，この数が看護師約15万人にあたり，そのうち，看護系大学に進学し看護学士の取得を望む看護師が約4万人いることを示した。このような社会的ニードへの対応という観点から，すでにいくつかの大学においては社会人特別選抜による入学試験の制度を設けた結果，定員の数十倍にのぼる数の看護師が受験に臨んだ。また，すでに多くの看護師がその制度を利用して4年間の教育課程を修了し，新たに社会へと旅立っている。わが国においては，このような看護師免許を持つ学習者の経験を明らかにする研究は，制度が新しいだけにまだ行われていない。先に提示した2件の研究のように，現象学的方法によりわが国における看護師免許を持ち再度看護学士課程で学習した学習者の経験を明らかにできれば，学位取得のニードを持つ専門学校を卒業した看護師が生涯学習の一環として，どのような内容，課程の教育を選択するのかを決定するための基礎的知識を提供することに貢献するに違いない。

また，男子看護学生や男性看護師に関する研究も，看護を職業として選択した理由など，限定された領域の研究が少数存在するのみである。今後，わが国においても，若年齢層の減少や高齢社会の到来という観点から看護界への男性の進出がいっそう強く期待されることを考えると，これらの人々の立場から経験や知覚を明らかにすることは，男性の看護職選択に関わる意思決定のためにも重要な資料となりうる。さらに，女性が圧倒的多数を占める社会においてこれらの人々が彼らを受け入れる経験とはどのようなものかを明らかにすることも，男性看護師の看護界進出を円滑にするための重要な資料となりうる。

3 グラウンデッド・セオリー(Grounded Theory)

1) グラウンデッド・セオリーの歴史と特徴

　グラウンデッド・セオリーは，一連の系統的手順を用い，質的データから帰納的に理論を開発するための質的研究方法論であると同時に，この方法により開発された理論の種類を示す名称である。この研究方法論は，1967年に社会学者であるGlaser, B. G. とStrauss, A. が開発したものである。看護学研究においてはGrounded Theoryを和訳せず，カタカナを用いグラウンデッド・セオリーとしているが，1996年にわが国において出版されたGlaser, B. G. とStrauss, A. の著書の訳本は，Grounded Theoryを「データ対話型理論」と和訳された。これは，Grounded Theoryがデータに根ざした理論，データに根拠を持った理論と和訳できる[63]ことに起因し，訳者らが命名したものである。しかし，看護学研究においてはこの翻訳本が出版される以前から先にも述べたようにグラウンデッド・セオリーとそのままカタカナの名称を用いており，本書においては読者になじみのある名称として「データ対話型理論」ではなくグラウンデッド・セオリーを用いる。

　グラウンデッド・セオリーの最も大きな特徴は，理論の検証ではなく，理論の開発を目指すことを強調した点にある。それは，1960年前半の米国の社会学が理論の検証を強調する傾向に対する批判とともに，「かくあるべきこと」に関する論理的な前提や頭の中で論理的に考え出された既存の理論が，データに根拠を持たないため，適合性も有効性も低く，調査や理論の進展，実際への応用に利用しようにも十分に役立たないものがある[64]という前提を持つ。また，「かくあるべきこと」に基づく理論に対し，社会調査から得られるデータに基づき，適合性が高く，社会学者にとっても一般の人々にとっても有効性の高い理論を生み出す必要性に関するGlaser, B. G. とStrauss, A. の強い主張に基づくものである。さらに，理論の適合性と有効性は，理論が社会調査のもたらすデータから帰納的に発展する度合いが高いほど高くなる，すなわち良い理論になる[65]という前提に基づく。このような視点を持つグラウンデッド・セオリーは，従来の理論が有効性を発揮しない領域，全く新しい領域に関する理論を開発することを可能にする[66]。

Ⅲ. 各研究方法論の特徴と成果   97

　第1章の理論とは何かの項において，理論が多種多様な定義を持つことを述べた。Glaser, B. G. とStrauss, A. にとって理論とは，人間の行動の予測と説明，コントロールという機能を持ち，それらを説明する概念とその特性，さらにそれらの関係を意味する。また，グラウンデッド・セオリーは，特に人々の相互作用の過程に焦点を当て，その心理・社会的現象に共通した現象を説明する理論開発を目的としている。

　Glaser, B. G. とStrauss, A. はその著書において，理論開発という観点からは不十分であったことを指摘しながらも，グラウンデッド・セオリーがBlumer, H. のシンボリック相互作用論に刺激を受け，頻繁にシンボリック相互作用論を応用したことを随所に表している。

　シンボリック相互作用論は，「言葉を中心とするシンボルを媒介とする人間の相互作用に焦点を置き，『解釈』に基づく人間の主体的なあり方を明らかにしようとする」[67]理論であり，次の3つの前提[68]を持つ。①人間は，ものごとに対して，それがその人自身の持つ意味に則り，行動する。②このような意味は，人間が他の人間と行う社会的相互作用により引き出され，また，そこから生じてくる。③これらの意味は，直面するものごとを取り扱う際に個人が行う解釈過程において，操作され，修正される。

　すなわち，この方法論は，個々人があらゆる現象の意味を考え，その意味に従い行動し，その意味は個人間における相互行為に影響され，その影響を個人が解釈し，かつそれによって行為を修正するという立場をとる。これらは，前述した現象学的方法とエスノメソドロジーが個人もしくは集団の知覚を探求することを目的とするのに対し，グラウンデッド・セオリーは，個人の知覚に，個人を取り巻く環境，およびそれとの相互作用の過程をも含めて研究対象とすることを示している。

　カリフォルニア大学サンフランシスコ校看護学部は博士課程の創設にあたり，Strauss, A. を教授として招聘し，それを契機とし，看護学研究者は，グラウンデッド・セオリーを看護学研究の方法論として活用するようになった[69]。いくつかの文献に基づき遡及的に検索した結果，グラウンデッド・セオリーの採用を明示した看護学研究の最も古いものとしては，1967年の文献を見つけることができた。1967年から1995年の約30年間におけるグラウンデッド・セオリーを採用した看護学文献の動向の調査[70]においては，方法論の概説なども含め，386件の文献を検索し，1967年以降，看護学の専門書におけるグラウンデッド・セオリーの存在は年々，質的研究の方法論と

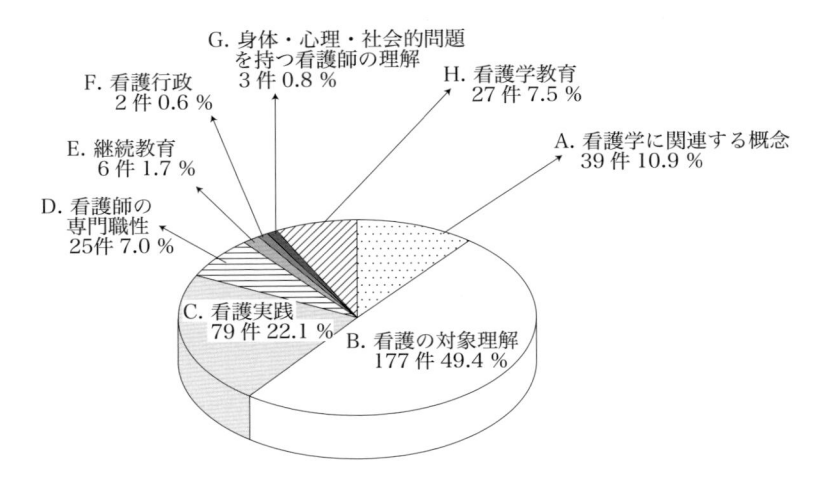

図2-4 グラウンデッド・セオリーを使用した看護学研究内容の分類・件数
(n＝358)

G. 身体・心理・社会的問題を持つ看護師の理解 3件 0.8 %
F. 看護行政 2件 0.6 %
E. 継続教育 6件 1.7 %
D. 看護師の専門職性 25件 7.0 %
C. 看護実践 79件 22.1 %
B. 看護の対象理解 177件 49.4 %
A. 看護学に関連する概念 39件 10.9 %
H. 看護学教育 27件 7.5 %

して確かな位置を築いていることを示した。また，その研究内容も看護学の概念，対象，看護実践と多岐にわたり（図2-4，表2-27），その活用可能性と有効性の高さを裏づけている。

2）グラウンデッド・セオリーの基本
(1) 同時進行的らせん的に行われるデータ収集と分析

　研究計画書は研究の道しるべとも言われ，研究者は，研究の開始にあたり，どのような目的で何をいつどのように明らかにしていくのかといった研究の全貌を緻密に検討し，それを研究計画書として書き記す。量的研究の場合，研究計画書の完成は，その研究が60％以上終了したことを意味するといわれる。これは，入念な文献検討に基づき，その研究が，量的な方法により明らかになる研究課題であり，しかも使用可能な測定用具の存在やその研究課題にふさわしい対象の存在が明確になって初めて，研究者は量的方法による研究に踏み出したのであり，研究計画はそれらを記すために存在しているのだから，当然といえば当然のことである。一方，研究計画書は質的研究にも必要ではあるが，質的研究における研究計画は量的研究に比べると柔軟であることを研究に関する概説書の多くが述べている。これは量的研究が先行研

表 2-27 グラウンデット・セオリーを使用した看護学研究内容の詳細

A. 看護学に関連する概念の明確化に関する研究　n＝39 件

種類	対象となった概念	研究の焦点
(1) ケア消費者の視点からの研究 ＜22 件＞ 56.4％	健康，病気，加齢，患者，精神性，ソーシャルサポート，アタッチメント，リハビリテーション，ケアの質，希望，死，ほか	概念の定義・意味，概念に対する対象者の知覚，概念が示す現象，概念の異文化間の相違
(2) 看護実践家の視点からの研究 ＜15 件＞ 38.5％	ケアの質，リスク，精神的看護，セラピューティックタッチ，タッチ，タッチング，ケアリング，セルフケア，患者擁護，看護過程，ほか	概念の定義・意味，概念に対する知覚，概念が示す過程
(3) 看護学研究者の視点からの研究 ＜2 件＞ 5.1％	よい看護ケア，看護	概念の定義・意味，見解

B. 看護の対象理解に関する研究　n＝177 件

種類	対象となった変化，疾患，状況，文化的背景	研究の焦点
(1) 正常な発達過程に生じる健康上の変化を来した人，およびその家族を対象とした研究 ＜40 件＞ 22.6％	妊娠，分娩，産褥，育児，閉経，更年期，家族の死，思春期，老年期，失禁	変化に伴う本人の経験，知覚，過程，特徴，意味，変化に伴う家族の経験，知覚，役割移行過程
(2) 疾患を持つ人，およびその家族を対象とした研究 ＜125 件＞ 70.6％	AIDS，虐待，がん，不妊，早産，糖尿病，心疾患，神経・精神疾患，薬物・アルコール中毒，事故，アルツハイマー，小児の疾患，在宅療養，ほか	疾患，治療の経験，知覚，心理的反応，適応過程，問題の構成要素，生活過程・パターン，回復過程，行動，死別・喪失経験，ケアの経験・過程，影響，コミュニケーションパターン，意思決定，ほか
(3) 特定の状況・文化的背景を持つ人を対象とした研究 ＜12 件＞ 6.8％	レズビアン，ホモセクシャル，性犯罪者，未婚の母，単身赴任の夫を持つ妻，インディアンの運動選手	情報公開の意思決定，経験，治療・苦悩の経験，問題，セルフケア

(次頁に続く)

(表 2-27 の続き)

C. 看護実践に関する研究　n＝79 件		
種類	対象となった場，疾患，問題	研究の焦点
(1)特定な場における看護実践 ＜29 件＞ 36.7％	訪問看護，外科集中ケア病棟，矯正施設，メサドン維持療法施設，ナーシングホーム，保護診療施設，精神科病棟，ほか	概念，アプローチの明確化，ケアの決定方法，業務の概念化，業務の構成要素，役割，過程，患者のニードの知覚方法，問題への対処，看護師-患者の信頼関係，相互行為の特徴・パターン
(2)特定な疾患，問題への看護実践 ＜19 件＞ 24.1％	HIV 感染症，うっ血性心不全，がん，早産の新生児，暴力，人工呼吸器装着・離脱，抑制，自殺企図，術後	ケア，ケアに伴う看護師のリスクへの対処，看護師と患者および家族の相互行為，看護計画，看護師-患者の信頼関係，ケアの構成要素，問題への看護師の知覚，ケアの方法，観察
(3)看護実践に対する患者とその家族，看護師の評価 ＜22 件＞ 27.8％	ケアの質，問題・意思決定への看護師の関与，看護援助，ケアリング行動，生活援助，患者教育，看護師-患者・家族の関係，ケア提供者	知覚，経験，意味，タイプ，過程
(4)看護実践への機器導入 ＜4 件＞ 5.1％	コンピュータ作成のケアプラン，医療機器	意味，見解，感情
(5)その他 ＜5 件＞ 6.3％	看護師と患者の贈り物交換，病棟規則，実践世界	基準，問題

究を基盤にして，すでに測定可能になっている問題を扱うのに対して，質的研究は先行研究が存在しない，すなわちこれまで研究されていない領域の問題や新しくその状況を見直したいとき行われるためである。

　グラウンデッド・セオリーを研究方法論として採用した場合，この研究計画書はいっそう柔軟なものとなる。それは，グラウンデッド・セオリーが，

理論開発に向け，質的データを収集し，そのデータをコード化し，カテゴリ，特性を発見する過程を同時に，しかもらせん的に進行させることを強調するためである。もちろん，研究計画立案の時点において，どのような対象からどのような方法によりデータを収集するかについては決定するが，データ収集と同時にその中心的なカテゴリや諸特性を発見し，発見した諸特性に基づきさらに豊かな肉づけをすべく，次はどこにいるどのような対象から，また何をデータ源としてデータを収集していくのかを決定する。先に提示したグラウンデッド・セオリーが証明ではなく発見の文脈にあるということと同様に，この強調点もこれまで概説した内容分析，現象学的方法，エスノメソドロジーなどには存在しない。

　この同時進行的らせん的と表現した過程は，グラウンデッド・セオリーにおける「理論的サンプリング」という特徴的な用語によって説明できる。理論的サンプリングとは，「理論を産出するために行うデータ収集の過程であり，この過程を通じて分析者はデータ収集とコード化と分析を同時に行い，次にどのようなデータをどこで収集すべきかを決定する。この過程の目的は理論が浮上してきたときに，これを発展させることにある」[71]。これは，グラウンデッド・セオリーを研究方法論として採用した場合，データ収集は研究開始前に完全には決定できず，その研究課題に適した概略のみを決定し，それに基づき収集したデータを分析し，そこでの発見に基づき，次の対象やデータ源を決定していくことを意味する。そして，この反復により，もうこれ以上，発見したカテゴリの特性を発展させる新しいデータは見つからないという状況まで理論的サンプリングは継続される。グラウンデッド・セオリーは「発見したカテゴリの特性をそれ以上発展させる新しいデータは見つからないという状況」を理論的飽和[72]と呼ぶ。

　現象学的方法が，現象学的還元や括弧入れといった独自の用語を使用するのと同様に，グラウンデッド・セオリーも理論的サンプリング，理論的飽和といった一般にはなじみのない用語を使用する。これらの用語を正確に理解し，実際の研究論文の中でこれらが具体的にどのようになされたかを知ることもこの方法論の理解を促進する。

(2) グラウンデッド・セオリー・アプローチが創出する理論の種類と理論の提示形式

　グラウンデッド・セオリーは次に提示する2種類の中範囲理論を生み出

す。中範囲理論は，第1章において概説したように，適用の範囲に基づく理論の分類であり，大理論と小理論の間に位置し，その抽象度という観点から最も活用可能性が高い。

グラウンデッド・セオリーが創出する理論の第1の種類は，領域密着理論である。領域密着理論は，患者ケア，人種問題，職業教育，非行，研究組織といった社会学的問題に関する特定領域あるいは経験的な領域のために展開されてきた理論である。第2はフォーマル理論であり，これはスティグマ，逸脱行動，フォーマルな組織，社会化，地位の一致，権威と勢力，報酬システム，社会移動などのように社会的問題に関する抽象的な構成を目指した，あるいは概念的な領域のために展開されてきた理論である[73]。

グラウンデッド・セオリーを採用した看護学文献の動向の調査[70]は，看護学研究においてもグラウンデッド・セオリーがこの2種類の理論を創出していることを明らかにした。患者教育，看護学教育，レズビアンなどの看護学に関わる特定領域を扱った領域密着理論，ソーシャルサポート，セラピューティックタッチ，アタッチメント，健康，加齢などの看護学における重要な概念領域を扱ったフォーマル理論がある。

この2種類の理論は，固定的なものではなく，ある特定領域を扱った領域密着理論が，次の研究段階において新しいフォーマル理論を産出するというように徐々に変化・移行するものである。

以上は，グラウンデッド・セオリーの活用可能性の高さを示す。同時に，この方法による研究文献の理解を試みるとき，また，実際に研究方法論として使用するとき，この文献もしくはこれから行おうとしている研究はどの種類の理論を創出しようとしているのかを明瞭にしながら，その過程を踏む必要性を示唆している。

また，この2種類の理論は，多様な形式により提示されるが，多くの研究成果は複数の概念的カテゴリと諸特性，そしてこれらを使用した命題群や概念的カテゴリと特性の統合図式という形式により提示されている。ここでいう概念カテゴリとは，現象を概念レベルで把握するために現象もしくはその一部に命名したもの，また，特性とはカテゴリを構成する概念的諸要素を指し，あるカテゴリが示す内容の強度や頻度，あるいは特定の性質といったレベルで説明するものである[74]。

(3) 研究過程において終始一貫して使用される比較法

　領域密着理論とフォーマル理論を構成する概念的カテゴリと諸特性，命題群，統合図式を発見する中心的な方法は比較分析である。比較分析は，①各カテゴリに適用可能な出来事の比較，②カテゴリとその諸特性の統合，③理論の限界設定，④理論の定式化[75]という理論創出のすべての段階に適用される。これは，グラウンデッド・セオリーが比較法をデータ収集対象となる組織と組織，収集したデータを構成する出来事と出来事，浮上してきたカテゴリとカテゴリ，カテゴリと特性，特性と特性など理論産出の全過程にわたり適用し，その範囲も多岐にわたることを示している。

　Glaser, B. G. と Strauss, A. はその著書の中で，この比較法こそがグラウンデッド・セオリーにより理論を発見するための主要な戦略である[76]と述べている。この方法論における比較法もしくは比較分析を理解することは，比較法もしくは比較分析という方法が一般的にも使用される方法であるからこそ，グラウンデッド・セオリーを実際に使用して研究を行おうとする研究者にとって極めて重要である。また，近年，米国の看護学の専門誌[77]は，グラウンデッド・セオリーの誤った使用に関し警鐘を鳴らしている。この記事を詳細に読んでいくと米国の看護学研究におけるグラウンデッド・セオリーの誤った使用は，この方法論における理論の発見を唯一の目的とする比較法もしくは比較分析の不十分な理解によって生じている可能性が高いのではないかと思われる。

　グラウンデッド・セオリーの比較法もしくは比較分析の特徴の概略は，次のように要約できる。

① 比較は，既存の理論が提示しているカテゴリに分類していくといった理論の証明，理論の明確化・精緻化ではなく，現象や出来事の比較は常にそれらを説明するカテゴリや諸特性の発見といった理論の創出に向かう。

② 比較は，分析に先立ち収集し終えたデータを包括する準拠枠を構築するためになされるのではなく，常にデータと理論との行きつ戻りつするという理論産出を最大化するために選ばれた比較集団との相互行為により行われる。

③ 比較は，あらかじめ範囲を限定した集団や社会，個人の経験や文献において行うことなく，理論の密度を向上するために現存する多様な集団や現象を対象とする。

本書は，グラウンデッド・セオリーを概説するためにGlaser, B. G. とStrauss, A. の共著であり，1967年に発表された『The Discovery of Grounded Theory；後藤隆他訳：データ対話型理論の発見』を使用した。Strauss, A. はその後，1987年と1990年にグラウンデッド・セオリーに関する2冊の著書[78,79]を出版した。このうち，Strauss, A. とCorbin, J. の共著書は，この方法論の技術的な側面を詳細に記述した。その記述は質的研究とグラウンデッド・セオリーの概説，3種類のコーディングとその手順，理論的サンプリング，グラウンデッド・セオリーによる研究成果の信用性の確保などにわたる。また，1986年，看護学の研究者Chenitz, W. C. とSwanson, J. M. によるグラウンデッド・セオリーの概説書『From Practice to Grounded Theory；樋口康子他訳：グラウンデッド・セオリー』[80]が出版された。さらに1992年，Glaser, B. G. は『Basics of Grounded Theory Analysis』を出版し，その中でStrauss, A. とCorbin, J. の共著書に関し「すばらしいものであるが，グラウンデッド・セオリーではない」[81]と述べた。

この5冊は，グラウンデッド・セオリーを看護学領域において学習する者が基本とすべき図書である。Glaser, B. G. とStrauss, A.による『The Discovery of Grounded Theory』はグラウンデッド・セオリーの背景や理念を，その後，Strauss, A.らによる2冊の著書とGlaser, B. G. の著書は異なる視点からその技術的側面を，看護学研究者による著書は看護へのグラウンデッド・セオリーの適用と実際の研究成果を示している。

約30年間におけるグラウンデッド・セオリーを採用した看護学文献の動向の調査[70]は，このような著書を含む方法論文献数と研究論文数には正の相関があることを明らかにした。これは，質的研究は量的研究と性質の異なる困難さを有するがゆえに，質的研究の方法論の発展が研究を喚起することを示す。しかし，これまで述べてきたように質的研究の方法論はいずれも明瞭な理念を持つため，それらを十分に理解しないまま，方法論における技術的側面のみを活用しようとすることは大きな誤りである。系統的な学習の累積こそが，研究の成功を招く。また，グラウンデッド・セオリーはGlaser, B. G. とStrauss, A. の共著である『The Discovery of Grounded Theory』にその基盤があるが，この方法を適用し研究を遂行しようとするときには，グラウンデッド・セオリーを発展させてきたどの研究者の方法によって立とうとするかを明示する必要がある。

3) グラウンデッド・セオリーによる研究成果

=「クラックコカイン常用者の子育て：グラウンデッド・セオリーによる分析」[82] の概要=

● 研究目的と産出を試みる理論の型

この研究は，1994年，Kearney, M. H.らがグラウンデッド・セオリーを適用し，純度の高いコカインを常用する母親の母性に対する見方，子育ての方略，子育ての結果に対する文脈的影響を探求することを目的とした。米国の看護の専門誌は，3件の研究[83]を優秀なグラウンデッド・セオリー[84]として高く評価しており，この研究はそのうちの1件である。

麻薬常用者の子育てに関する研究は数多く存在し，その研究成果は子育てへの麻薬による否定的影響を明らかにしている。しかし，研究者らは，子育てに対する見方，努力は明らかになっていない状況に動機づけられ，研究に着手した。グラウンデッド・セオリーは，従来の理論が有効性を発揮しない領域，もしくは全く新しい領域についてよりよい理論を産出する[66]方法論である。これらは，この研究がグラウンデッド・セオリーの有効性を発揮できる上記の2領域のうち，後者すなわち全く新しい領域と合致し，方法論採用の適切性を裏づける。

また，グラウンデッド・セオリーは領域密着理論とフォーマル理論の2種類の理論を産出し，このうち，領域密着理論は，患者ケア，人種問題，職業教育，非行，研究組織といった社会学的問題に関する特定領域あるいは経験的な領域を対象にする理論である。この研究は，クラックコカイン常用者の子育てやそこにある肯定的側面という極めて特定な領域に焦点を当てている。これは，この研究が特定な領域の理論の産出を目指し，産出される理論の種類は領域密着理論であることを示している。

● ネットワーク標本抽出法の適用と半構造化面接によるデータ収集

研究対象となった68名の母親は，いずれも重症のコカイン常用者であり，その85％は1,000回以上，クラックコカインを使用していた。研究対象を得るために，すでにデータ提供者となっている対象から紹介を受け，次々と対象を募るというネットワーク標本抽出法[85]を使用している。最初の対象者は，特別な治療プログラムに参加している母親ではないことが明記されてお

り，これは，看護職者である研究者がコカイン中毒者の治療のための病院，施設などの公的な場以外で最初の対象者と出会ったことを示している。何らかの「つて」をたどり，まず1人のコカイン常用の母親に出会い，その母親が他のコカイン常用の母親に研究プロジェクトの存在を紹介し，紹介を受けた母親が研究参加に同意すれば教えられた場所に在駐する研究者に自分から電話連絡をとるという方法により対象者を募っている。

　特定な状況下にある人々を対象とする研究の多くは，その対象者としての条件を満たす人々を，何らかの手段により探し，その対象に研究者が電話や文書を用いて依頼するという方法を用いる。この何らかの手段とは，例えば，特定の病状を呈する人々の疾患への対処行動を明らかにしようとする場合，その疾患を専門的に扱う病院に協力を得て，その病院に通院している患者の中から対象者を選択したり，その疾患を持つ人々が結成した患者会などがあれば，その組織に協力を得て対象者を探すといった方法を意味する。しかし，この研究は米国においても法律に反する行動を呈する対象を扱うだけに，対象者の人権に対する配慮を特に必要とし，対象者の任意による研究参加のモデルといっても過言でない方法を採用している。

　また，この研究の中心的なデータ収集方法は面接法であり，面接場所は対象者の指定した場所，もしくは研究プロジェクト事務所の中であり，面接に要した時間は対象者1人当たり1時間から3時間であることを報告している。面接法の種類は記述されていないが「女性の経歴，薬物使用の開始，高純度のクラックコカインの経験，薬物の場面，暴力，性的活動，将来の計画等のトピックに関し，緩やかに組織化された」という記述があり，半構造化面接法[86]と判断できる。

　研究者らは，面接終了後，日本流に言えば謝礼金を支払ったことを明記している。これは米国においてはそれほど珍しいことではないが，68名という対象者を得るために必要不可欠な手段であることが推測できる。

● データの分析

　面接により得た内容は録音され，さらにそれらは逐語記録となり，グラウンデッド・セオリーの方法を適用し，分析された。研究論文は，分析に関する記述の引用文献として，Glaser, B. G. と Strauss, A. 著の『The Discovery of Grounded Theory』の他に，Glaser, B. G. の2冊の著書[87]と Strauss, A. と Corbin, J. の共著書[79]を提示している。これは，この研究が両者の技術的側

面を複合して使用したことを示している。質的データ分析における問いは，以下の通りである。ここでいう「問い」は，研究目的を達成するための具体的な目標ととらえてもよい。

1. クラックコカイン常用者の子育てに対する目標と基準は何か。
2. クラックコカインを常用する女性は，子どもを世話するためにどのような方略を用いるか。
3. 薬物依存の状態が異なる場合，また，水準が異なる場合，子育てはどのように変化するか。

論文中には絶えざる比較分析によるコーディング，カテゴリ，カテゴリの諸特性，理論的サンプリング，グラウンデッド・セオリーの構築，飽和化，頻度の産出による結果の確認の過程がきめ細やかに論述されている。

● 研究の結果「クラックコカインを常用する母親の子育て」

以上のような研究過程を経て，「クラックコカインを常用する母親の子育て」は，膨大な記述となり，完成した。記述は極めて複雑であり，多様な概念，その属性，パターンなどを含んでいる。この研究論文は，わが国においても容易に入手可能な海外文献であるため，結果の詳細に関しては読者各自の精読に委譲する。ここでは，上述した「データの分析」の項に示した3項目の質的データ分析の問いに合わせ，グラウンデッド・セオリーによる研究成果とはどのようなものかが理解できるように整理し，提示する。

第1の研究目標に対する成果「子育てへの目標と基準」

第1の研究目標は，「クラックコカイン常用者の子育てに対する目標と基準は何か」を明らかにすることであった。複雑な分析過程を経て，研究者らはこの研究目標に対する成果として，子育ての目標を説明する2つの概念，概念の諸特性，目標達成に向けた母親の努力が薬物使用に及ぼす影響などを発見したことを報告している。

これらの研究成果のうち，子育ての目標を説明する2つの概念は，第3の研究目標に対する成果である薬物依存の4つの状態との関連が探求され，研究全体の重要な位置を占める成果でもある。この2つの概念とは，「養育(nurturing)」と「モデリング」[88]である。このうち，養育は子どもを清潔に保ち，身だしなみを整え，注意と関心を払い，事故，暴力，無視，食べ物や避難場所の不足などすべての障害から子どもを保護し，プレゼントや娯楽を

与えることを意味する。また、モデリングは、ロールモデリングと社会化のための活動を指す。これらは、数や色に関する教育、通学を確認すること、適切な社会的行動を教えるための訓練、子どもとかかわり導くうえで役立つ存在であることを意味する。

母親は子どもの外観と行動を適切な養育とモデリングの証拠として見なしていた。また、これらの母親にとってクラックコカインの使用は、様々な心配事や自責の念、子育てにおける目標達成への絶えざる努力からの解放を意味した。同時にこのような意味を持つクラックコカインの使用は、使用後の高揚感から目覚めたとき、母親に経済的かつ道徳的なダメージを与え、そのダメージから逃れるために、またクラックコカインを使用する[89]という悪循環をもたらしていることを明らかにした。

第2の研究目標に対する成果「クラックコカイン常用者の子育ての方略」

第2の研究目標は、「クラックコカインを常用する女性は、子どもを世話するためにどのような方略を用いるか」を明らかにすることであった。研究者らは、この研究目標に対する成果として、子育ての中心的過程を説明する概念、子育ての方略を説明する概念を発見したことを報告している。これらは、先に述べた母親の子育てに対する目標として概念化された2つの概念と同様に、第3の研究成果である薬物依存の4つの状態との関連を探求しており、研究全体の重要な位置を占める成果でもある。子育ての中心的過程を説明する概念とは、「防衛的代償」であり、これは母親が子どもを薬物から保護し、母親としての同一性を守り、子育てに対するクラックコカインの悪影響を覆い隠そうとすることを意味する。防衛的代償は、母親が育児の水準を保つための努力であり、母親個々の個人的、社会的資源により、その継続と成功は多様であった。その過程において母親は、「子どもと薬物の分離」「乏しい経済的資源の管理」「隔離」「子どもをあきらめること」[89]と概念化される子育ての方略を用いていることを明らかにした。

このうち、「隔離」という方略は、母親達が常に人々からの批判や債権者からの督促を受けており、時には静かに薬物を使用できるように、また、あるときには薬物使用社会の誘惑や暴力から逃れるために、家族や知人から離れる[89]状況を示し、クラックコカインを常用する母親の葛藤を見事に表現している。

第3の研究目標に対する成果「クラックコカイン常用状態に伴う子育ての変化」

　第3の研究目標は，「薬物依存の状態が異なる場合，また，水準が異なる場合，子育てはどのように変化するか」を明らかにすることであった。研究者らは，薬物依存状態には4つの段階[90]があることを発見し，各段階において，子育ての目標である「養育」と「モデリング」，子育ての方略である「子どもと薬物の分離」「乏しい経済的資源の管理」「隔離」「子どもをあきらめること」がどのような状況になっているのか，また，変化しているのかを記述している。

● 薬物常用の初期段階「くつろぐことを目的とする使用」

　薬物常用の初期的段階において，母親達は，「くつろぎ」を得るために薬物を給料日，週末といった特定の日にときどき使用し，また，適切な経済的社会的サポートも持っていた。このような状況において，母親達は，養育とモデリングという2つの子育ての目標に十分対処できていた。また，「くつろぎ」を得ることを目的に使用するという薬物使用のルールも守っていた。

　しかし，生活の中で嫌な出来事や落胆が増すと，この文脈にある母親の多くは，それを理由に，徐々に薬物使用の回数を増していった。しかし，このような中にあっても薬物常用がもたらす悪循環を予感し，クラックコカインの喫煙をやめる母親もいた。

● 薬物常用の程度が増加しつつある段階

　この文脈は，母親が薬物常用の程度を増し，その費用の捻出に苦労し，子育てが困難になりつつある状況を示している。しかし，この段階の母親の多くは，子どもを常に心配しており，確実に子育てを行っているにもかかわらず，道徳的に自責の念にかられていた。

　この文脈において，母親が使用する子育ての方略のうち，「子どもと薬物の分離」「乏しい経済的資源の管理」は，新たな重要性を持った。母親は，子どもを事故や薬物常用者の社会の悪影響から守るために分離し，全収入の中から養育に必要な経費を確保したうえで，その残金から薬物を購入するための費用を捻出することに苦心していた。

● 頻繁な薬物使用の段階

　この文脈は，母親が高い頻度で薬物を使用するようになり，母親個々の基準を充足する子育てができず，子どもを失い，子育ての放棄を余儀なくされる状況を示している。この段階において母親は，うまく代償する点をすでに通り過ぎたことを認め，自ら子どもを他者に託したり，あるいは不本意ながら子どもを保護することを喪失した。このような状況に陥った母親は急速にクラックコカインの使用量を増し，子ども，もしくは子育てを喪失したことを嘆き悲しんでいた。

● 喪失した子育ての再獲得に熱中する段階

　この文脈は，一度，子どもを喪失し，子育てをあきらめた母親が，子どもを取り戻すために，薬物の常用から這い出し，クラックコカインの使用を減少させようともがいている状況を示す。これは，母親にとって法廷，福祉，住宅機関，家族，薬物使用者の世界，そして自分自身など多様なものとの「子どもを取り戻すための戦い」であった。

　この段階にある母親は，再び子どもと生活することを求め，病院で検査を受けたり，法廷に出廷したり，自治体の事務所で長時間待ったり，薬物治療プログラムを受けるために家族から離れることに耐えた。また，母親達は，薬物中毒の隣人から離れて住み，職を身につけ，再び神を信じ，子ども達と一緒に暮らす夢にエネルギーを注いだ。母親達には，クラックコカインを喫煙する余裕はなかった。

4 KJ法

1) KJ法の歴史と特徴

(1) KJ法の背景と看護界への導入の契機

　KJ法は，アイディアを作り出す方法[91]として，1967年，わが国の研究者，川喜田二郎が考案したものである。川喜田は，民族地理学の研究者であり，この研究経験と自己の第二次世界大戦の経験をもとに次の3点に着眼した。第1は，研究過程において明らかになる多種多様な現象を質的データとして

まとめ，結論にたどり着く方法が用意されない限り，混沌に振り回される可能性がある[92]。第2は，現代人の生活は混沌としており，この状況を整理する方法が用意されない限り，生活をめぐる混乱を処理し，その関係者との協力関係を築くことは望めない[93]。第3は，国際平和を目指し現代社会の混乱と危機を克服するためには，何をおいても人々がよりよき判断力を培わねばならない[94]。KJ法は，これらを動機として開発された方法論である。

また，川喜田は，独自の視点から科学を3種類[95]に分類している。その第1は，すでに体系化された情報をもとに論理的な推論を重視する科学であり，これを書斎科学と命名した。第2は，仮説が本当かどうかを確認するための科学であり，これを実験科学と命名した。第3は，そこだけにしかない野外的，個性的，複雑な世界を明らかにする科学であり，これを野外科学と命名した。この3つの科学のうち，書斎科学はすでに体系化された情報，すなわち文献と推論を重視し，「しょせん先人達の頭の中の産物」[96]である文献に基づき，現実を観察することなく成立する学問として位置づけられている。また，実験科学は，現実を観察するがその現実はありのままの現実ではなく，人間がありのままの現実に操作を加えた人工的自然であり，研究目的を達成するために何度も実験室の中で繰り返しその状況を作ることができる。これに対し，野外科学はありのままの現実を扱い，この現実は複雑な要素が絡み合っており，極めて個性的である。

先述した生活をめぐる混乱や社会の危機の処理にはこの野外科学の視点から接近する必要があり，これらの研究にふさわしい方法としてKJ法は考案された。この方法は，ある意味で弁証法の技術化であり，個別的現象から次第に一般的秩序の発見に向かい，一般法則から天下ることを嫌い，「データをして語らしめる」[97]というデータのまとめ方に対する基本方針を持つ。

さらにKJ法は，単に野外科学領域の研究のみならず，書物や複雑な知識などの理解に，研修会などの教育方法として，また，会議における検討内容の整理といった様々な側面に応用可能な方法[98]である。

以上のような背景を持つKJ法は，1970年頃，看護界に取り入れられるようになった[99]。この時期，KJ法の開発者である川喜田は，日本各地において，テント村を建て，移動大学を開催していた。移動大学においては，その地域の問題をフィールドワークし，KJ法によって問題点をまとめその対策を打ち出すという活動を約2週間の期間をかけ行った。この移動大学が軌道に乗り出した頃，日本看護協会が移動大学方式の教育方法を看護界に取り入

れたいと申し出た。移動大学で育ったメンバーは，看護職者を対象にした指導を開始し，これが看護界へのKJ法導入の契機となった。1975年の看護の専門誌[99]は，1970年から1975年までの5年間に数千人の看護職者がKJ法に関する教育を受け，その普及の速度に普及者自身が驚愕した状況を報告している。KJ法は，看護学の知識が不足していた時代の看護職者にとって，まさに問題解決の救世主のような存在であったに違いない。

(2) 完全なる科学を目指すKJ法

　グラウンデッド・セオリーは証明の文脈にある社会学に対する2人の社会学者の批判から生まれた質的研究方法論である。また，KJ法は，既存の知識をよりどころとし現実に目を向けることのない科学や証明の文脈にある科学のみを重要視する見方に対する批判から生まれ，両者は極めて類似性の高い背景を持つ方法論である。

　また，KJ法の開発者である川喜田は，書斎科学や実験科学の存在を否定しているのではなく，野外科学，書斎科学，実験科学の方法が有機的に関連することこそ完全な科学の全過程として必要である[100]ことを強調している。ここでいう「完全な科学の全過程」とは，「まず，頭の中で問題を提起し，次いで，その問題に関係がありそうな情報を探検に行く。続いて，個々の現象を観察し，記録し，こうして集めた情報を何らかの形でまとめる。この途中で多くの仮説が採択される。次いで，もしその仮説が正しければ事態はこうなるはずであると，頭の中で推論が展開される。そこで，推論通りに現実がなっているかどうかをテストするための実験計画が立てられ，それに基づいて実際に観察と記録が行われる。このデータに基づいて仮説が正しいかどうか検証され結論に到達する」[101]ことを意味する。アンダーラインの部分が野外科学に相当し，それ以外の部分は実験科学に相当する。

　この主張は，大学院博士前期課程に入学した大学院生の必読書として提示する看護学研究の概説書が記す研究における探求のレベル[102]と近似している。この探求のレベルは，「これは何であるか」を明らかにするために行う因子探索の研究，「何が起こっているのか」を明らかにするために行う関係探索の研究，「もし○○すれば何が起こるだろうか」を明らかにする関連検証の研究，「○○を起こすには，私はどうするか」という規定検証のための研究の4段階（**表2-28**）[102]から構成される。4つの探求のレベルのうち，因子探索の研究と関係探索の研究は，川喜田の主張する完全な科学の全過程のうち，

表2-28 問い,研究計画,答え

探求の レベル	問いの種類	研究計画	答えの種類 (理論)	研究計画に 対する他の名
1	これは何であるか?	因子(を)探索 (する)	因子(を)分離する (命名する)	探索的 成文化的 記述的 状況整理的
2	何が起こっているのか?	関係(を)探索 (する)	因子(を)関係(づける) 〔状況(を)描写(する) 状況(を)記述(する)〕	探索的 記述的
3	もし……すれば,何が起こるだろうか?	関連(を)検証 (する) 因果仮説(を) 検証(する)	状況(を)関係(づける)(予測的)	相関的 調査計画 非実験的 経過実験 実験的 説明的 予測的
4	……を起こすには,私はどうするか?	規定(を)検証 (する)	状況(を)産生(する)(規定)	

(Diers, D.;小島通代他訳:看護研究. p.91,日本看護協会出版会, 1984.より引用)

「頭の中で問題を提起し,次いで,その問題に関係がありそうな情報を探検に行く。続いて,ここの現象を観察し,記録し,こうして集めた情報を何らかの形でまとめる。この途中で多くの仮説が採択される」の部分に合致する。このことは,KJ法が仮説検証型の量的研究,実験研究に至る前段階の研究を行うための方法論として位置づくことを意味する。

 また,探求のレベルを記す看護学研究の概説書において,各探求のレベルが産出した研究成果は,その探求のレベルにおける理論であり,同時により高次な探求のレベルの理論を産出するための基盤として位置づくものである。これは,川喜田のいう「完全な科学の全過程」に関する主張と極めて近い。これまで,内容分析,エスノメソドロジーを含む現象学的方法,グラウンデッド・セオリーなどの質的帰納的研究方法論を概観してきたが,KJ法は科学としての全過程を見通し,その一段階としての位置づけを明確に提示した方法論であり,これがKJ法が持つ背景の最大の特徴である。

KJ法は，用語の使用に関しても他の方法論にはない特徴を持っている。この特徴とは，研究者達が頻繁に使用する研究用語を使用せず方法論を展開することである。これまで概説した方法論のうち，内容分析は記録単位，分析単位，現象学的方法は現象学的還元，エポケー，エスノメソドロジーは日常知，グランデッド・セオリーは理論的サンプリングなどといった特徴的かつ専門的な用語を使用する。これに対し，KJ法はあくまでも一般社会の人々が使用する「平易な」用語を使用するところにその特徴がある。先述した野外科学，書斎科学，実験科学といった科学の3分類は，その代表例である。

　また，これから先，本書はKJ法の具体的展開を概説するが，KJ法は他の研究方法論が使用しない平易な用語を使用し，データ収集，分析のプロセスを提示する。研究の初学者である大学院生が，大学院に入学してきて最初に当面する課題の1つに，研究に関わる用語の理解という必須課題がある。これらを自由自在に使用できるようになるためには，多くの時間と努力を要する。このような社会の中で日常的に研究用語を使用している研究者にとって，KJ法の使用する「平易な」用語は新鮮にさえ感じるに違いない。

　さらに，わが国の1989年から1995年の看護学教育研究の現況を明らかにした研究は，KJ法が，質的研究における方法論として最も多く用いられている[103]ことを明らかにした。このようなわが国の看護学領域におけるKJ法の活用頻度の高さは，この方法が，日本人の学者により「平易な」日本語を用い開発され，しかも，KJ法の概説書は一般図書としても刊行され，さらにこの方法を普及するための組織が構築されていることに起因すると推察できる。

2）看護学研究のために必要なKJ法の基本

　KJ法に関しては，多くの図書が出版されている。これらを概観すると，KJ法は少しずつ工夫が加えられ，変化している。しかし，その特徴や理念，方法の基本は同一であり，本書においてはKJ法の最も基本的かつ中核となる部分に言及する。

(1) KJ法における問題の明確化

　KJ法はその第1段階を「問題提起の段階」と呼ぶ。これは，何が問題かを

明らかにする，すなわち研究のための問題を明確化することを意味する。問題提起にあたり最も大切なことは，「私が関心を持って感じていることは何か」それを正直に書き出して見ることである[104]。これをKJ法は，以前に内部探検と呼んだ。近年の著作においては内部探検という用語を使用しなくなっているが，外部探検という用語と合わせ理解するとKJ法における問題の明確化が明瞭に理解できる。

　内部探検とは，その人自身の頭の中を探検し，経験や知識の素材を探し出してくることである[105]。このとき，その人が心の中で感じていることを取り出すことが大切であって，理性的に「考えている」ことである必要はない。KJ法においてこの問題提起の段階における内部探検は，共同研究の場合，特に重要であり，最初の時点で問題意識を共有できなければ，最終地点にたどり着くことはできない。共同研究における内部探検は，その問題に関係のありそうなことをすべて吐き出し，組立て，構造づけ，問題を確認し合うことを意味する。確認し合った問題の構造は，1行見出しとして圧縮表現しておくとその後の目標が明確になり，問題解決に向かって集中できる[106]。

　問題提起が終了すると，KJ法における問題の明確化は，次のステップに移行する。KJ法は，このステップを最新の著書においては探検，以前には外部探検と呼んだ。外部探検とは，内部探検によって確認した問題意識を基軸として，その問題意識に関係がありそうな情報を現実から集める[107]ことを意味する。ここで注意すべきは，KJ法においてこれはあくまでも問題を明確にするために収集する情報であり，研究として分析対象とするデータではないということである。そのため，外部探検においては，問題に関係のある情報だけでなく，関係のありそうな情報を多角的な角度から収集する必要がある[108]。ここでいう収集すべき多角的角度からの情報とは，問題意識をめぐる全体状況であり，空間的，地理的，時間的，歴史的な側面[109]を意味する。

(2) KJ法における観察によるデータ収集

　野外科学の一方法として自らを位置づけるKJ法は，そのデータ収集法として観察法を提示している。KJ法における観察とは，人間の五官を直接または間接に使い，知覚しうるものに加え，面接と文献による調査[110]を含む。また，人間行動の観察が次の7側面に着眼することの重要性を提示している。第1は，その行動がどういうまとまりを持ってなんと呼ばれ，どんな内容の

ことかという類型的行動，第2は，その行動がどのような状況の中で，また，いつ，どこで，どんな環境の下で生じたかという状況，第3は誰がもしくは何がという主体，第4に誰をもしくは何をという対象，第5に何を用いてという手段・方法，第6に何のためにという目的，第7にその結果どうなったかという結果[111]である。

また，KJ法は観察の中に包含される面接が，前段階において明確化された問題を情報提供者に提示し，何を聞きたいのかを明瞭にしながら，自由に語れる[112]よう配慮することの重要性を提示している。

(3) KJ法におけるデータ化

KJ法においては，観察した内容を次の3段階の作業を経てデータ化する。

その第1は，「その場の記録」であり，これは観察した内容を直ちにその場でフィールドノートにメモや落書きの状態にして記録することを意味する。KJ法は，「その場の記録」の効率や精度を高める一方法として点メモ[113]と命名した記録法を確立した。

第2は「まとめの記録」であり，これは「その場の記録」を後に完全な文章にし，さらにその日の総括的な観察事項を追記する[114]ことを意味する。この第1，第2の記録に際しては，必ず「時」「所」「出所」「記録者」[115]を記載しておく必要があり，KJ法はこれをデータの信用性を確保する[116]ための一手段としている。

第3は，「まとめの記録」を適当なまとまりごとに区切り「単位化」し，それをラベルに記述することである。KJ法においてこの作業は，分析のためのデータを作る，すなわちデータ化であると同時に，分析の第1歩でもあるため極めて慎重に行わなければならない。ラベル作りにおける最大の重要点は，1枚1枚のラベルが1つの「志」を持つように書く[117]ことであり，これは，単位化したデータを問題の明瞭化の段階において明らかになった問題の原因，とらえ方などという視点から記述し直すことを意味する。KJ法に関しては数冊の概説書があることは引用文献に提示した通りであるが，この内，ラベル作りに関しては，特に川喜田二郎著の『KJ法』（中央公論社，1986）が有用である。

(4) KJ法における分析と結果の報告

KJ法においては，以上の過程を経て作成したデータ，すなわちラベルを

次の3段階を経て分析し，その結果をまとめる。この3段階とは，グループ編成，図解，叙述化である。

● **グループ編成**

　グループ編成の作業は，ラベル拡げ，ラベル集め，表札作り[117]の3ステップからなる。第1のラベル拡げは，データ化したラベルを1枚の大きな用紙に無秩序に並べて，1枚1枚を精読することである。これを数回，反復することにより，各ラベルの類似性が見えてくる。第2のラベル集めは，意味内容に類似性のある複数のラベルを1カ所に集め，グループを作ることである。この作業も第1の作業と同様に数回，反復して，これ以上グループはできないというところまで行う。第3の表札作りは，グループを編成した各ラベルが包含する意味内容の類似性を表す「表札」と呼ぶ新しいラベルを作ることである。次に新しいラベル同士の意味内容の類似性に従い，さらに抽象度の高いラベルを作成していく。新しいラベルは，観察した実態を包含する抽象的な表現であることを必要とし，実態の核心にくい込んでいく内容とならなければならない[118]。KJ法はこの作業を最も困難なものとして位置づけ，これを正確に行うための9段階のステップ[119]を確立した。

● **図解**

　図解の第1段階は，空間配置である。空間配置とは，新しいラベルの内容がどのように配置すれば意味のうえで最もわかりやすい相互関係の配置をなすのか，それを探って新しい用紙の空間に配置する[120]作業である。具体的には，まず始めにグループ編成により作られた最も抽象度の高いラベル群を配置し，その配置が決定した後，下位のラベルをその下に貼り付け，すべてのラベルを貼付する。

　第2段階は，島どりと島間の関連づけである。島どりは，グループ編成されたラベルを第1段階目のグループ，第2段階目のグループというように順に線で囲っていく作業である。また，島間の関連づけは，島同士の関係を線で結びつけることを意味する。島どりと島間の関連づけが終了し，それがどのような関連かをその図に記入し終わると，問題に関する実態の構造が見え，KJ法はこれを混沌から秩序への転換の完了[121]と呼ぶ。

118　第2章　看護学研究に使用されてきた質的研究方法論

RI　素晴しい「ライフワーク」を確立するにはどうしたらよいか

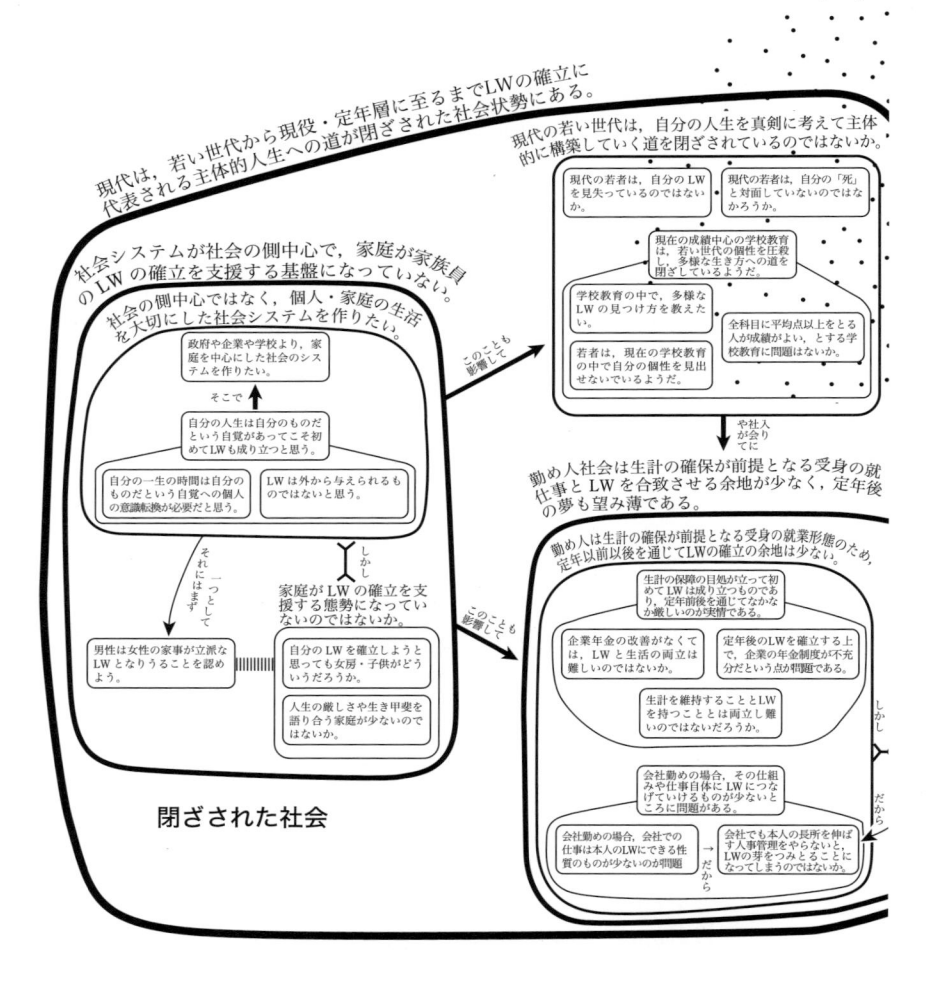

現代は，若い世代から現役・定年層に至るまでLWの確立に代表される主体的人生への道が閉ざされた社会状勢にある。

現代の若い世代は，自分の人生を真剣に考えて主体的に構築していく道を閉ざされているのではないか。

- 現代の若者は，自分のLWを見失っているのではないか。
- 現代の若者は，自分の「死」と対面していないのではなかろうか。
- 現在の成績中心の学校教育は，若い世代の個性を圧殺し，多様な生き方への道を閉ざしているようだ。
  - 学校教育の中で，多様なLWの見つけ方を教えたい。
  - 若者は，現在の学校教育の中で自分の個性を見出せないでいるようだ。
  - 全科目に平均点以上をとる人が成績がよい，とする学校教育に問題はないか。

社会システムが社会の側中心で，家庭が家族員のLWの確立を支援する基盤になっていない。

社会の側中心ではなく，個人・家庭の生活を大切にした社会システムを作りたい。

- 政府や企業や学校より，家庭を中心にした社会のシステムを作りたい。
  - 自分の人生は自分のものだという自覚があってこそ初めてLWも成り立つと思う。
  - 自分の一生の時間は自分のものだという自覚への個人の意識転換が必要だと思う。
  - LWは外から与えられるものではないと思う。
- 家庭がLWの確立を支援する態勢になっていないのではないか。
  - 男性は女性の家事が立派なLWとなりうることを認めよう。
  - 自分のLWを確立しようと思っても女房・子供がどう思うだろうか。
  - 人生の厳しさや生き甲斐を語り合う家庭が少ないのではないか。

閉ざされた社会

勤め人社会は生計の確保が前提となる受身の就業仕事とLWを合致させる余地が少なく，定年後の夢も望み薄である。

- 勤め人は生計の確保が前提となる受身の就業形態のため，定年以前以後を通じてLWの確立の余地は少ない。
  - 生計の保障の目処が立って初めてLWも成り立つものであって，定年前後を通じてなかなか厳しいのが実情である。
  - 企業年金の改善がなくては，LWと生活の両立は難しいのではないか。
  - 定年後のLWを確立するには，企業の年金制度が不充分だという点が問題である。
  - 生計を維持することとLWを持つこととは両立し難いのではないだろうか。
- 会社勤めの場合，その仕組みや仕事自体にLWにつなげていけるものが少ないところに問題がある。
  - 会社勤めの場合，会社での仕事は本人のLWにできる性質のものが少ないのが問題
  - 会社でも本人の長所を伸ばす人事管理をやらないと，LWの芽をつみとることになってしまうのではないか。

図2-5　図解の例（川喜田二郎：KJ法．pp.138-139，中央公論社，1995．より）

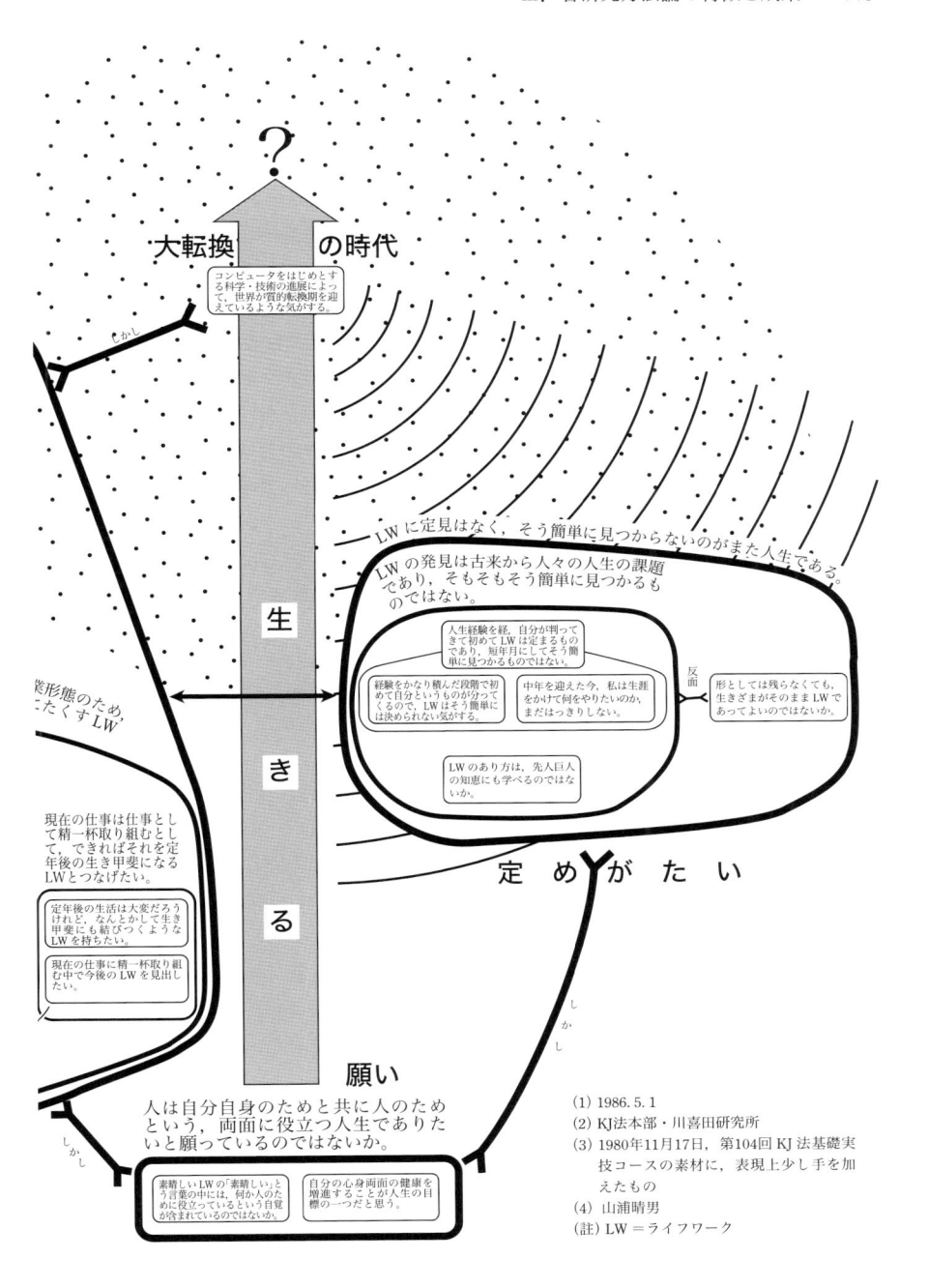

III. 各研究方法論の特徴と成果　119

大転換 の時代 ?

コンピュータをはじめとする科学・技術の進展によって、世界が質的転換期を迎えているような気がする。

生きる

LWに定見はなく、そう簡単に見つからないのがまた人生である。

LWの発見は古来から人々の人生の課題であり、そもそもそう簡単に見つかるものではない。

人生経験を経、自分が判ってきて初めてLWは定まるものであり、短年月にしてそう簡単に見つかるものではない。

経験をかなり積んだ段階で初めて自分というものが分ってくるので、LWはそう簡単には決められない気がする。

中年を迎えた今、私は生涯をかけて何をやりたいのか、まだはっきりしない。

形としては残らなくても、生きざまがそのままLWであってよいのではないか。

LWのあり方は、先人巨人の知恵にも学べるのではないか。

僕形態のため　こたくすLW

現在の仕事は仕事として精一杯取り組むとして、できればそれを定年後の生き甲斐になるLWとつなげたい。

定年後の生活は大変だろうけれど、なんとかして生き甲斐にも結びつくようなLWを持ちたい。

現在の仕事に精一杯取り組む中で今後のLWを見出したい。

定めがたい

願い

人は自分自身のためと共に人のためという、両面に役立つ人生でありたいと願っているのではないか。

素晴しいLWの"素晴しい"という言葉の中には、何か人のために役立っているという自覚が含まれているのではないか。

自分の心身両面の健康を増進することが人生の目標の一つだと思う。

(1) 1986.5.1
(2) KJ法本部・川喜田研究所
(3) 1980年11月17日，第104回KJ法基礎実技コースの素材に，表現上少し手を加えたもの
(4) 山浦晴男
(註) LW＝ライフワーク

● 叙述化

　叙述化とは，図解してわかったことをストーリーにすることであり，この方法はその目的により異なる。図解によりわかったことの内容を正確に説明することを目的にする場合，研究者もしくは調査者の意見を入れることなく，図式をそのまま文章化する[122]。これは，研究論文における「結果」の記述と合致する。質量を問わず研究において結果とは，研究によってわかった事実のみを記述しなければならない。

　一方，図解によりわかったことを基盤にしてさらに新たな発想へと前進することを目的とした場合，図解を文章化しながら新たに浮かんだアイディアを文章中に挿入していく[123]。この際，どの部分が図解の説明であり，どの部分がそれを基盤にした解釈もしくは発想かを明確に区別する必要がある。これは，研究論文の中に時折，「結果」と「考察」を分けずに，「結果および考察」として両者を一緒に記述するという方法をとっているものがあり，この方法に近似している。

　以上のようにして叙述化したストーリーは，文章もしくは口頭発表の両方法により報告できる。このようなステップを踏み，発見された新しいアイディアは，学術的な問題とともに一般的な社会問題をも解決し，さらにそれらを通し自己の変革を可能にする[124]。

(5) 累積的KJ法

　以上がKJ法の基本であり，このステップをある方向に向かい繰り返し行うことを累積的KJ法と呼ぶ。

　例えば，看護師の離職の問題に興味を持った研究者がいたとする。研究者はKJ法を使用し，臨床看護師の活動状況を観察し，そこから得たデータをもとに離職に至る原因，影響因子，離職の結果などの本質を明らかにした。この結果を学会発表したところ大きな反響を呼び，結果に基づき離職を防ぐ方法を検討するグループを作った。数人のメンバーはブレーンストーミングを通して，アイディアを出し合い，これをデータ化し，グループ編成，図解，叙述化のステップを通し，離職防止の構想を計画した。さらにその結果に基づき，同じようにブレーンストーミングを行い，KJ法を用い離職防止の具体策を作った。

　以上は，看護師の離職防止に向かい，1回目は離職の状況把握，2回目は把握した状況に基づく離職防止の構想の計画立案，3回目は計画した構想に

基づく離職防止の具体策の立案を目的に，繰り返しKJ法を用いている例である。

3) KJ法を用いた研究の実際

(1) 看護学研究方法論，看護学教育方法，看護実践の場の問題解決に適用可能なKJ法

　本書においては，KJ法を質的帰納的研究のための一方法論として紹介している。しかし，これまでの説明が示すように，KJ法は混沌とした問題状況を整理し，アイディアを生み出すことにも寄与し，多様な状況に応用可能な方法である。本書を記述するにあたり，KJ法をキーワードに検索した結果，多数の看護関係の文献が検索できた。文献の出版年は，1975年から検索時点の1998年まで継続しており，KJ法が看護界に確固たる位置を確保していることを示している。

　これらをていねいに精読してみると，KJ法を教育方法として使用し，その効果を明らかにした研究[125]が数件存在した。これらは看護基礎教育から継続教育にわたり，KJ法が教育方法としても看護学の初学者からすでに職業に従事している看護職者に至る多様な対象に適用可能な方法であることを示している。

　また，これらの文献のうち，数件[126]は看護実践の場において対象の理解を深め，問題状況を解決する看護実践を検討する方法としてKJ法を使用し，その経験をケーススタディとして報告していた。これらは，KJ法がこれまで概説した内容分析，現象学的方法，グラウンデッド・セオリーとは異なる特徴を持つ方法論であることを示している。

　さらに，KJ法を方法論とした研究は，がん看護，看護学教育，地域看護学，成人看護学，老人看護学と多岐にわたる。またこれらの研究は，参加観察記録，面接の逐語録，質問紙法による自由記述式質問項目に対する回答，学生のレポート，対象者の問題状況に対する記述とあらゆる質的データを分析対象としていた。これらは，KJ法が研究領域や質的データの種類に限定のない方法論であることを示し，これもまたKJ法の特徴の1つである。

(2) 看護学研究にみるKJ法適用上の問題

　以上のようにKJ法は多様な領域，あらゆる質的データに対応可能であり，

わが国の看護界においては20年以上活用され，今後も活用されることが予測できる方法論である。しかし，KJ法を研究方法論として採用した多数の研究文献を精読すると，正確にKJ法を使用している研究がある一方で，KJ法の使用を研究方法として明言しているにもかかわらず，問題を感じさせる研究も少なからずあることを認めざるを得ない。

その第1は，既存のカテゴリや「肯定的」「否定的」といった一般的な考え方のカテゴリにデータを分類しているものが複数存在することである。KJ法は「データにして語らしめよ」という言葉が代表するように，あくまでも帰納的であることを求め，演繹的な視点を持ち込むことは明らかに誤りである。

第2は，研究の多くがKJ法の一部分のみを限定して使用していることである。これは，KJ法の基本がラベル作り，グループ編成，図解化，文章化という過程であるにもかかわらず，研究の多くがグループ編成までにとどまっていることを意味する。もう少し具体的にいうならば，多くの研究が質的データを分類し，その分類に命名し，カテゴリ表を提示することをKJ法としており，そのカテゴリ間の関係を明らかにするところまで至っていない。

このような状況はむろん誤りとはいえず，研究目的がその質的データの分類にあるのならば，必然である。しかし，グループ編成までを到達点とするならばKJ法を標榜する必然性はなく，「意味内容の類似性による分類と命名」といった説明でも十分その方法は理解できる。「意味内容の類似性による分類と命名」をKJ法とすることは，この方法論の理念に反するだけでなく，かえってその研究を曖昧なものにしてしまう可能性がある。

第3は用語の使用に関わる問題である。検索できた研究をすべて分析的に概観した結果，ラベル，表札，図解化といったKJ法独特の用語を使用し，方法を説明した研究文献は半数に満たないことが明らかになった。先述したように質的研究のための方法論は，その各々が明瞭な理念を持ち，独自の用語がそれを反映している。KJ法に関してもまた然りである。もちろんグループ編成をカテゴリ化といっても誤りではないが，1つの方法論を採用し研究を行うということは，その方法論の持つ理念や背景を受け入れることから始まることを考えると，用語を適切に使用することは必然である。

KJ法はわが国の研究者により開発された方法論である。この方法が看護界に導入されてから現在まで約30年，研究，実践，教育に携わる看護職者は絶え間なくこの方法論を使用しており，看護界にしっかりと根を張った方

法論である。以上の3点の問題は，KJ法が看護界に根を張り，誰もがその名前と概要を知っていることにより発生している問題であるような気がしてならない。KJ法という名前とその概要を知っているために，KJ法に関する正確な知識を持つことなく，研究方法としてKJ法を明示している可能性を感じさせる。

(3) 正確にKJ法を適用した看護学研究

　以上のような問題を持つ研究が存在する一方で，正確にこの方法論を適用した研究も数多く存在する。その代表例として次の2件を紹介する。

　検索した文献の中で，最も古い1975年の中村らの研究[127]は，患者の持つ問題を明らかにし，看護のあり方を検討するためにKJ法を用いたケーススタディである。この研究においては，65歳の気管支喘息の患者が他者や薬物に依存する傾向を改善し，自立へと向かうために，問題場面を再構成した。これをデータとし，KJ法を適用し患者理解を深め，これまでの看護を見直し，問題解決を目標とした看護のあり方を検討している。この論文は，KJ法を実際の看護場面の中で患者の理解と問題解決の方法として用いており，純粋に研究方法論として用いたわけではない。しかし，KJ法を学習するためには極めて有用な論文である。

　また近年の文献としては，水野らが行ったがん患者の終末期における経験とその意味を明らかにすることを目的とした研究[128]を紹介したい。この研究の対象は予後1年以内と診断されたがん告知を受けた成人患者4名であり，データ収集は参加観察法，面接法，記録類の調査により行い，この方法により得た患者の言語的，非言語的行動・態度をデータとした。その結果，がん患者の経験を表す8カテゴリを創出し，カテゴリ間の関係が図式化された。この8カテゴリとは「苦しい病気にかかってしまった」「生きていける」「死にたくない」「よりよく生きたい」「私を助けてくれる人が必要」「周りの者が気になる」「なるようにしかならない」「自分の状態に対して確信が持てない」である。予後不良の患者の繊細な状況をKJ法という方法論により，見事に記述仕上げている。

■ 引用文献

1) 舟島なをみ他：米国の博士論文にみる看護教育研究の現況．Quality Nursing, 2(7)；56-62, 1996.
2) 舟島なをみ他：過去5年間の看護学教育研究の動向と今後の課題．看護教育, 35(5)；392-397, 1994.
3) 下中弘編：哲学事典．方法論の項，初版第26刷, pp.1301-1302, 平凡社, 1997.
4) Keen, E.；吉田章宏他訳：現象学的心理学．p.69, 東京大学出版会, 1992.
5) Berelson, B.：Content analysis in communication research. Glencoe, Ⅲ, 1952.
6) Krippendorff, K.；三上俊治他訳：メッセージ分析の技法「内容分析」への招待．p.20, 勁草書房, 1997.
7) 稲葉三千男他訳：内容分析．p.5, みすず書房, 1957.
8) Holsti, O. R.：Content Analysis for the Social Sciences and Humanities Reading, p.14, Addison-Wesley, Massachusetts, 1969.
9) 6)に同, p.21.
10) 6)に同, p.3.
11) 6)に同, p.71.
12) 6)に同, p.76.
13) 6)に同, pp.92-100.
14) 6)に同, pp.73-76.
15) Scott, W. A.：Reliability of Content Analysis；The Case of Nominal Scale Coding. Public Opinion Quarterly, 19(3)；321-325, 1955.
16) 6)に同, pp.202-265.
17) 南博編：調査方法．応用社会心理学講座, 第2巻, p.168, 光文堂, 1959.
18) 同上, p.178.
19) 7)に同, p.47.
20) 7)に同, p.62.
21) 7)に同, pp.60-62.
22) 7)に同, p.63.
23) 福田友栄：大学における授業評価に関する研究－レポートの内容分析を通して．千葉大学大学院看護学研究科昭和63年度修士論文．
24) 中谷啓子他：授業過程を評価する学生の視点に関する研究－講義．看護教育学研究, 7(1)；16-30, 1998.
25) 次のような文献がある．
    ・University Teaching Method Unit：Evaluating Teaching in Higher Education；A Collection of Conference Papers. pp.94-101, University of London, Institute of Education, 1975.
    ・カミングス, W. K.；苅谷剛彦訳：学生による授業評価の効用．カレッジマネジメント, 第34号, pp.20-26, リクルート, 1989.
    ・木村行男：学生による授業評価－武庫川女子大学の場合；動きはじめた授業評価．IDE 現代の高等教育, 368；39-46, 1995.
    ・竹綱誠一郎：大学生による授業評価に関する研究－筆者の授業を事例として．学習院大学研究年報, 39；271-279, 1992.

- Coleman, E. A. et al.：Faculty Evaluation；The Process and the Tool. Nurse Educator, 12(4)；27-32, 1987.
26) 細谷俊夫他編：教育学大事典．第4巻，態度理論の項，p.176，第一法規出版，1978.
27) 依田新監修：新教育心理学事典．態度の項，pp.539-540，金子書房，1977.
28) 杉森みど里：看護教育学．第2版増補版，p.203, 医学書院，1992.
29) 杉森みど里他：看護基礎教育課程における学生の同一性形成に関わる経験の分析－臨床経験2年目の看護婦の面接調査から．千葉大学看護学部紀要，15；9-15, 1993.
30) Bligh, D. A.；山口栄一訳：大学の講義法．p.200, 玉川大学出版部，1985.
31) 舟島なをみ監修：看護実践・教育のための測定用具ファイル．第3版，pp.141-150, 医学書院，2015.
32) 次のような研究がある．
- 福田友栄：大学における授業評価に関する研究－レポートの内容分析を通して．千葉大学大学院看護学研究科修士論文，1988.
- 舟島なをみ：内容分析の手法を用いた継続看護婦教育の学習成果測定のためのカテゴリシステム開発への試み－臨床実習指導者講習会に焦点を当てて．埼玉医科大学短期大学紀要，2；33-44, 1991.
- 森明子，舟島なをみ：ケース・スタディにおける学習経験の分析－学生の終了後レポートの内容分析による．聖母女子短期大学紀要，4；47-55, 1991.
- 舟島なをみ，海野浩美，杉森みど里：Grounded Theoryを用いた看護学研究の動向－1967年から1995年の研究文献，方法論文献を対象として．Quality Nursing, 2(9)；36-43, 1996.
- 鈴木恵子，舟島なをみ：家庭で療養するクライエントの看護問題の検討－内容分析によるカテゴリー表作成の試み．第14回千葉県看護研究学会集録，pp.22-24, 1996.
- 望月美知代，舟島なをみ：専門学校を卒業した看護職が認識する学位取得の意味．第29回日本看護学会抄録集－看護教育，p.15, 1998.
- 中谷啓子，舟島なをみ，杉森みど里：授業過程を評価する学生の視点に関する研究－講義．看護教育学研究，7(1)；16-30, 1998.
- 中谷啓子：授業過程を評価する学生の視点に関する研究－実習．Quality Nursing, 4(3)；47-53, 1998.
- 舟島なをみ，亀岡智美他：新聞記事にみる看護への論評と看護学教育の課題．千葉看護学会会誌，4(1)；1-7, 1998.
- 中谷啓子，定廣和香子：看護学演習における授業過程の評価に関する研究－演習に焦点を当てた学生による評価視点の明確化．Quality Nursing, 5(8)；55-62, 1999.
- 松田安弘，舟島なをみ他：看護学教員のロールモデル行動に関する研究．千葉看護学会会誌，6(2)；1-8, 2000.
- 廣田登志子，舟島なをみ他：看護専門学校教員が知覚する専門学校独自の役割．日本看護学教育学会第11回学術集会講演集，p.136, 2001.
- 舟島なをみ，廣田登志子他：看護専門学校に所属する教員の学位取得ニードに関する研究－教員が希望する学位の学問領域とその決定理由－．千葉大学看護学部紀要，23；1-6, 2001.
- 村上みち子，舟島なをみ：看護学教員のロールモデル行動に関する研究－ファカルティ・ディベロップメントの指標の探求．看護研究，35(6)；35-46, 2002.

- 三浦弘恵,舟島なをみ他:看護職者の学習ニードに関する研究－病院に就業する看護職者に焦点を当てて.看護教育学研究,11(1);40-53,2002.
- 三浦弘恵,舟島なをみ他:看護学教員の学習ニードに関する研究.第35回日本看護学会抄録集－看護教育,p.20,2004.
- 松田安弘,舟島なをみ他:わが国の病院看護部が設定する院内教育の目的・目標.第35回日本看護学会抄録集－看護教育,p.28,2004.
- 亀岡智美,舟島なをみ他:看護基礎教育課程における講義・演習の評価を目的とした研究の動向－1999年から2003年に発表された研究の分析.第35回日本看護学会抄録集－看護教育,p.62,2004.
- 松田安弘,舟島なをみ他:看護基礎教育課程において男子学生が直面する問題.第9回日中看護学会抄録集,pp.86-88,2004
- 三浦弘恵,舟島なをみ他:過去5年間の日本の看護継続教育研究の動向.第9回日中看護学会抄録集,pp.73-75,2004
- 上田貴子,舟島なをみ他:病院に就業する看護師が展開する卓越した看護に関する研究.看護教育学研究,14(1);37-50,2005.
- 吉富美佐江,舟島なをみ他:新人看護師の指導体制としてのプリセプターシップに関する研究の動向.看護教育学研究,14(1);65-75,2005.
- 横山京子,舟島なをみ:小児看護学教育研究の動向－1999年から2003年の研究に焦点を当てて.日本看護学教育学会第15回学術集会講演集,p.86,2005.
- 村上みち子,舟島なをみ他:看護学教員が職業上直面する問題の解明.日本看護学教育学会第15回学術集会講演集,p.181,2005.
- 舟島なをみ,松田安弘他:看護師が知覚する看護師のロールモデル行動.日本看護学会誌,14(2);40-50,2005.
- 三浦弘恵,舟島なをみ:保健師の学習ニードに関する研究,第36回日本看護学会抄録集－看護教育,p.40,2005.
- 伊藤正子,舟島なをみ他:患者の安全保証に向けた看護師の対策と実践.看護教育学研究,15(1);62-75,2006.
- 村上みち子,舟島なをみ他:看護学教員の倫理的行動に関する研究－倫理的行動指針の探求.看護教育学研究,15(1);34-47,2006.
- 中谷啓子,舟島なをみ他:学生が知覚する看護師のロールモデル行動に関する研究.東海大学短期大学紀要,40;13-21,2006.
- 中谷啓子,舟島なをみ他:養護教諭が知覚する養護教諭のロールモデル行動.日本教育学会第66回大会発表要旨集録,pp.290-291,2007.
- 亀岡智美,舟島なをみ:病院に就業する看護職者が職業上直面する問題とその特徴.国立看護大学校研究紀要,7(1);18-25,2008.
- 吉富美佐江,舟島なをみ:新人看護師を指導するプリセプターの役割遂行上直面する問題.看護教育学研究,17(2);14-15,2008.
- 中山登志子,舟島なをみ他:助産師のロールモデル行動.第28回日本看護科学学会学術集会講演集,p.239,2008.
- 大井千鶴,舟島なをみ他:看護基礎教育課程に在籍する学生の就職先選択に関する研究－病院に1年以上就業を継続できた看護師を対象として.看護教育学研究,18(1);7-20,2009.
- Nakayama, T. & Funashima, N.: Problems that Midwives in Japan Encounter in the

Nursing Profession-Solving the Problems Through Continuing Education in Nursing. 第1回日中韓看護学会抄録集, p.181, 2009.
・中山登志子, 舟島なをみ：助産師の学習ニードに関する研究. 第40回日本看護学会抄録集―母性看護―, p.20, 2009.
・横山京子, 舟島なをみ：訪問看護師のロールモデル行動に関する研究. 看護教育学研究, 19(1)；11-20, 2010.
・村上みち子, 舟島なをみ：保健師のロールモデル行動の解明. 群馬県立県民健康科学大学紀要, 5；43-56, 2010.
・大井千鶴, 舟島なをみ：看護基礎教育課程における就職に関するガイダンスの内容. 日本看護学教育学会誌第21回学術集会講演集, p.129, 2011.
・三浦弘恵, 舟島なをみ：中途採用看護師の学習ニードの解明. 日本看護学教育学会誌第21回学術集会講演集, p.128, 2011.
・中山登志子, 舟島なをみ：実習指導者の学習ニードに関する研究. 日本看護研究学会雑誌, 34(3)；253, 2011.
33) 三浦弘恵, 舟島なをみ他：看護職者の学習ニードに関する研究―病院に就業する看護職者に焦点を当てて. 看護教育学研究, 11(1)；40-53, 2002.
34) 三浦弘恵, 舟島なをみ：保健師の学習ニードに関する研究. 第36回日本看護学会抄録集―看護教育, p.40, 2005.
35) Gibney, F. B. 編：ブリタニカ国際大百科事典. 第6巻, 現象学の項, pp.729-731, TBSブリタニカ, 1988.
36) 木田元他編：現象学事典. 心理学と現象学の項, pp.244-248, 弘文堂, 1994.
37) 山本恵一：研究方法論としての現象学的アプローチ. 看護研究, 23(5)；482-490, 1990.
38) Colaizzi, J.：The Proper Object of Nursing Science. International Journal of Nursing Studies, 12(4)；197-200, 1975.
39) Paterson, J. & Zderad, L.；長谷川浩他訳：ヒューマニスティック・ナーシング. 医学書院, 1983.
40) Boyd, C. O.：Phenomenology-A Foundation for nursing curriculum. In NLN(eds)curriculum revolution：Mandate for change, pp.65-87, NLN Publish, 1988.
41) Parse, R. R.：Man-living-health. John Wiley & Sons, 1981. (高橋照子訳：健康を―生きる―人間. 現代社, 1985.)
42) Combs, A. W. & Snygg, D.；友田不二男編, 手塚郁恵訳：人間の行動―行動への知覚的なアプローチ. 上巻, pp.23-56, 岩崎学術出版, 1970.
43) Garfinkel, H.；山田富秋他編訳：エスノメソドロジー. p.17, せりか書房, 1987.
44) 見田宗介他編：社会学事典. エスノメソドロジーの項, p.91, 弘文堂, 1988.
45) Leiter, K；高山眞知子訳：エスノメソドロジーとは何か. pp.30-31, 新曜社, 1987.
46) 同上, pp.48-64.
47) 同上, p.2.
48) 44)に同, フィールド・ワークの項, p.753.
49) Malinowski, B.：Argonuts of the western Pacific. Routledge & Kegan Paul, 1922. (増田義郎訳：西太平洋の遠洋航海者. 講談社学術文庫, 2010.)
50) 37)に同, p.487.
51) 37)に同, p.488.

52) 36)に同,自然的態度の項,pp.192-193.
53) 4)に同,p.62.
54) 4)に同,p.65.
55) 36)に同,エポケーの項,p.42.
56) 4)に同,p.64.
57) Omery, A.: Phenomenology ; A Method for Nursing Research. Advances in Nursing Science, 5(2) ; 53, 1983.
58) Colaizzi, P.: Psychological research as the phenomenologist views it. in : Valle, R.S., King, M.: Existential phenomenological Alternatives for Psychology, pp.59-61. Oxford University Press, New York, 1978.
59) Streubert, H. J.: Male Nursing Students' Perceptions of Clinical Experience. Nurse Educator, 19(5) ; 28-32, 1994.
60) Dailey, M. A.: The Lived Experience of Nurses Enrolled in the Regents College Nursing Program. Journal of Professional Nursing, 10(4) ; 244-254, 1994.
61) 59)に同,p.29.
62) 舟島なをみ他:専門学校を卒業した看護婦(士)の学位取得に関する研究.Quality Nursing, 3(7) ; 57-63, 1997.
63) Glaser, B. G. & Strauss, A.;後藤隆他訳:データ対話型理論の発見.p.xi,新曜社,1996.
64) 同上,pp.13-14.
65) 同上,p.7.
66) 同上,p.14.
67) 44)に同,シンボリック相互作用論の項,p.497.
68) Blumer, H.;後藤将之訳:シンボリック相互作用論.p.2,勁草書房,1991.
69) 黒田裕子:看護研究.看護管理シリーズ8, p.111,日本看護協会出版会,1993.
70) 舟島なをみ他:Grounded Theoryを用いた看護学研究の動向.Quality Nursing, 2(9) ; 36-43, 1996.
71) 63)に同,p.64.
72) 63)に同,p.86.
73) 63)に同,p.44.
74) 63)に同,p.xii.
75) 63)に同,pp.149-150.
76) 63)に同,p.2.
77) Wilson, H. S. & Hutchinson, S. A.: Methodologic Mistakes in Grounded Theory. Nursing Research, 45(2) ; 122-124, 1996.
78) Strauss, A.: Qualitative Analysis For Social Scientists. Cambridge University Press, 1987.
79) Strauss, A. & Corbin, J.: Basics of Qualitative Research ; grounded theory procedures and techniques. Sage Publication, 1990. (南裕子監訳:質的研究の基礎:グラウンデッド・セオリーの技法と手順.医学書院,1999.)
80) Chenitz, W. C. & Swanson, J. M.: From Practice to Grounded Theory. Addison-Wesley, 1986. (樋口康子他訳:グラウンデッド・セオリー.医学書院,1992.)
81) Glaser, B. G.: Basics of Grounded Theory Analysis. p.3, Sociology Press, 1992.
82) Kearney, M. H., Murphy, S., & Rosenbaum, M.: Mothering on Crack Cocaine ; A

Grounded Theory Analysis. Soc. Sci. Med., 38(2) ; 351-361, 1994.
83) 他は次の2件である.
 ①Hitchcock, J. M. & Wilson, H. S. : Personal Risking ; Lesbian Self-Disclosure of Sexual Orientation to Professional Health Care Providers. Nursing Research, 41(3) ; 178-183, 1992.
 ②Sohier, R. : Filial Reconstruction ; A Theory on Development through Adversity. Qualitative Health Research, 3(4) ; 465-492, 1993.
84) 77)に同, p.124.
85) Polit, D. F. & Hungler, B. P. : Nursing Research. 5th ed., p.647, J. B. Lippincott Company, 1995.
86) 同上, P.271.
87) 次の2冊である.
 ・Glaser, B. G. : Basics of Grounded Theory Analysis. Sociology Press, 1992.
 ・Glaser, B. G. : Theoretical Sensitivity. Sociology Press, 1978.
88) 82)に同, 38(2) ; 354.
89) 82)に同, 38(2) ; 355.
90) 82)に同, 38(2) ; 356.
91) 川喜田二郎:発想法. 40版まえがき (1976年5月), 中公新書136, 1967.
92) 川喜田二郎:KJ法. p.5, 中央公論社, 1986.
93) 同上, p.8.
94) 同上, p.6.
95) 91)に同, p.6.
96) 91)に同, p.8.
97) 92)に同, p.70.
98) 91)に同, pp.152-188.
99) 坂部正登:KJ法の展開について. 綜合看護, 10(3) ; 36-37, 1975.
100) 91)に同, p.23.
101) 91)に同, pp.22-23.
102) Diers, D. ; 小島通代他訳:看護研究. pp.90-94, 日本看護協会出版会, 1984.
103) 舟島なをみ他:看護教育学における質的帰納的研究方法論開発研究のための理論的枠組みの構築. 千葉看護学会会誌, 3(1) ; 8-14, 1997.
104) 92)に同, p.60.
105) 川喜田二郎:続・発想法. p.31, 中公新書210, 1970.
106) 91)に同, pp.30-31.
107) 92)に同, pp.65-66.
108) 91)に同, pp.32-33.
109) 92)に同, p.67.
110) 92)に同, p.69.
111) 92)に同, p.231.
112) 92)に同, pp.239-240.
113) 92)に同, pp.245-250.
114) 91)に同, p.41.
115) 92)に同, p.140.

116) 91)に同, p.36-37.
117) 92)に同, p.124.
118) 92)に同, p.153.
119) 92)に同, pp.126-129.
120) 92)に同, p.133.
121) 92)に同, p.135.
122) 92)に同, p.141.
123) 92)に同, pp.141-142.
124) 105)に同, p.220.
125) 次のような研究がある。
 ・内田美紀子他：KJ法による卒後2年目研修の効果．第17回日本看護学会集録－看護管理, pp.53-55, 1986.
 ・川崎純子他：単元「看護の対象」における教育方法の検討．第21回日本看護学会集録－看護教育, pp.298-301, 1990.
 ・伊藤好美他：初回病棟実習に向けての導入教育の検討．第23回日本看護学会集録－看護教育, pp.48-50, 1992.
 ・竹内裕美他：人間形成を促す教育方法の一考察．第24回日本看護学会集録－看護教育, pp.243-246, 1993.
126) 次のような研究がある。
 ・中村ヒサ他：実際になされた援助の内容を個々の看護と病棟としての看護の両面から同時に考察する試み．綜合看護, 10(3)；6-35, 1975.
 ・和田艶子他：KJ法を用いてかかわりの難しかった患者を通しての看護をふり返る．愛媛県立病院学会誌, 24(1)；97-104, 1988.
127) 中村ヒサ他：実際になされた援助の内容を個々の看護と病棟としての看護の両面から同時に考察する試み．綜合看護, 10(3)；6-35, 1975.
128) 水野道代他：がん患者の終末期における経験とその意味の研究．日本がん看護学会誌, 9(1)；27-36, 1995.

第 3 章

看護のための質的研究方法論
― 看護概念創出法 ―

I. 看護概念創出法の誕生

1 研究方法論の誕生と命名の経緯

　看護学研究を発展させ，看護実践や看護学教育の質向上を目指すためには，複雑な看護現象や看護教育に関わる現象を構成する「行動や経験」を看護学独自の視点から理解する必要がある。そのためには，現象から質的データを抽出し，その中に潜む概念や構造などを発見し，これらを用いて「現象を構成した行動や経験」を記述，説明，予測する必要がある。

　このことは看護学や看護教育学にかかわる現象を，看護学独自の視点から理解することを可能にする。看護概念創出法は，多様な看護学にかかわる現象から質的データを抽出し，それらを構成した行動や経験を表す概念の創出，全体構造の解明を看護学独自の視点から成し遂げることを目的としている。この方法を適用して得られた結果は，記述理論に該当する。

　質的研究方法論の名称は，看護師が看護教育学研究に向け開発した質的帰納的研究方法論であり，研究の段階において「MeDNEC」と命名した。これは看護教育学概念開発方法論　Methodology for Developing Nursing Educational Conceptsの略称である。その後，この研究方法論を看護学における質的研究に応用することで，看護教育学だけでなく，広く看護概念・構造の明確化のための質的研究方法として使用されることを願い，看護概念創出法と呼ぶことにした。

　研究とは，疑問に答えたり，問題を解決するために順序だった科学的方法を用いて行う系統的探求である[1]。看護概念創出法は，看護現象を明らかにするための看護学独自の研究方法論を開発するために，順序だった科学的方法による系統的な探求の結果として誕生したものである。

　ここでは看護概念創出法が，順序だった科学的方法による系統的な探求の過程により開発された研究方法論であることに言及したい。それは，看護概念創出法が単なる研究者の思いつきや都合により開発されたものではなく，研究[2]によって開発されたものであることを強調したいためである。なぜ，

研究による開発を強調したいのか，それは次の2点に集約される。

第1は，現在看護学の分野で使用している研究方法論のほとんどが，他の学問分野が開発したものであり，今後，看護学の研究者の中には看護概念創出法とは異なる，看護学独自の質的研究方法論を開発したいと願う研究者が現れることを予測するためである。このような研究者にとって，看護概念創出法誕生の過程を紹介することは，参考になりうるであろうし，この過程を踏み台にすることもできる。

第2は，今後，看護概念創出法がよりいっそう充実した看護学研究の方法論として発達していくためには，それを包み隠さず示すことにより，忌憚のない批判や意見をいただき，それらに真摯な姿勢で取り組むことが必要であるためである。

2 研究方法論の開発過程

看護概念創出法は，大学院看護学研究科における研究指導過程の活用（以下，指導研究），ならびに研究方法論開発者自らの質的帰納的研究の実施（以下，実施研究）という2つのアプローチにより開発された（図3-1）。

● 第1のアプローチ〈研究指導過程の活用〉

研究方法論開発のための第1のアプローチは，大学院看護学研究科における研究指導過程の活用であった。

看護教育学専攻の大学院生が，看護教育学をめぐる現象を構成した行動や経験を明らかにするための質的帰納的研究を行いたいと考えており，しかもその大学院生自身が「内容分析，現象学的方法，グラウンデッド・セオリー，エスノメソドロジー，KJ法などでは，その研究の実現可能性が極めて低い」と判断しているケースの研究指導過程を活用した。

すなわちその大学院生が，理論的枠組み[3]に従う質的帰納的研究を実施するにあたり，研究計画立案から論文作成に至る各段階において，研究方法論の理解，展開についての指導にかかわってきた。その過程において，明らかになった研究方法論に関する内容を記述し，研究方法論を構成する知識として固定していくというアプローチである。

134　第3章　看護のための質的研究方法論-看護概念創出法

```
                    ┌─────────────────────────┐
                    │ 研究方法論開発のための具体的方法 │
            ┌───────┴─────────────────────────┴───────┐
            ↓                                         ↓
   ① 修士論文指導過程の活用              ② 看護教育学現象を明らかにする
                                          ための質的帰納的研究の実施
```

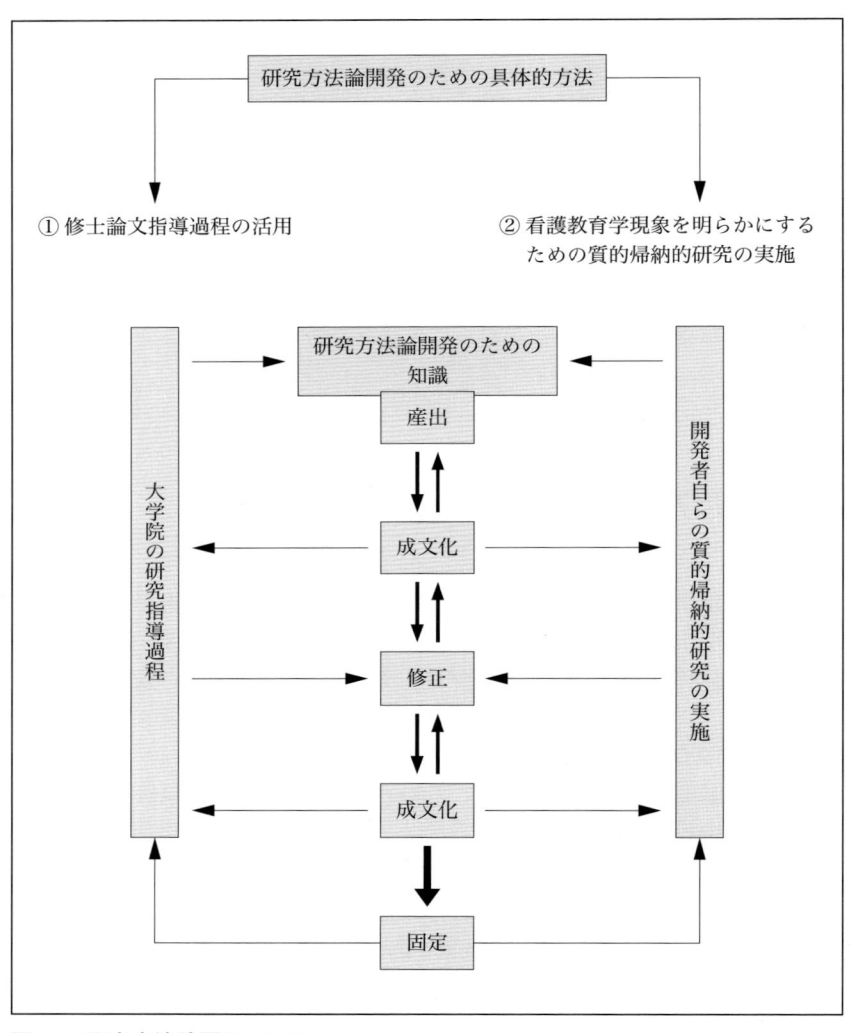

```
                    ┌──────────────┐
            ┌──────→│ 研究方法論開発のための │←──────┐
            │       │      知識      │       │
            │       ├──────────────┤       │
     大                │     産出     │        開
     学                └──────┬───────┘       発
     院                       ↕↕              者
     の                ┌──────┴───────┐       自
     研        ┌──────→│    成文化    │←──────┐ら
     究        │      └──────┬───────┘       の
     指        │             ↕↕             質
     導        │      ┌──────┴───────┐      的
     過        │      │     修正     │       帰
     程        └──────→└──────┬───────┘←──────┐納
                             ↕↕              的
                      ┌──────┴───────┐       研
              ┌──────→│    成文化    │←──────┐究
              │       └──────┬───────┘       の
              │              ⇕⇕              実
              │       ┌──────┴───────┐       施
              └───────│     固定     │───────┘
                      └──────────────┘
```

図3-1 研究方法論開発モデル

Ⅰ．看護概念創出法の誕生　135

● 第2のアプローチ〈質的帰納的研究の実施〉
　研究方法論開発のための第2のアプローチは，以下の段階に基づく研究方法論開発者自らの質的帰納的研究の実施である。
　第1段階：研究を行う組織決定
　看護教育学に関わる現象を構成する人間の行動や経験を明らかにするための質的帰納的研究を企画し，共同研究者を募り，研究組織を決定する。
　第2段階：研究の計画立案
　決定した研究組織の中で研究計画を立案する。その際，研究方法論開発研究の理論的枠組み[3]に従い，①データ収集法はフィールドワークによる参加観察法（非参加型）もしくは半構造化面接法，②分析は持続比較分析によるコード化，カテゴリ化，③信用性確保の方法としては，確実性，置換性，信頼性，確証性の基準を適用する。また，①現象から必要なデータを抽出するための観察・面接内容データ化の方法，②それらを客観的に理解するための方法，③研究の全過程において看護学独自の視点を反映するための方法に関しては，考案した内容をその研究の方法に位置づける。
　第3段階：研究の遂行
　研究計画に従い，データ収集，分析を行い，研究結果を産出する。この際，常にその方法は研究計画に記述した内容を確実に実施しているかについて確認する。もし，研究計画を完全に実施できない，もしくはしていない状況が発生したときには，なぜ，そのような事態が生じたかを検討し，方法に修正を加え，研究を続行する。
　第4段階：研究方法論の検討
　第1段階から第3段階を経て，その質的帰納的研究が終了した時点において，方法論に関し，検討を行う。主な検討内容は，①新しく考案した内容がその考案の目的を達成していたか，②達成していた場合には，それが研究のプロセス，研究結果にどのように反映しているか，③未達成の場合には，新しい考案内容のどこに問題があったか，どのように修正すればよいか，④すでに決定しているデータ収集法，分析方法，信用性確保の方法は，具体的にはどのように言語化できるか，また，言語化されていない手続き，留意点などはなかったか，⑤言語化されていない部分はどのように言語化できるか，などである。
　第5段階：研究方法論の修正と成文化
　第4段階における検討に基づき，研究方法論として修正すべき部分は修正

し，不足部分は新しくその部分を補足する内容を加味する。また，言語化を要する部分については，そのすべてを言語化する。これらを踏まえ，研究方法論として記述する。

　2つのアプローチを通し明らかになった研究方法論に関する知識は，常に指導研究，実施研究の双方が共有し，その結果，これ以上，修正，変更の余地のないことが判明した時点において，その知識を研究方法論の中に最終的に固定する。

　これらを累積した結果，研究方法論として成文化された内容は他の研究方法論上の知識を使用することなく，1件の質的帰納的研究を終了に導いた，また，指導責任者や質的帰納的研究に従事する研究者に承認を得られたとき，研究方法論が開発されたと判断した。最終的には，研究方法論開発に27件の質的帰納的研究が貢献した。

II. 看護概念創出法

1 看護概念創出法が立脚するパラダイム

　パラダイムとは，1962年に米国の科学史家Kuhn, T. S. が著書[4]の中で用いた概念であり，ある学問における考え方，もののとらえ方に根本的な変化が起こる1つの科学革命と次の科学革命との間の時期にあって，一般に認められた基本的業績であり，一定の期間，専門家に問題の問い方や解き方の手本を与えるもの[5]と定義される。これらは，共通のパラダイムに基づく研究を行う研究者達が同じ規則・基準を持ち，その基準の採用とそこから生じる意見の一致が，特定の研究の発展のための必要条件である[6]ことを示している。そのため，看護教育学に関わる現象を構成する人間の行動や経験を明らかにするための看護概念創出法を理解し，実際の研究を円滑に遂行するためには，まず第1に，この方法論が立脚するパラダイムを理解する必要がある。

　看護概念創出法は，自然主義的パラダイムに立脚する研究方法論である。

自然主義とは，論理実証主義と対をなす立場である。論理実証主義は，概念と命題の間の論理的分析を重視し，科学的根拠の曖昧な経験や感覚を実在とする一切の認識を排除するという考え方[7]を持つ。一方，自然主義は人間的社会的諸現象の原因，法則，規範を現実のありのまま全く客観的な立場で観察し描写する思考，態度[8]を持つ。これは，自然主義的パラダイムに立脚する研究が，14の特徴[9]を持つことを意味している。ここでは，この14の特徴のうち，看護概念創出法の特徴とも合致する10の特徴を提示する。

① 自然主義的パラダイムに立脚する研究者は，研究対象が通常，存在し，生活する自然な設定，文脈の中に身を置いて研究し，現実が全体的文脈の中で生じていることを最も重要視する。
② 自然主義的パラダイムに立脚する研究者は，データ収集の用具として他者，自己を含む人間を使用する。
③ 自然主義的パラダイムに立脚する研究者は，言語化できる知識とともに言語化できない知識すなわち感覚も重視する。それは，この方法のみが，多様な現実を掌握するためである。
④ 自然主義的パラダイムに立脚する研究者は，質的方法を採用する。それはこの方法が多様な現実に対処するのに適しているためである。
⑤ 自然主義的パラダイムに立脚する研究者は，無作為抽出より目的的サンプリング，理論的サンプリングを好む。それは，この方法による標本抽出が多様な現実の配列を明らかにするとともにデータの範囲や幅を広げるためである。
⑥ 自然主義的パラダイムに立脚する研究者は，帰納的なデータ分析を好む。それは，データの中で見出される多様な現実を確定しやすいためである。
⑦ 自然主義的パラダイムに立脚する研究者は，データから生み出される実体的理論を得ることを好む。
⑧ 自然主義的パラダイムに立脚する研究者は，起こりそうなことを予想するのではなく，そこに何が起きているのかを明らかにするという研究デザインを選択する。
⑨ 自然主義的パラダイムに立脚する研究者は，研究者自身とデータ提供者である対象がデータの意味や解釈について協議することを好む。
⑩ 自然主義的パラダイムに立脚する研究者は，研究の信用性を確保するために量的研究とは異なる基準を持つ。

看護概念創出法は，自然主義的パラダイムに立脚しており，上記の特徴10項目は，この研究方法論の基盤である。

これらに加え，この研究方法論においては，看護を，クライエントと看護師の相互行為のプロセスであり，そのプロセスを通してクライエントと看護師は互いに他者と他者の置かれている状況を知覚し，コミュニケーションを通して，目標を設定し，手段を探求し，目標達成のための手段に合意すること[10]と定義し，クライエントと看護師の目標達成に向かう相互行為を重視する立場をとる。また，教育に関しては，学生と教員を相互主体的な関係として位置づけ，すべての教育現象を教育目的達成に向かう人間と人間，人間と環境の相互行為の過程であるとする立場をとる。

2 看護概念創出法の目的と機能

1) 目的

看護概念創出法は，看護にかかわる多様な現象を構成する人間の行動の総体，また，それを体験した人間の経験の総体を明らかにするために，それらを表す概念の創出を試みる質的帰納的研究が使用する方法論である。

看護概念創出法において，現象とは人間の感覚により知覚できる事物，観察し確認できる事実である。また，看護にかかわる多様な現象とは，看護を提供する看護職者と看護の提供を受ける人間，看護学教育の講義・演習・実習における教員と学生，学生と学生，実習における学生とその受け持ち患者，学生と臨床スタッフが呈する，もしくは知覚する事実を意味する。さらに，行動とは，人間が言語的，非言語的次元で示す観察可能な振る舞いを指し，この振る舞いは意識的なものと無意識的なものの両者を含む[11]。加えて，経験とは，主体としての人間がかかわった過去の事実を主体の側から見た内容[12]であり，個々の主観の中に直接的に見出される意識内容や意識過程であり，知性による加工・普遍化を経ていない体験[13]と区別する。そして，総体とは，これらの事実の特徴的な側面のみに限定することなく，研究対象とする行動と経験の特徴的な側面を含む全体を意味する。

ある現象を構成した人間の行動や，それを体験した人間の経験を表す概念

を創出するために看護概念創出法を適用した場合，その質的帰納的研究は複数の概念を創出し，複数の概念はその行動や経験の全体構造を表す。その全体構造そのものが研究対象の特徴であり，全体を構成する概念個々の中にその特徴的側面を表す概念が存在する可能性もある。

また，研究対象となる現象は，観察もしくは面接により知ることができる一連の事実であり，これらはいくつかの場面から構成される。

さらに，この各場面は，人間と人間が相互行為を展開する中で，互いに影響を及ぼし合いつつ，目標を達成する過程である。ここにおける人間は，常に社会的，自律的，感情的，理性的，目的的，行為志向的，時間志向的存在[14]であるとともに，患者，看護職者，看護学生，看護学教員といった人間は，異なる役割を持つ対等な存在である。

看護学研究を発展させ，看護実践，看護学教育の質向上を目指すためには，複雑な看護現象や看護学教育に関わる現象を構成する行動や経験を看護学独自の視点から理解することが必要である。そのためには，現象から質的データを抽出し，その中に潜む概念や構造などを解明し，これらを用いて現象を構成した行動や経験を記述し，説明し，予測することが必要である。このことは看護にかかわる現象を看護学独自の視点から理解することを可能にする。すなわち，看護概念創出法は，多様な看護にかかわる現象から質的データを抽出し，それらを構成した行動や経験を表す複数の概念，全体構造を看護学独自の視点から創出することを目的とする。また，そこにおける中心的かつ普遍的なテーマは「証明」ではなく，「発見」である。

2）機能

看護概念創出法は，次の5項目の機能を持つ。
① 明瞭な手続きを経て，看護にかかわる現象を構成した人々の行動や経験を表す概念を創出し，全体構造を解明する。
② 研究対象者を擁護する。
③ 看護学独自の視点を反映した研究成果を産出する。
④ 看護に関わる現象を構成する人間および環境との相互行為を研究成果に反映する。
⑤ 信用性の高い質的研究の成果を産出する。

3 看護概念創出法における研究対象者の人権擁護とその方法

1) 研究対象者の人権擁護

　看護概念創出法を用いる研究者は，その研究の全過程において，どのような場合にも研究対象者の人権擁護を最優先する必要がある。
　人権とは，①危険から自由である権利，②プライバシーと尊厳の権利，③匿名の権利[15]であり，この3側面から対象者を擁護しなければならない。
　このうち，①危険から自由である権利とは，対象者がその研究に参加することによって，身体的・心理的・社会的な側面に何らかの問題を生じると察知した場合，その研究への参加を自分自身で自由に決定する権利を持つことを意味する。
　また，②プライバシーと尊厳の権利のうち，プライバシーの権利とは，私生活をみだりに知られない権利とともに，自分のデータに関し，知る権利を持ち，そのデータが誤っていれば訂正，修正する権利を持つという積極的・能動的権利である[16]。また，尊厳とは人間の人格の内なる人間性の価値感情[17]を意味し，尊厳の権利とは，人間がいかなるときにもこの価値感情を害されない権利を保有することを意味する。
　このプライバシーと尊厳の権利に関しては，他者が，厳密にその人にとって何がプライバシーや尊厳の侵害になるのかを決定することはできない[15]。そのため，研究者はまず第1に，この権利の意味を十分理解したうえで，プライバシーの権利を侵害し，尊厳の権利を剥奪するような要素の有無を十分に吟味し，もしその要素の存在を確認した場合には，速やかに対策を講じる必要がある。そのうえで，対象者に研究の全過程を十分に説明し，話し合う機会を持たなければならない。
　さらに，③匿名の権利とは，研究対象者が誰かを特定できるような状況が，予期しない身体的・心理的・社会的な不利益を招く可能性があるため，研究の全段階において，その対象者が特定されないような配慮を受ける権利である。これに対しても，研究者は，この権利の意味を十分理解したうえで，匿名性の権利を侵害するような要素の有無を十分に吟味し，もしその要素の存

在を確認した場合には，速やかに対策を講じる必要がある。

2) 対象者擁護に必要な手続き

(1) 研究参加への協力依頼

　研究参加への協力依頼は，研究者が綿密に立案した研究計画を研究対象者の特性に合わせ，容易に理解できるように説明する準備を必要とする。

　その内容は，a. 研究に関する説明，b. 人権擁護に対する配慮の説明，c. 自由な意思決定による研究参加に関する説明の3項目により構成する。

　a. 研究に関する説明には，①研究動機，②研究の意義，③研究目的，④研究方法，⑤研究参加の方法，⑥研究参加に伴う利益・不利益の6項目を含む。

　また，b. 人権擁護に対する配慮の説明には，①危険から自由である権利，②プライバシーと尊厳の権利，③匿名の権利の各側面について，具体的に研究者がどのように配慮しようとしているのかに関する内容を含む。

　さらに，c. 自由な意思決定による研究参加に関する説明には，研究参加が完全に本人の自由意思であると同時に，研究参加を拒否する権利，途中辞退する権利に関する内容を含む。

　これらの説明は，口頭および文書を持って行う。

(2) 研究参加への同意の獲得

　研究参加を決定した対象者には，依頼書・誓約書・同意書（表3-1）を準備し，同意したことを紙面をもって確認する。また，研究者は，対象者が研究の内容を十分理解できるように，その内容を依頼書として示し，誓約書への署名をもって，対象者の権利を擁護することを約束する。

4　看護概念創出法における信用性 (Trustworthiness) の確保

　看護概念創出法は，自然主義的パラダイムに立脚しているため，その研究結果が信頼に値するものか，妥当な内容かを問うとき，量的研究の信頼性，

表3-1 研究協力依頼および同意書の実際

A. 学生への研究協力依頼書・誓約書・同意書

<研究協力依頼書>

　私は，看護学研究科博士前期課程に在籍し，修士論文の作成に向け，看護学実習に関する研究に取り組んでいます。大学を卒業後3年間病院で働きましたが，勤務していた病棟では，学生さん達に接する機会があり，学習成果を上げていただきたいと思いながらも，どのように説明すればよいだろうかと迷うこともあり，実習指導の難しさを痛感しました。そこで，学習の主体である学生の皆様が実習でどのようなことを体験し学習しているか，現実に起こっていることを表せるような概念を明らかにし，効果的な実習指導はどのようなものかについて検討しようと考えています。

　学生の皆様が実際に患者さんに看護ケアを提供している場面を観察することで，講義や演習のような他の授業では見られない実習の特徴と，看護師さんには見られないような初学者としての行動の特徴が明らかになるのではないかと考えています。

　この研究では，自然な状況の中で起こる現象をデータとするため，皆様には特別にしていただくことはありません。観察場面に存在するクライエント，看護師の方々にも同意を得たうえで行います。また，観察させていただいた内容を研究以外の目的に使用することはなく，皆様の個人名を公表したり，観察データの提供によってプライバシーを侵害することはありません。さらに，皆様にはこの依頼を拒否する権利があり，そのことは実習の評価と一切関係ありません。加えて，この依頼をお引き受けいただいた後，何らかの支障が生じた場合には，その理由の如何を問わず，いつでも研究協力を断ることができます。

　本文書は，この研究へのご協力をお願いするとともに，私の責任を明らかにし，皆様に不利益が生じないことを約束するためのものです。

　この研究は，平成7年度千葉大学大学院看護学研究科修士論文として提出し，その後，看護系学会などで発表する予定です。

千葉大学大学院看護学研究科
博士前期課程2年　海野浩美

<誓約書>

　私は，データ提供者のプライバシーを守り，これを研究以外には使用しないことを約束します。また，研究論文においても個人を特定し得るような方法による論述，発表を行わないことを約束します。

平成7年　　月　　日
氏名　　　　　　　

<同意書>

　私は，上記の誓約を受け，クライエント，看護師と相互行為を展開する場面を観察されること，およびその記録を研究データとして使用されることに同意します。

平成7年　　月　　日
氏名　　　　　　　

(次頁に続く)

B. クライエントへの研究協力依頼

<研究についての説明内容>

　私は，大学院の博士前期課程に在籍する看護教育学専攻の学生です．論文作成を目指して実習に関する研究に取り組んでいます．看護教育の中でも特徴的な実習に関する研究ですので，実際に学生が皆様に看護ケアを行っている場面を観察させていただき，そのときの学生の行動を分析することで，より効果的な指導を検討するための基礎資料とできると考えています．

　ケア場面を観察させていただいた方々の個人名は公表されることはなく，またデータを提供することによってプライバシーを侵害されることはありません．さらに皆様にはこの依頼を拒否する権利があります．

千葉大学大学院看護学研究科
博士前期課程2年　海野浩美

C. 看護師への研究協力依頼

<研究についての説明内容>

　私は，看護学研究科博士前期課程で，修士論文の作成を目指して，現在実習に関する研究を行っています．卒業後3年間病院で働きましたが，勤務していた病棟では，看護師として実習に来る学生に接する機会がありました．その中で実習目標を達成してもらうにはどのようにアドバイスすればよいだろうかと迷うこともあり，実習指導の難しさを痛感しました．そこで，学習の主体である学生が実習でどのような行動をとっているのか，現実に起こっていることを表せるような概念を明らかにし，効果的な実習指導のための基礎資料としようと考えています．学生が実際に看護師の皆様と一緒に患者さんにケアをする場面を観察することで，講義や演習のような他の授業では見られない実習の特徴と，看護師には見られないような初学者としての学生の行動の特徴が明らかになるのではないかと考えています．

　この研究では，自然な状況の中で起こる現象をデータとするため，皆様には特別にしていただくことはありません．また，観察させていただいた方々の個人名は公表されることはなく，観察データの提供によってプライバシーを侵害されることはありません．さらに，皆様にはこの依頼を拒否する権利があります．

千葉大学大学院看護学研究科
博士前期課程2年　海野浩美

(海野浩美：看護学実習における学生のケア行動に関する研究．千葉大学大学院看護学研究科，平成7年度修士論文より引用．一部加筆・修正)

妥当性に対応する用語として信用性（Trustworthiness）という用語を使用する。看護概念創出法においては，分析データと研究結果が研究者の偏見に歪められることなく，現象を反映し，他の現象にも十分適合するという条件の充足，すなわち信用性[18]を確保する必要がある。看護概念創出法における信用性は，確実性（Credibility），置換性（Transferability），信頼性（Dependability），確証性（Confirmability）[19]の基準を充足することにより確保され，これは次のように定義される。

確実性（Credibility）とは，データと研究結果の両者に適用される基準であり，この基準を充足したデータおよび結果とは，それらが研究者の偏見や過剰な関与によるものではなく，事実に忠実であることを示す。

置換性（Transferability）とは，研究結果に対し適用される基準であり，研究結果がその研究における対象（グループ）とは異なる対象（グループ）が異なる場で展開する同様の現象に対して，適合することを示す。

信頼性（Dependability）とは，研究の全過程に適用される基準であり，観察用具としての研究者自身が安定しており，また結果とデータに一貫性があることを示す。

確証性（Confirmability）とは，研究結果に対し適用される基準であり，研究結果が研究者の偏見や歪みにより影響を受けていないものであることを示す。

以上の4つの基準を充足する具体的方法は，以下のデータ収集，コード化，カテゴリ化の項で詳述する。

5 看護概念創出法の具体的展開

1）看護概念創出法適用の決定

看護概念創出法は，多様な看護にかかわる現象から質的データを抽出し，それらを構成した人々の行動や経験を表す概念の創出とその全体構造の解明を看護学独自の視点から成し遂げることを目的とする。これらは，看護学研究における探求のレベルから見ると因子探索レベルの研究であり，看護概念創出法は，因子探索レベルの研究のための方法論である。因子探索レベルの

研究は，状況を種類に分けたり，概念化するための研究であり，研究者が従来から存在する状況を新しく見直したいときや，ある状況について使用可能な情報がないときに行われ[20]，記述理論開発に寄与する。

看護概念創出法は，研究の課題が次に示す3項目のいずれかに該当するときに適用される。

第1は，研究者の明らかにしたいと考えている行動や経験が，その時点において未着手の研究課題であること，第2は，その行動や経験に関し既存の研究は存在するが，すべて他領域の視点に立脚したものであるため，看護学独自の視点から見直す必要性があることである。第3は，その行動や経験に関し既存の研究は存在するが，その成果が産出された過程を確認できなかったり，普遍化の過程に問題を残しているなど，何らかの理由により見直す必要性を確認した場合である。研究課題決定にあたっての文献検討には，一般的な研究における文献検討にこれらの視点を加味する必要がある。その結果として研究課題が明らかになり，それがこの3項目のいずれかに該当したとき，研究方法論として看護概念創出法の適用を決定する。

データ収集の前段階として，文献検討の結果を整理し，研究課題を焦点化し，その研究課題への看護概念創出法適用の必然性を明確にしておく必要がある。

2) 持続比較のための問いの決定

(1) 持続比較分析と持続比較のための問い

看護概念創出法は，データ収集段階からデータ分析段階まで一貫して持続的に比較分析を用いる。比較研究法とは，相異なる複数の状態を比較し，その間の同質性と異質性を記述，分析する方法[21]であり，看護概念創出法における持続比較分析とは，データ収集から分析の最終段階まで一貫した視点に基づき複数の状態を比較し，その間の同質性と異質性を記述，分析することを意味する。これは，持続比較分析が，データ収集段階においては多様な現象の中から最大の差異がある現象を抽出し，データ分析段階においてはコード化，カテゴリ化するために機能することを示す。

看護概念創出法の持続比較分析は，一貫性を維持するために，視点を固定する必要がある。それは次の2つの理由による。第1は，データ収集段階における現象①と現象②，または分析段階における現象①の中のある場面を構

成する同一人物のAとBという行動もしくは経験を比較しようとする場合，この2つの現象もしくは行動や経験は，ある視点から見ると同一であるが，他の視点から見ると異なる場合があることである。第2は，その現象が非常に複雑な場合，研究者は長期にわたるデータ収集や分析過程において，その現象に巻き込まれ，比較対象，ひいては研究目的に混乱を来す可能性があることである。持続比較のための問いはこれらを防止し，研究目的のより円滑な達成に向け機能する。この研究方法における持続比較のための問いとは，持続比較分析を一貫した視点で行うための基準であり，研究目的に対応し設定されるものと定義できる。

　また，持続比較のための問いは，看護概念創出法を適用した研究の成果が看護学独自の視点を反映したものとなるためにも重要な機能を果たす。これは，持続比較のための問いが研究目的と関連し，しかも看護学独自の内容を持つものとなったとき，研究成果が看護学の独自性を持つものとなることを示す。

　さらに，持続比較のための問いの決定に向けても，持続比較分析が必要である。すなわち，データ収集の前段階において，研究課題，研究目的を焦点化できた時点で，最も適切であると考えられた持続比較のための問いを仮に決定する。その仮の問いを使用しつつ現象を見たり聞いたりすることを通し，その問いがデータ収集段階から分析段階に至るまでその機能を発揮しうるかどうか，もし，機能を発揮しないのならどのような問いにすべきかを「問い」と「問い」の持続比較により決定する。

(2) 持続比較のための問い決定の実際

　持続比較のための問いは，看護概念創出法による研究を成功に導くために極めて重要な存在である。これまで，看護概念創出法による研究においては，多様な持続比較のための問い（表3-2）を設定したが，その決定の方法は一様ではない。その中から，2件の研究を例示し，持続比較のための問い決定に関し具体的に説明する。

a.「看護学実習においてケア対象者となる患者の行動に関する研究」[22]の場合

　この研究は，学生のケア提供を受ける患者の行動を表す概念を創出し，その総体を明らかにすることを目的としており，教員にとってこの概念が，学

Ⅱ. 看護概念創出法

表3-2 研究目的と持続比較のための問い

研究テーマ	研究目的	持続比較のための問い
看護学実習におけるケア対象者となる患者の行動に関する研究 －学生との相互行為場面に焦点を当てて－	実習指導のあり方を検討し，実習という授業の構造化に資することを目的として看護学実習においてケア対象者となる患者が，学生との相互行為場面でどのような行動を示しているか明らかにする。	「この患者の行動は，看護ケアを受ける患者の行動としてはどのような行動であるのか」
看護学実習における学生のケア行動に関する研究	看護学実習における学生の行動をケア提供という視点から明らかにすることにより，学生の理解を深め，それに基づき看護学実習指導について検討する。	「この学生の行動は，ケア提供という視点から見るとどのような行動か」
臨床場面における看護ケアの効果に関する研究 －看護ケア場面における患者行動に焦点を当てて－	看護教育学の基礎資料とするために，看護ケア場面における患者行動を看護学的な視点から分析し，その構成要素を発見することにより看護ケアの現状とその効果について記述，検討する。	「この患者の行動は，看護問題に対応させるとどのような行動か」
看護基礎教育課程における看護技術教育に関する研究 －臨床ケア場面における看護技術提供の概念化を目指して－	基礎看護教育課程における「看護技術」の教育内容・教材について考察するために，臨床場面における看護師のケア行動を看護師による「看護技術の提供」という側面から，その構造を明らかにする。	「看護ケア場面における看護師の行動は，看護技術提供という側面から見るとどのような行動か」

生の受け持ち患者にも十分な配慮をもとに指導を展開するために必要不可欠であると考えたことを契機とし開始された。この研究を行った研究者は，過去の経験から学生のケア提供を受ける患者が，看護師からケア提供を受けるときとは異なる行動を示すことを知っていた。研究開始当初，研究者は，この現状を表す概念を創出するために，「学習活動への参加という視点から見るとどのような行動か」「実習への協力という視点から見るとどのような行

動か」といった持続比較の問いを設定した。しかし，これらでは，この研究者が経験したような事実を表す概念の創出には至らないことが判明した。

その後，試行錯誤の結果，学生のケア提供を受ける患者が示す看護師からのケア提供時とは異なる行動が，実習という特殊な視点からではなく，通常，患者がケアを受けるときの状態との差異であることが明らかになった。その結果，設定したのが「この患者の行動は，看護ケアを受ける患者の行動としてどのような行動であるか」という問いである（表3-2）。看護ケアとは，看護の目標に向かい，看護師と患者が具体的な行動を通じてふれ合い，身体的精神的に働きかける相互行為の過程であると定義できる。この定義が示すように，この持続比較のための問いの中で「看護ケアを受ける患者の行動」の部分が看護学独自の内容となっている。この研究は，この問いによる持続比較の結果，学生からケア提供を受ける患者の行動を表す【身体・心理状態の呈示と自己調整】【ケアの受け入れと対応】【ケア場面への教授学習活動の容認と対応】【ケアの質への自己対処】という4つの概念を創出した。

b.「看護学実習における学生のケア行動に関する研究」[23]の場合

この研究は，看護学実習における学生の理解を深め，それに基づき実習指導について検討することを目的とし，学生のケア提供時の行動を表す概念を創出し，学生の行動の総体を明らかにするために行われた。この研究を行った研究者は，看護学教育の中で最も特徴的な授業は，看護学実習であり，看護学実習に関する研究は多数存在するが，看護学実習中の学生の行動を表す看護学独自の概念は創出されていないことに着眼した。研究開始当初，この概念を創出するために，「この学生の行動は，実習という授業の中の学習活動として見るとどのような行動か」「この学生の行動は，看護学の学習途上にある学生の行動という視点で見るとどのような行動か」という持続比較のための問いを設定した。しかし，これらでは，教育学的な概念の創出には近づくが，看護学独自の概念の創出には至らないことが判明した。その後，試行錯誤の結果，数種類の持続比較のための問いを作り，仮のデータを用いて，それらの問いによるコード化を行った。その結果，ケアを提供する学生の行動の特徴が最も浮き彫りになった持続比較のための問いは，「この学生の行動はケア提供という視点から見るとどのような行動か」というものであった。

この研究においても，先に例示した研究同様，持続比較のための問いの中

に「ケア提供」という用語が看護学的な概念として位置づいている。この研究は，この問いによる持続比較の結果，看護学実習における学生の行動を表す【一般原則適用によるケア展開】【ケア提供過程における理解の深まりによるケア進展】【円滑なケア提供に向けた他者介入の受け入れ】【ケア提供の混乱と中断】【ケアの効果確認によるケアへの意欲触発と喪失】【ケア終了による緊張からの解放】という6つの概念を創出した。

3）データ収集

(1) データ収集方法

看護概念創出法は，質的データを扱う研究方法論であり，この方法論における質的データとは，研究者が観察した対象者の行動の記録，面接を通して対象者が語った内容の記録を意味する。このデータには，その現象を構成する人間と人間，人間と環境の相互行為の文脈を反映する必要がある。そのため，データ収集法は，フィールドワークによる観察法，面接法を採用する。これは，1つの研究が両者を使用するということではない。その研究が対象とする現象を構成する人間を観察し，行動として明らかにすることが適切な場合には観察法，そして体験を聴取し経験として明らかにすることが適切な場合には面接法を採用することを意味する。また，必要に応じて両方法に付加的データ収集を追加できる。

看護概念創出法はデータ収集法の相違により，データ収集の準備段階から実施段階，データ化段階までは異なるが，分析段階から結果の記述までは両方法とも同様である。

● 参加観察法（非参加型）

研究のデータ収集としての観察法には，組織的・統制的観察法と非組織的・非統制的観察法があり，フィールドワークには，一般に非組織的・非統制的観察法を用いる[24]。これは，フィールドワークによる研究が，実際の場に研究者が身を置き，その現象を構成する人々の行動と経験をありのまま理解するという目的を持つ[25]ためである。

非組織的・非統制的観察法の中には，参加型の観察法と非参加型の観察法がある。このうち，参加型の観察法は，研究者自身が調査対象となっている集団の生活に参加し，その一員としての役割を演じながら，そこに生起する

事象の多角的な側面を観察する。これに対し，非参加型の観察法は，研究者自身が調査対象となっている集団生活に部外者として参加し，そこに生起する事象の多角的な側面を観察する[24]。すなわち，参加型の観察法と非参加型の観察法は，観察者としての研究者がその集団の生活に参加しつつ観察するという点においては共通する。しかし観察のために生活に参加する際の立場に相違がある。

看護概念創出法は，データ収集法としての観察法をこの中の非参加型に限定する。これは，看護概念創出法のデータが高い客観性を維持し，しかもその現象を構成する複数の人間間もしくは環境との相互行為の文脈を正確に反映する必要があることによる。参加観察法（非参加型）は，現象の中に部外者として存在しつつ観察を行うため，その現象の中に巻き込まれることなく，データの客観性を維持できる可能性が高い。

● 半構造化面接法

一般に面接法は，面接事態の構造に注目し，構造化面接と非構造化面接に分類される[26]。このうち，構造化面接は，質問票を用いて一定の質問文の構成に沿って面接を進める。そして，これを通して，調査の信頼性，方法の妥当性を保証する面接方法である[27]。しかし，質問内容が画一的にあらかじめ決まっていて，面接者の自由裁量が厳しく制限されているため[28]，得られる情報の質と量に限界を持つ。一方，非構造化面接は，対象者の状況や反応に応じて質問内容や順序を変えて臨機応変に進められるため，豊富なデータを対象者自身の言葉から得られる方法である[29]。しかし，そこで得られる結果は，面接の技術に多大なる影響を受ける[30]。この技術には，面接時間，場所，所要時間といった面接の場の作り方，面接の雰囲気作り，面接の進め方，話題の展開の仕方などを含む。

構造化面接と非構造化面接は，連続体上にあり[31]面接者がどの程度の自由度を有しているかによってそこでの位置が決定される。また，面接の自由度は，個々の研究目的に応じて得ようとする情報の質的なレベルや量的な広がりに基づいて決定される[31]。そして，この両者の中間に位置づけられる方法が半構造化面接[32]である。半構造化面接は，重点を置く主要なトピックに加え，聞くべき質問とその順序も指定する。質問は自由回答の形をとり，質問のワーディングは指定されるが，回答のワーディングは回答者に任される[32]。

看護概念創出法は，研究対象となる現象を構成する人間の行動，もしくは経験の総体を表す概念を創出するための研究方法論である。そのため，経験の総体を対象者から聴取することが必要であり，構造化面接と非構造化面接はこの方法論に適さない。それは，構造化面接を用いた場合，質問文を限定するため，その経験が生じた相互行為の文脈を質問文を越えて聴取する必然性が生じても，それには対応しきれない。また，非構造化面接を用いた場合，研究対象とする経験のうち，得られる内容が対象者の興味，印象の強度に影響を受け，面接者もそれに引きずられ，その総体を示すデータとならない可能性がある。そのため，看護概念創出法は面接法として半構造化面接を採用する。すなわち，看護概念創出法における半構造化面接は，聞くべき質問とその順序があらかじめ決定され，対象者はその質問に対して自由に回答できる。面接者はその現象に関してもう少し詳細な内容や背景を知る必然性が生じたとき，それらを聴取するための質問をつけ加えられる。

　また，半構造化面接によるデータ収集には，対面による方法のほか電話による方法がある。米国のある質的帰納的研究[33]は，電話を使用した半構造化面接によりデータ収集を行っていた。その結果として，研究者は，電話により収集したデータの分析について「視覚的な合図なしに信頼性を確保することや微妙な差異を選ぶことは難しい」とし，表情や仕草の観察なしに言語的データのみを分析することの困難を記していた。これは，質的研究のデータ収集法として，電話による面接が限界を持つことを示している。看護概念創出法は，これらを回避し半構造化面接の中で対象者の表情や仕草といった非言語的な情報も十分に収集するために，直接対象者に対面して行う方法による面接を採用する。

● 付加的データの収集

　看護概念創出法の中核的データ収集法は参加観察法（非参加型），半構造化面接法であるが，研究の必要性に応じ，他のデータ源を付加することが可能である。これを付加的データと呼び，このデータは，主に参加観察法（非参加型）による現象の理解を促進するために機能する。

　例えば，病院に入院中の患者に看護を提供する看護師の行動を概念化した研究[34]は次のようなデータ収集を行った。

　この研究の中核的なデータは参加観察法（非参加型）による看護実践場面の看護師行動の観察記録である。しかし，この研究は，「看護実践場面にお

ける看護師の行動は看護技術提供という側面から見るとどのような行動か」という持続比較のための問いを設定しており，看護師から看護技術の提供を受ける患者の状況に加え，その技術提供に伴う看護師の知覚を知る必要があった。そのため，病棟師長とスタッフの了解のもとに看護計画書と経過記録，申し送りやカンファレンスにおける会話もデータの一部とし，その看護師の行動の理解に役立てた。

　また，看護学実習における看護学生の行動をケア提供という視点から明らかにすることを試みた研究[23]の場合，先に例示した研究と同様に，主たるデータは参加観察法（非参加型）によるケア提供場面の看護学生の行動観察の記録である。しかし，この研究は，「この学生の行動は，ケア提供という視点から見るとどのような行動か」という持続比較のための問いを設定していたため，その学生の患者理解の状況やケア提供の根拠に関する理解状況を知る必要があった。そのため，学生の了解のもとに，実習記録や学生が記載した経過記録などもデータの一部とし，学生行動の理解に役立てた。

　上記2件の研究が示すように，看護概念創出法における付加的データは，種類や内容を規定できず，研究目的に照らし，判断，決定していく必要がある。

(2) 参加観察法（非参加型）によるデータ収集準備段階からデータ化まで

a. データ収集の準備

● 第1段階【フィールドの選択と研究協力獲得】

　看護概念創出法において参加観察法（非参加型）を採用した場合，データ収集準備の第1段階として，対象フィールドを決定する必要がある。この研究方法論は，現象を構成する人間の行動の総体を明らかにすることを目的とし，この行動が観察できる環境は，病院と学校，学校と保健所など，2つもしくはそれ以上の組織が有機的に関連している場合が多い。そのため，対象フィールドを決定するにあたり，研究目的との関連におけるフィールドの妥当性とともに，そのフィールドからの研究協力獲得の可能性を検討する必要がある。

　看護学実習における学生のケア行動に関する研究[23]は，データ収集の研究協力を得るために次のような手続きを要した（**表3-3**）。この研究は，実習中の学生の行動を観察する必要があり，実習中の学生には，学生が所属す

表3-3 データ収集のための手続きの具体例

〈看護学実習における学生のケア行動に関する研究〉

1．学校関係者への協力依頼
  ① **学校管理者への依頼**：研究計画書と研究協力依頼書を準備し，学校長，教務主任に研究の説明を行い，協力を依頼した．
  ② **教員への依頼**：教務主任より，観察を予定している実習の担当教員に紹介を受け，研究計画書を用いて研究の説明を行い，協力を依頼した．
  ③ **学生への依頼**：実習に先立って，学校におけるオリエンテーションの際に担当教員より紹介を受け，研究協力を依頼した．依頼に応じてくれた学生には，データ提供者の権利を守り，観察者の研究倫理上の責任を明確にするために，同意書に署名を得た．同意書には，研究目的，方法，研究のために得た情報は研究以外の目的には使用しないこと，秘密の保持，観察および情報提供を拒否する権利と，それにより何の損害も受けないこと，などの内容を含めた．10名全員より観察の同意を得たが，受け持ち患者を観察対象としなかった場合があり，実際には4名の学生を観察対象とした．

2．病院関係者への協力依頼
  ① **病院管理者への依頼**：研究計画書と研究協力依頼書を準備し，実習フィールドとなる病院の病院長，看護部長に研究の説明を行い，協力を依頼した．看護部長より実習フィールドとなる病棟の看護師長に紹介を受け，研究計画書を用いて研究の説明を行い，協力を依頼した．
  ② **病棟スタッフへの依頼**：看護師長を通じて紹介を受け，朝のショートカンファレンス時に研究計画の説明をするとともに，病棟連絡用掲示板に研究計画書を掲示し，協力を依頼した．
  ③ **看護師への依頼**：本研究の対象場面は，学生による患者へのケア提供場面であるが，学生が看護師とともにケアを実施する場合も観察対象とする．したがって，観察する学生の受け持ち患者を担当する看護師には，個別に協力を依頼し，観察の同意を得た．
  ④ **患者への依頼**：実習開始後，学生の受け持ちが決定し，学生が患者に挨拶した後，患者と観察者が1対1の場面で研究の説明を行い，同意を得た．実習開始時の学生の受け持ち患者10名全員に観察の同意を得た．実習途中で学生の受け持ちとなった患者3名は，いずれも骨折での緊急入院による精神的動揺が見られたため，観察による負担を考慮し，研究協力を依頼しなかった．また，同意を得られた患者のうち，観察者が存在することによりその場の自然な行動に影響を与える可能性がある場合は，観察対象から除外した．また，患者の嗄声が強く，その声を観察者が聞き取ることが困難な場合には，本研究において重要な情報である発言が正確に聴取できない可能性があるため，観察対象から除外した．実際には，予備観察を終えた患者と学生を対象に順次観察を行い観察可能な最大の人数として4組8名を選択した．

(海野浩美：看護学実習における学生のケア行動に関する研究．千葉大学大学院看護学研究科，平成7年度修士論文より引用)

る学校とその学校が実習施設とする病院という2つの組織が関連している。そのため，両組織の直接的・間接的関係者，すなわち，学校関係者として学校長，教務主任，実習担当教員，学生，病院関係者として病院長，看護部長，病棟師長，病棟看護スタッフ，学生の受け持ちとなる患者と家族すべてに了承を得なければならない。これらの実現に向けては，数種類の研究計画書，同意書を各対象の特性を考慮し作成する必要があった。

　以上のような手続きは研究協力を得るために必要不可欠であり，その研究の目的，対象により異なる。しかし，どのような目的を持つ研究においても，研究者自身が協力を得ようとする対象に研究について明瞭な説明ができること，すなわち，研究計画の充実，対象組織・対象者への倫理的配慮を明瞭に打ち出すことは，共通して重要な要素である。

● 第2段階【研修および予備観察期間の確保】

　参加観察法（非参加型）によるデータ収集準備の第2段階として，研究協力を同意したフィールドにおける研修期間，予備観察期間を確保する必要がある。これは，次の2つの目的を持つ。

　その第1は，フィールドへの影響を最小限にすることである。フィールドワークにおいては，研究者の存在や調査自体が対象に影響を及ぼす。研究者への感情，観察されているという意識は，対象者の態度や行動に微妙な変化を引き起こす[35]。このことは，研究者がどのように配慮しても，観察対象が人間である限り存在し続け，観察というデータ収集が持つ限界でもある。しかし，この影響を最小限にとどめる努力は，対象者への配慮と質の高いデータ収集の両側面から極めて重要である。看護概念創出法における研修期間，予備観察期間は，フィールドを構成する人々と研究者が信頼関係を築き，フィールドを構成する人々にとって研究者の存在が目新しいものではなく，限りなく自然な存在に近づくために必要な期間である。

　研修の具体的な方法は，研究目的とそのフィールドの状況，フィールドと研究者との関係などに影響を受ける。

　先に例示した看護学実習における学生のケア行動を概念化した研究は，データ収集に先立ち，次のような研修期間を設けた。この研究における観察対象は，某看護専門学校の3年生である。研究者は，研修の当初，学校で学生とともに実習のオリエンテーションなどを受け，実習開始後，その研修場所を病棟へと移行した。病棟内では，看護師として学生の受け持ちとなる可

能性のある患者を中心にケアにあたった。研修期間は約1週間であった。フィールドワークは，対象との信頼関係を築くために長期にわたり，そのフィールドとかかわっていく[36]必要がある。しかし，この研究における研修期間の短さは，フィールドとして選定した学校，病院が，数年間の看護概念創出法を適用した研究のフィールドとしての経験を持っていたことに加え，研究者自身が過去にこの病院と関連を持っていたことに起因する。

　また，実践場面における看護師の行動を概念化した研究[34]の研修期間，予備観察期間は，約1カ月間であった。これは，フィールドとした病院にとって，観察というデータ収集法による研究への協力が初めての経験であり，研究者自身も全く関連のない病院であったことに起因する。研修期間中，研究者は看護スタッフの一員として病棟に受け入れられるよう，他の看護師同様に患者の援助を行った。

　さらに，看護学実習における教員の行動を学生と患者との相互行為場面に焦点を当て概念化した研究[37]は，学生が実際に患者に看護を実践する場面における教員行動を表す概念の創出を目指していた。この研究は、約4カ月間の研修，予備観察期間を設けた。教員にとって教授活動への観察の許容は，教授能力を研究者に公表することに直結する。そのため，4カ月間にわたる研修，予備観察期間は，教員の経験を持つ研究者自身が対象者と信頼関係を築けなければ，ありのままの教授活動の観察は不可能であると判断した結果として設定したものである。

　以上3つの研究が示すように，看護概念創出法における参加観察法（非参加型）のための研修期間の長さ・場所・方法などは一様ではなく，各研究の性質，目的，研究者とフィールドの関係性等に応じて設定する必要がある。

　研修期間，予備観察期間確保の第2の目的は，質の高いデータを収集するために，研究者の準備状態を整えることである。フィールドワークにおいては研究者自身が調査用具であり[38]，その研究者が的確な観察のできる用具となるトレーニングは必要不可欠である。特にこの研究方法論は，人間と人間，人間と環境の相互行為の文脈を重視する立場にあるため，対象となる人間の行動とともに，その行動が生じている文脈を客観的に観察する必要がある。そのためには，そのフィールドの人的物的環境を熟知していることが重要な要件となる。また，研究対象となる現象を観察する際，研究者が観察する位置を確認したり，実際に観察した現象をフィールドノートに記録するトレーニングの機会ともなる。

この第2の目的達成に必要な研修，予備観察の期間も，第1の目的同様，研究目的や研究者の持つ条件によって多様である。例えば，長期間の臨床経験を持ち，しかも，これまで数回にわたり観察によるデータ収集を経験した研究者Aが，臨床看護師の行動の何らかの側面を明らかにするための研究計画を立案したと仮定する。この場合，臨床経験が1年しかなく，その後，教員として量的な研究を継続してきた研究者Bが同様の研究を行う場合よりも，研究者Aの研修，予備観察期間は，短期間で終了する可能性が高い。それは，研究者Aがその現象に精通していることに加え，観察による過去の研究経験を持つため，的確な観察のできる用具としての準備状態は容易に整うことが推測できるためである。

b. データ収集の実際

観察は，多様に存在する現象に対し，持続比較のための問いをかけつつ，現象の差異が最大なものから順に行う。

具体例を提示する。看護学実習における学生のケア行動を概念化した研究においては，「この学生の行動はケア提供という視点から見るとどのような行動か」という持続比較のための問いを設定した。この日，観察可能な現象はいくつか存在したが，研究者は，まず，学生Aが患者Bに全身清拭を行う現象を観察した。学生Aは手際よく気の利いた会話を交わしながら患者Bの清拭を行い，患者Bは気持ちよさそうに学生のケア提供を受けている。これは，学生のケア提供が円滑に進行しているという現象である。翌日，研究者は，学生の記録なども含め，情報を収集しつつ観察現象を検討した。その結果，学生Cが患者Dの血圧測定を行う現象を選択した。これは，学生と同年代である患者Dが，何事にも時間を要する学生Cを見下したような言動を発し，学生Cがその言動に刺激を受け，緊張し，血圧測定が一向に終了しない現象であった。これは，ケア提供が停滞している現象であり，昨日観察したケア提供が円滑に進行しているという現象とは正反対の現象である。このとき，差異を判定していくために必要なのは，持続比較のための問いである。すなわち，その現象に対し持続比較のための問いをかけ，その問いに対する回答を比較していく。観察対象となる人の属性やケアの種類の差異を比較するわけではない。

以上のように持続比較をしつつ観察を継続し，これ以上新しい現象は存在しない，すなわち，どの現象を観察し，持続比較のための問いをかけても，

その回答はすべてこれまで観察したものと同様であり，これ以上，新しい回答は出現しないという時点で，観察はいったん終了する。これを観察現象の飽和化と呼ぶ。

　看護教育学においては，この方法論誕生以後，毎年，数件の研究に看護概念創出法を適用している。これらは，観察現象が問いを用いて持続比較するという方法により，本当に飽和化するのかどうかを確認しながら，研究を進めてきた。それは，対象者や環境が異なれば，そこに展開される相互行為も異なるのではないかという疑念を払拭するためである。具体的には次のようなことを意味する。先述の研究は，看護専門学校の3年生の病院における成人老人看護学実習を行う学生の看護実践場面を観察現象が飽和化するまで参加観察した。しかし，対象を看護系大学や短期大学の学生へと拡大したり，地域やケア施設，また，母性看護学実習や小児看護学実習など学年や領域の異なる実習を対象としたとき異なる現象が存在するのではないかという疑念である。

　このような疑念を払拭すべく，2000年に行われた看護学実習におけるカンファレンスに関する研究[39]と2001年に行われた看護学実習における学習活動に関する研究[40]は，教育課程や対象，学年を変えデータを収集した。しかし，最初の教育機関において飽和化した現象には環境や対象を変えても新しい現象が加味されることはなく，問いを用い持続比較しながらデータを収集する方法は，観察現象の飽和化に向け，非常に有用であることを示している。

c．収集した現象のデータ化
● 観察現象データ化法

　看護概念創出法においては，参加観察法（非参加型）を用い観察した現象を次のような手続きにより，分析に耐えうるデータとする。この手続きを観察現象データ化法とする。

　第1に，参加観察時のフィールドノートを基にすべての現象を構成する場面の概要を観察フォーム1〈場面の概要〉（**表3-4A**）に記述する。観察フォーム1〈場面の概要〉の記述内容は，前項に述べた観察現象の飽和化の確認にも貢献する。すなわち，観察し終わった現象から順に観察フォーム1〈場面の概要〉を記述し，その場面をこれから観察しようとする現象と比較することにより，観察現象が飽和化しているか否かを容易に確認できる。

表3-4 観察フォーム

A．観察フォーム1　＜場面の概要＞

観察現象：		年/月/日：	場面の種類：
観察対象者			
場面番号	場面の概要		
1			
2			

B．観察フォーム2　＜看護の対象プロフィール＞

(年/月/日：　　　　　)

＜患者＞

＜診断名＞

＜現病歴(入院までの経過)＞

＜入院後の経過＞

＜疾患の状態に対する説明，社会的・家族的背景＞

C．観察フォーム3　＜プロセスレコード＞

観察現象		年/月/日：	場面の種類：	
分析対象者記号				
その日の相互行為者①と相互行為者②の状況：				
時間	相互行為者①の行動	相互行為者②の行動	その他の人の行動	観察者の視点

第2に，観察フォーム1〈場面の概要〉の記述内容に持続比較のための問いをかけつつ，その同質性，異質性を比較した結果，差異が最大であると判断した現象から観察フォーム2〈看護の対象プロフィール〉(**表3-4B**)，観察フォーム3〈プロセスレコード〉(**表3-4C**)を記載する。

　看護概念創出法は当初看護教育学にかかわる現象を対象とした研究方法論として出発した。看護教育学現象の中には，学内における学生と学生，学生と教員の相互行為の場面に加え，看護の対象が関連する場面も多々存在する。このような現象を対象とする際，対象の状況は，現象に大きく関与する。観察フォーム2〈看護の対象プロフィール〉は，これらの現象を扱う研究が使用する様式である。したがって，研究の性質によっては，観察フォーム2が不要な場合もある。

　観察フォーム3〈プロセスレコード〉は，現象を構成する対象の行動を経時的に記述する様式である。

　また，観察フォーム3〈プロセスレコード〉の相互行為者①の行動は，場面を構成する主たる人間の行動である。先に例示した看護学実習における学生のケア行動を概念化した研究においては，直接の分析対象は学生である。しかし，学生は患者へのケア提供を目的としそこに存在しているため，場面を構成する主たる人間は患者である。

　相互行為者②の行動は，相互行為者①とかかわる人間の行動である。看護学実習における学生のケア行動を概念化した研究においては，相互行為者②は学生である。

　さらに，その他の人の行動は，相互行為者①と②以外にその場面に存在する人間の行動である。看護学実習における学生のケア行動を概念化した研究においては，その場面に看護学校の教員が存在すれば教員の行動を記述し，家族と教員の両者が存在すれば両者の行動を記述する。

　「観察者の視点」の欄は，その観察場面を観察者としての研究者がどのようにとらえているかを記述する。この記述は，その現象に対する客観的理解状況の研究者自身による査定を可能にする。さらに，これらの公開により他の研究者からデータとしての適切性の査定を受ける際に，査定効率を向上するという機能を持つ。

● 観察現象データ化の実際

　看護学実習における学生のケア行動を概念化した研究を例にとり，データ

表3-5 観察フォーム1＜場面の概要＞：学生SA

観察現象：SAPA	年/月/日：1995/7/7	ケア場面：床上運動の援助および清拭の準備	
場面NO.	場面の概要（◇は次段階の分析に向け選定した場面）		
SAPA-1	SAPA-1は，SAが，NAを捜して病室に入り，PAには言葉をかけず床上運動を行うことを決定する場面である。SAは，SAの入室に気づいていないPAにまだ言葉をかけていない。		
◇SAPA-2	SAPA-2は，SAが，PAに対して唐突に床上運動を提案し，運動のための体位を整える場面である。SAは，指示されるままのPAに体位を整えるよう言葉をかける。		
◇SAPA-3	SAPA-3は，SAが，PAに運動を開始するよう告げ，PAが動作に移るのを待たずに毛布を取りのけて催促を繰り返す場面である。SAは，指示された動作を何とか開始しようとするPAに繰り返し言葉をかける。		
◇SAPA-4	SAPA-4は，SAが，初めてPAの身体に触れて具体的な運動動作を提案する場面である。SAは，PAの動作に合わせて挙上回数を数えて励ます。SAは，PAが下肢を5回挙上したところで疲労のため動作を停止した様子を観察する。		
◇SAPA-5	SAPA-5は，SAが，疲労した様子のPAに気づき，一度は休息の間をとるものの，すぐに別の運動動作を提案し，説明を始める場面である。SAは，言葉をかけ，PAが困惑しながら運動を始めた様子を観察する。しかし，しばらく運動を繰り返した後，疲労してきたPAの様子には気づかず，運動を続けるよう促す。		

化の実際について説明する。

　この研究においては，看護学生がその受け持ち患者にケアを提供している現象を観察した。その結果，37場面から構成される3つの性質の異なる現象を観察できた。

　データ化の第1段階として，これらをフィールドノートから観察フォーム1〈場面の概要〉に記述する必要があり，**表3-5**はその一部である。この場面から構成される現象は，看護学生SAが左大腿骨頸部骨折術後の女性（92歳）PAを受け持ち，床上運動，全身清拭を展開する過程でPAの多様な反応に困窮しながら対応しているところである。この現象は合計14場面から構成されているが，場面SAPA-1は，他の現象を構成する場面と同質性があるため，次段階の分析に用いないことを決定した。このように性質の異なる現象の中にも同質性のある場面が存在することがあり，観察フォーム1〈場面の概要〉において，比較分析を行い，他の場面との差異を確認しつつ，デー

Ⅱ．看護概念創出法　　161

表3-6　観察フォーム3＜プロセスレコード＞：学生SA

観察現象：SAPA	年/月/日：1995/7/7	ケア場面：床上運動の援助および清拭の準備
学生SA：Y. 氏 （3年生 成人老人看護学実習）	患者PA：H. S. 氏 （92歳，大腿骨頸部骨折）	看護師NA：M. 氏 （経験11年目）

その日の学生の状況：実習4日目。PAの認知症による症状の悪化予防のため，刺激を与えメリハリをつけることを目標とすると発表している。清拭，耳掃除，車椅子での散歩，床上運動など，本日の計画は盛りだくさんである。昨日患者の家族より入院前の生活状況について情報を得，現在のPAの状態をよく観察し，認知症による症状かどうか査定したいとも述べている。

その日の患者の状況：術後2日目，座位が許可されている。創痛の訴えは体位変換などの体動時のみである。ファウラー位で自力で朝食を約1/2量摂取後，約20°にベッドを倒し，しがみつくようにベッド柵を両手でつかんだいつものスタイルで臥床している。左足には良肢位を保つためにビーズ枕が2個，大腿と足首の下に挿入されている。

時間	患者の行動	学生の行動	その他の人の行動	観察者の視点
9:30		SA1 何も持たず，やや強ばった表情で黙って入室しPAのベッドの脚部側に立ち，PAをちらっと見てから病室を見回し「NAさん，遅いな」とつぶやく		NAは回診後，他の病室の包交介助に行っている。ナースステーションで学生同士の打ち合わせをしたSAは，清拭をNAと一緒に行う約束になっているため，あわててNAを探して入室している。PAには言葉をかけていない
	PA1 同室の他の患者の方を眺めて，臥位でベッド柵に両手でつかまって臥床している			PAは覚醒しているが，聴・視力低下のためSAは視界に入らず，SAの入室に気づかない
		SA2 ポケットからメモ帳を取り出し，指でたどりながら読		SAはケアプランや観察ポイントなど学習した内容の

（次頁に続く）

(表3-6の続き)

時間	患者の行動	学生の行動	その他の人の行動	観察者の視点
		み,「足の運動でもして見ようかな」とつぶやく		メモを書いたメモ帳をポケットに入れて持ち歩いている。NAが来るまでの間に自分1人で実施できそうなケアをメモを見て確認している。PAにはまだ言葉をかけていない
	PA2 同室の患者が車椅子で移動するのに合わせ,視線が動いている			同室の患者に関心を向けており,SAには気づいていない
		SA3 メモから顔を上げると,一呼吸してPAの右側から近寄り,PAの右耳に顔を近づけ「PAさん,おはようございます。足の運動しましょうか」と大きめの声で言う		緊張を抑えながら,PAに見えるよう右側から近づき,PAに聞き取りやすい大きな声ではっきりと話しかけている
	PA3 「あ,はい,おはよう…」SAに視線を合わせ,ゆっくりうなずきながら微笑む			PAは言葉をかけられて初めてSAの在室に気づき,挨拶を返している

(表3-5,6ともに,海野浩美:看護学実習における学生のケア行動に関する研究.千葉大学大学院看護学研究科,平成7年度修士論文より引用)

タ化の第2段階に進むことが重要である。

観察現象データ化の第2段階は，第1段階で決定した分析対象場面を観察フォーム3〈プロセスレコード〉に起こすことである。**表3-6**は，その一部である。学生の行動の欄のSA1とSA2は，他の現象の中に同質性のある場面が存在し，次段階の分析には用いない場面ではあるが，次に続く場面の分析にあたり，文脈としてとらえる必要があるため，プロセスレコードとして記述している。また，観察者の視点の波線の部分は，観察者としての研究者が，学生とその受け持ち患者の相互行為場面の観察のみをデータとしているわけではなく，その場面を的確に理解するために，多角的に収集した情報により現象を観察していることを示している。

● データの確実性の確保

確実性が確保されたデータとは，そのデータが研究者の偏見や過剰な関与によるものではなく，現象に忠実であることを示す。これは，次に示す2項目に関する研究者の努力と手続きにより実現する。

第1にデータ収集の段階において，研修期間，予備観察期間を確保し，可能な限り，観察者としての研究者が，その現象に存在する人的物的環境を熟知し，なぜそのような現象が生じているのかを客観的に観察できる用具となるための努力を必要とする。

第2に，データ収集終了後，その現象に精通した複数の研究者にデータを提示し，査定を受け，問題を修正し，すべてのデータを現象に忠実なものとする必要がある。提示するデータは，観察フォーム1，2，3もしくは観察フォーム1，3であり，事前にこれらを熟読した複数の研究者から，次の内容につき査定を受ける。

---
a. 収集した現象に偏りはないか。
b. 現象のとらえ方は客観的か。
c. データは現象が生じている場面を構成する人々の相互行為の文脈を反映したものとなっているか。
d. それらの人々の相互行為は一連の文脈として矛盾のないものになっているか。

これらの事項に基づき，データの記述の不十分さや用語使用の不適切さに

より生じた問題に対しては，データを修正することを通して，確実性を確保する。また，収集したデータの偏りが指摘され，それが妥当な指摘であることが論証されたときは，再度，データ収集を行い，偏りのないデータを作成する。確実性を確保するために他の研究者にデータを提示する際，データ提供者への倫理的配慮には十分留意する必要がある。データ提供者の所属を含め，その匿名性を守り，データが不用意に多数の人々の手もとに残らないような方法を十分検討しなくてはならない。

(3) 半構造化面接法によるデータ収集準備段階からデータ化まで
a. データ収集の準備
● 第1段階【面接対象者と質問項目の決定】

看護概念創出法において半構造化面接法を採用する場合，データ収集に先立ち，対象者と質問項目を決定する必要がある。

研究者は，関心を持つその現象の総体を最も明瞭に語る可能性を持つ対象者が，どのような存在であるのかを検討し決定する。実際の研究例を提示し説明する。

大学院生の修士論文作成過程における学習経験を概念化した研究[41]の場合，研究計画立案の初期段階には，対象者を看護系の大学院に在籍し修士論文を作成した体験を持つ者と漠然と考えていた。しかし，看護系の大学院といってもその種類は多様であり，その多様性を修士論文作成にかかわる要因という観点から調査した。その結果，次のことが明らかになった。看護学研究科を標榜する教育機関に所属し看護職免許を持つ看護学の研究者である教員を指導者として，修士論文を作成した者がいる。その一方，医学もしくは保健学研究科を標榜する教育機関の看護学専攻という領域に所属し，看護職の免許を持たない他領域の研究者である教員を指導者として，修士論文を作成した者もいる。医学系研究科，保健学研究科といった看護学以外の研究科は，主とする学問基盤に相違があり，このことは修士論文作成過程の経験にも大きな影響を与えることを予測させ，対象者の持つ条件を規定する必然性が生じた。そこでこの研究の対象者を大学院看護学研究科の修了生と規定した。

また，この研究において対象者は面接を通し，大学院時代の論文作成過程の体験を想起できなければならない。個人の出会った出来事，人々，物事などの記憶は1年間に5％ずつ忘れ去られ[42]，あまりにも論文作成から時間が経過してしまうと，想起できる内容にも限界が生じてくる。そのため，対象

者は修了後2年目の者を中心に，修了後1年目から3年目までの者とした．

さらに，博士課程に進学した者は，修士課程修了後より一層，深遠な研究に関する学習経験を積み重ねている．そのため，修士論文作成時の経験を博士課程の経験と比較あるいは混同する可能性があるため除外した．加えて，留年経験を持つ者も特殊な経験を持つ可能性が予測できるため除外した．以上の経緯を経て，次の5条件を満たす者をこの研究の対象者とした．

a. 大学院看護学研究科において修士論文を作成し，その課程を修了した者
b. 修了後1年目から3年目までの者
c. 2年間で修了した者
d. 博士課程に進学していない者
e. 研究参加に快く同意を示した者

質問項目は上記の条件を満たした対象者が過去を想起し，環境との相互行為を反映した豊富な体験を言語化できる内容でなければならない．

上記の大学院生の修士論文作成過程における学習経験を概念化した研究は，文献的[43,44]，実際的検討を重ねた結果，学習体験を研究進行に沿い質問していくこととした．ここでいう文献的検討とは，面接法をデータ収集法として採用した研究を相当数概観し，どのような質問項目がどのような結果

表3-7 質問項目

＜導入＞
問1．看護基礎教育課程を卒業されてから今日までの経緯を簡単にお話しください．
問2．大学院への入学動機についてお話しください．

＜学習経験に関する質問＞
問3．修士論文となった研究テーマが決定したのはいつですか，お話しください．
問4．入学されてから研究テーマが決定するまでいかがでしたか．
問5．データ収集とデータ分析が終わったのはいつですか．
問6．そのデータ収集とデータ分析期間はいかがでしたか．
問7．その後は，論文提出までいかがでしたか．
問8．論文の審査，論文の発表の段階においてはいかがでしたか．
問9．今現在この過程を振り返ってみてどのように思われますか．

＜対象者のプロフィールの確認＞
確認内容：卒業看護基礎教育課程，卒業大学院，専攻領域，卒業年，現在の職業，年齢（それまでの質問により回答が得られた場合は問わない）

(望月美知代：大学院看護学研究科における修士論文作成過程の学習経験に関する研究．千葉大学大学院看護学研究科，平成9年度修士論文より引用)

導くのかを知り，修士論文作成過程の学習経験の総体を明らかにするためには，どのように質問項目を設定することが妥当かを検討することを意味する。実際的検討とは，文献的検討を経て設定した質問項目により予備面接を行い，その質問項目が研究目的に合致したデータを聴取できるものになっているかどうかを検討することを意味する。

　また，この研究においては，大学院に入学するまでの経緯と大学院への入学動機に関する質問が，どのような相互行為の文脈で研究活動を始めたのかを知る貴重な資料となりうるため，質問項目に付加することとした。このような経緯を経て，設定された質問項目は，大学院入学までの経緯，入学動機に関する質問2項目と学習経験に関する質問7項目，および対象者のプロフィールに関する質問であった（**表3-7**）。

● **第2段階【対象者の探索と同意の確保】**
　第1段階を経て，対象者の条件と質問項目を決定できたら，次は，実際に面接に応じる候補者を探さなければならない。そして，その候補者に研究目的と倫理的配慮等について説明し，研究参加への同意を得て，同意書に署名を求めるという手続きを必要とする。この場合，対象者が病院，教育機関といった組織に所属し，その組織の承諾が必要なときには，対象者に加え，組織の責任者に対しても同様の手続きを行う。

　看護概念創出法においてデータ収集法として面接法を採用した研究は，いずれもネットワーク標本抽出法[45]を用いた。これは，すでに研究協力への承諾を得た対象者から，紹介を受けるといった対象者のネットワークや研究者自身が持つネットワークなどを活用し，連鎖的に対象を集める方法である。

　先述の大学院生の修士論文作成過程における学習経験を概念化した研究の場合，研究者の在籍する修士課程の修了者の中から，対象者の条件を満たす候補者に面接を依頼し，承諾を受け，その対象者から次々と紹介を受けるという方法を採用した。この際，対象者が同一の大学院に偏らず，できる限り，条件の範囲内で異なる大学院を修了した対象者を選択するよう配慮した。これは，豊富なデータを収集し，普遍的な概念を創出するために必要不可欠な配慮である。

b．データ収集の実際とデータ化の第1段階
　以上のような準備段階を経て，質問項目，対象者の条件，その条件を満た

す対象者が決定したら，面接を開始する。面接の場所は，対象者の至便性に合わせ，しかもできる限り自由に質問に答えられる場所を選択する必要がある。面接内容は，フィールドノートの記録に加え，対象者の許可を得て録音することが望ましい。フィールドノートと録音の内容は，面接終了直後に逐語記録として文字化する。さらに逐語記録をもとに，面接フォーム〈面接記録〉〈質問項目別回答の概要〉〈対象者プロフィール〉(**表3-8**)に記録する。

表3-8 面接フォーム

面接フォーム1＜面接記録＞

【面接記録】
面接対象者：
面接年月日：
面接時間：
面接場所：

【逐語記録】

面接フォーム2＜質問項目別回答の概要＞

面接DATA		面接日		面接時間	
面接対象者					
回答内容番号	質問項目別回答の概要（◇は次段階の分析に向け選定した回答内容）				
質問Ⅰ					
質問Ⅱ					
質問Ⅲ					

面接フォーム3＜対象者プロフィール＞

〔面接対象者〕
〔年齢〕
その他

表3-9 大学院生の修士論文作成過程における学習経験の概念化を試みた研究が使用した面接フォーム

面接フォーム1 ＜面接記録＞

```
【面接記録】
 面接対象者：
 面接年月日：
 面接時間：
 面接場所：

【学習経験】
```

面接フォーム2 ＜質問項目別回答の概要＞

面接DATA		面接日		面接時間	
面接対象者					
回答内容番号	質問項目別回答の概要（◇は次段階の分析に向け選定した回答内容）				
Ⅰ．入学動機					
Ⅱ．テーマ決定	テーマ決定時期：				
Ⅲ．データ収集　データ分析	データ収集期間：　データ分析期間：				
Ⅳ．論文提出					
Ⅴ．論文審査					
Ⅵ．論文発表					
Ⅶ．その他					

面接フォーム3 ＜対象者プロフィール＞

```
〔面接対象者〕
〔年齢〕
〔看護基礎教育課程〕
〔大学院入学前の経緯〕
〔修了後の職業〕

〔修士論文作成過程の特徴〕
```

(望月美知代：大学院看護学研究科における修士論文作成過程の学習経験に関する研究．千葉大学大学院看護学研究科，平成9年度修士論文より引用)

このフォームはどの研究においても形式は同一でよいが，項目名は各研究によって異なる。参考までに，大学院生の修士論文作成過程における学習経験を概念化した研究が使用したフォームを提示する（表3-9）。

面接開始当初は，ひたすらこの作業を繰り返す。そして，数名の面接が終了した時点で，この3つのフォームのうち，質問項目別回答の概要に着目し，概要に記述された内容の同質性，異質性を比較し，どのような現象を収集したのかを把握する。このとき，持続比較のための問いが差異を判定していくために必要になり，回答の概要に対し持続比較のための問いをかけ，その問いに対する回答を比較していく。面接対象者の属性や経験の種類を比較するわけではない。

それをもとにさらにデータ収集を継続し，これ以上新しい回答は存在しない，すなわち，その回答はすべてこれまで聴取したものと同様であることがわかった時点で，面接は終了の方向へ向かう。これを面接内容の飽和化と呼ぶ。しかし，この時点ではあくまでも終了の方向へ向かうだけであり，終了するわけではない。飽和化が完全であることを確認するために，そこからさらに数名の面接を重ねる必要がある。このようにして飽和化を確認するために面接を累積することも，普遍的な結果を創出するために重要である。

面接内容はいつ頃飽和化するのかという疑問に対する答えはない。研究目的により異なるが，これまで行われた研究の多くがおおよそ15名前後の面接終了後に飽和化している。また，これらはいずれも飽和化が完全であるかどうかを確認するために，そこからさらに4名もしくは5名の面接を重ねた。飽和化の確認に向けた面接には，できるだけそれまで面接をした対象と異なる属性，体験を持つ可能性のある対象者を基準の範囲内で選択する。例えば，それまでの対象者がすべて女性であるならば男性，それまでの対象者がすべて成人，老人の臨床看護経験を持つ看護職者であるのならば小児の臨床看護経験を持つ看護職者というように面接を重ね，飽和化を確認する。

面接終了は，データ化の第1段階の終了を意味し，この時点で，すでに面接の逐語記録と3種類の面接フォームがすべて完成している。

● 収集した内容のデータ化の第2段階

半構造化面接法により収集した内容のデータ化の第2段階は，分析フォーム（表3-10）に逐語記録を転記することである。この分析フォームは4つの欄から構成されており，それらは，初期コード，一般的経験コード，一般

表3-10 分析フォーム（面接用）

面接DATA：	面接対象者：		
初期コード	一般的経験コード	一般的経験−持続比較のための問い対応コード	根拠

的経験-持続比較のための問い対応コード，根拠である。逐語記録の転記は，初期コードの欄に行う。このとき，逐語記録にある会話をそのまま転記するのではない。意味内容は変えることなく，初期コードとして整理しながら，転記することが重要である。逐語記録は，対象者の回答を正確に文字にしたものであり，その中には意味のない接頭語や接続詞，接尾語，言葉の意味のない重複，言い誤りの訂正などが山積している。逐語記録の整理とは，文字化した対象の回答を精読し，その意味や内容を損なうことのない範囲で不要な用語や重複などを削除，修正することである。

4）データの分析

看護概念創出法における分析とは，データ収集と同様に持続比較のための問いを使用しながら，コード化，カテゴリ化を行うことを意味する。

（1）コード化とその実際
a．コード化のための分析フォーム

看護概念創出法におけるデータのコード化は，規定の分析フォーム（**表**

Ⅱ．看護概念創出法

表3-11 分析フォーム（観察用）

観察現象番号：	年/月/日：	場面の種類	
初期コード	分析対象者行動コード	分析対象者行動-持続比較のための問い対応コード	根拠

3-10, 11）を使用して行う．観察用と面接用は基本的には同じであり，項目名のみが異なる．すなわち，観察用は初期コード，分析対象者行動コード，分析対象者行動-持続比較のための問い対応コード，根拠の4項目，面接用は前項に記述したように初期コード，一般的経験コード，一般的経験-持続比較のための問い対応コード，根拠の4項目からなる．

　分析フォームの使用は，すべてのコードを同様の視点と手続きにより抽出するために機能し，研究結果の信頼性，確証性の確保に必要な監査の精度と効率の向上に貢献する．

b．コード化

　看護概念創出法におけるコード化とは，分析フォームを用い，現象を構成する各行動（観察の場合），もしくは各経験（面接の場合）を1単位とし，第1に，人間一般の行動（分析対象者行動コード），もしくは人間一般の経験（一般的経験コード）として，第2に，それらを持続比較のための問いと対応（分析対象者行動-持続比較のための問い対応コード，もしくは一般的経験-持続比較のための問い対応コード）させ，二重に抽象化，命名する過程である．また，最終コード名である分析対象者行動-持続比較のための問い対応コード，もしくは一般的経験-持続比較のための問い対応コードは，行動もしくは経験を具体的にイメージできる範囲の抽象度を持ち，行動の質に対し観察・面接対象者の立場から問いに対する回答として，しかも，その現象における相互行為を反映し，かつ原因と結果の関係で命名したものである．決して，「あるべき状態」との比較において評価的な視点から命名して

はならない。「from inside to outside」が至上命題である。また，分析対象となった現象はすべて余すことなくコード化しなければならない。これは，看護概念創出法が行動や経験の総体を概念化するための研究方法論であることに起因する。看護概念創出法による研究経験の累積は，誤った使用にも多々遭遇するという経験の累積でもあった。その中で多発するものとして，その研究者の気になる部分のみを抜き出しコード化するという誤りがある。この方法では行動や経験の総体を概念化することはできず，陰に潜んでいる行動や経験を発見することもできない可能性がある。ある研究者が「この方法はしらみつぶしの質的帰納的研究方法論ですね。」と審美的とはいえない表現を用いて看護概念創出法を論じた。まさに「しらみつぶし」，すなわち，細部まで見落とすことなくつぶさに概念化に向けコード化していくことを求める方法である。

　データ収集法が観察であっても，面接であっても，コード化以後は基本的に同じである。しかし，分析フォーム各欄の名称が異なるため，観察法におけるコード化と面接法におけるコード化を一緒に記述した場合，混乱が起こる可能性がある。そこで，分析方法のコード化に関しては，観察の場合と面接の場合を分けて記述することにした。

● 第1段階：初期コード欄の記述
　□ 観察の場合
　分析フォームの初期コード欄を記述することである。初期コードは，研究者が観察した分析対象者の行動を記述する欄であり，観察フォーム＜プロセスレコード＞における相互行為者①もしくは②の内容をそのまま転記する。
　□ 面接の場合
　先述したように，初期コードの欄に面接の逐語記録を要約，整理し，経験として転記することである。

● 第2段階：分析対象者行動（一般的経験）コードの命名と記述
　□ 観察の場合
　分析フォームの左から2番目の欄に，初期コードを分析対象者行動コードとして命名し，記述することである。分析対象者行動コードは，分析対象者の行動を「一般的な人間の行動として見るとどのような行動か」という視点から抽象度を上げ命名する。これは，初期コードの短縮表示であると考えて

よい．分析フォームのこの欄は，患者の行動を分析対象とする場合は「患者行動コード」，学生の行動を分析対象とする場合は「学生行動コード」と研究によりその項目名が変化していく．また，この段階におけるコード化は，第3段階において持続比較のための問いをかけつつ，各行動を命名していくための準備段階に相当する作業である．

　□　面接の場合

　分析フォームの左から2番目の欄に，初期コードを一般的経験コードとして命名し，記述することである．一般的経験コードは，分析対象者が知覚した体験を「一般的な人間の経験として見るとどのような経験か」という視点から抽象度を上げ命名する．これは，初期コードの短縮表示であり，各欄の命名が研究により変化していくことは観察の場合と同様である．

● 第3段階：分析対象者行動（一般的経験）─持続比較のための問い対応コードの命名と記述

　□　観察の場合

　分析フォームの左から3番目の欄に，分析対象者行動コードを分析対象者行動-持続比較のための問い対応コードとして命名し，記述することである．分析対象者行動-持続比較のための問い対応コードは，分析対象者行動コードに持続比較のための問いをかけ，その問いに対する回答を命名したものである．分析フォームのこの欄も各研究によりその項目名が変化していく．すなわち，患者の行動を概念化した研究は，「この患者の行動は看護問題に対応させるとどのような行動か」という持続比較のための問いを設定した．この研究においては，この欄の項目名は患者行動-看護問題対応コードとなる．また，学生のケア行動を概念化した研究は，「この学生の行動はケア提供という視点から見るとどのような行動か」という持続比較のための問いを設定した．この研究においては，この欄の項目名は，学生行動-ケア提供対応コードとなる．分析の次の段階であるカテゴリ化においては，この欄に記述されたコードを使用する．

　□　面接の場合

　分析フォームの左から3番目の欄に，一般的経験コードを一般的経験-持続比較のための問い対応コードとして命名し，記述することである．一般的経験-持続比較のための問い対応コードは，一般的経験コードに持続比較のための問いをかけ，その問いに対する回答を命名したものである．分析

フォームのこの欄も各研究によりその項目名が変化していくことは観察の場合と同様である。

　大学院の修士論文作成過程における学習経験を概念化した研究は，「この経験は修士論文の完成という視点から見るとどのような学習経験か」という持続比較のための問いを設定した。この研究において，この欄は学習経験-論文完成対応コードとなる。

　また，看護職者の編入学における学習経験に関する研究は，「この経験は学士取得という視点から見るとどのような学習経験か」という持続比較のための問いを設定した。この研究において，この欄の項目名は編入学生経験-学士取得対応コードとなる。分析の次の段階であるカテゴリ化においては，この欄に記述されたコードを使用する。

● 第4段階：根拠の記述

　コード化の第4段階は，分析フォームの根拠の欄に，第3段階でできたコードがなぜそのように命名されたのか，その理由を記述することである。根拠の記述は，研究者自身によるコード化の適切さの自己査定を可能にするだけでなく，後に詳述するコード化の信用性に関する検討にも貢献する。

c. コードの飽和化

　上記の手続きによるコード化は，コードの飽和化を持って終了する。コードの飽和化とは，異なる現象の異なる場面における異なる行動，経験をコード化しているにもかかわらず，過去に抽出されたコードと同様，もしくは類似したコードが頻繁に出現してくる状況を意味する。また，この研究方法を使用する初心者は，カテゴリ化の段階にならないとこのコードの飽和化の状況に判断が下せないこともある。このような場合，カテゴリ化が可能なコード数を手がかりに，コード化を進めることも可能である。

　これまでの研究経験によれば，カテゴリ化により中核的カテゴリ（コアカテゴリ）を創出するためには，種類の異なる約300以上のコードが必要である。多くの研究は，一定の時間枠の中で行われ，このことは看護概念創出法を適用した研究においても例外ではない。そのため，まず研究の初段階は，300以上のコードの抽出を目指し，そのコードを用いカテゴリ化を行い，いったん，結果を出し，その後，結果を確認するための継続的データ収集と分析を実施することも可能である。

d. 精度の高いコード

精度の高いコードを得ることは，看護概念創出法を適用した研究を成功に導く要件の1つである。コードの精度を高めるためには，分析視点を固定することが必要であり，分析フォームを使用し，ていねいにコード化の段階を踏むことは，その必須条件である。

精度の高いコードは次の5つの条件を満たす。

---

a. コード化の第2段階にできたコードと第3段階のコードは抽象度が一定であり，第3段階のコードは第1段階の初期コードよりは抽象度が高いが，初期コードを具体的に理解できる程度の抽象度を持つ。
b. 各コード間の抽象化の程度が一定である。
c. 各コードの命名が相互行為の文脈を反映した表現になっている。
d. 各コードの命名が原因を表す対象者の行動もしくは経験，結果を表す対象者の行動もしくは経験という関連を示す表現になっている。
e. 各コードは研究者の評価的視点を含まず，あくまでも，分析対象者の立場に立った表現になっている。

---

e. 「看護学実習における学生のケア行動に関する研究」に見るコード化の実際

データ化の実際と同様に，看護学実習における学生の行動をケア提供という視点から明らかにすることを試みた研究を例にとり，コード化を具体的に説明する。これは，参加観察法（非参加型）によりデータ収集を行った研究であり，面接法によりデータ収集を行う研究者は，部分的に用語を面接用に置き換えながら読み進めていただきたい。

表3-12は，現象データ化の実際の項で示した観察フォーム1〈場面の概要〉のNO. SAPA-2の場面である。

分析フォームの初期コードは，直接の分析対象者の行動を観察フォーム3〈プロセスレコード〉から転記する欄であり，この研究では，観察フォーム3〈プロセスレコード〉に記述された学生の行動をそのまま初期コード欄に転記してある。

SA3と番号をふられた学生の行動は，細分化して見ると4つの行動単位により構成されている。その第1はメモから顔を上げ一呼吸する行動，第2は

表3-12 分析の実際

観察場面No.：SAPA-2	年/月/日：1995/7/7	ケア場面：床上運動の援助および清拭の準備	
初期コード	学生行動コード	学生行動-ケア提供対応コード	根拠
SA3　₁メモから顔を上げると，一呼吸してPAの₂右側から近寄り，PAの₃右耳に顔を近づけ「PAさん，おはようございます。足の運動しましょうか」と₄大きめの声で言う	1 メモから顔を上げての一呼吸	A2-3-1 患者との対応の不慣れに関連した床上運動勧誘開始に伴う緊張感の調整	SAは実習4日目であるが，本日はまだ患者と対応しておらず緊張している。したがって，メモから顔を上げて一呼吸しているSAの行動は，患者に床上運動を促すにあたって，緊張を抑え，気持ちを整えている状況を示している
	2 患者の右側からの接近	A2-3-2 患者の聴・視力低下への配慮に関連した接近方法の工夫	PAは難聴と視力低下があるため，SAの入室に気づいていない。したがって，患者の右側から接近しているSAの行動は，知覚機能が低下した患者が自分の接近に気づきやすいように，接近方法を工夫している状況を示している
	3 足の運動の勧誘のための言葉かけ	A2-3-3 指導者の来室待機に伴う余剰時間発生の認知に関連した床上運動の勧誘	SAは清拭のために訪室したが，指導看護師がおらず，清拭を実施できないため，看護師を待つ時間が生じている。したがって，床上運動を勧誘しているSAの行動は，指導看護師を待つ時間が生じたために，その間に床上運動を実施しようとして勧誘している状況を示している

(次頁に続く)

(表3-12の続き)

初期コード	学生行動コード	学生行動-ケア提供対応コード	根拠
	4 患者の右耳付近での大きめの声での言葉かけ	A2-3-4 患者の聴力低下への配慮に関連した発語方法の工夫	PAは難聴がある。したがって，患者の右耳付近で大きめの声で言葉かけしているSAの行動は，聴力の低下した患者に配慮して発語方法を工夫している状況を示している

(海野浩美：看護学実習における学生のケア行動に関する研究．千葉大学大学院看護学研究科，平成7年度修士論文より引用)

患者PAの右側から近づく行動，第3は右耳に顔を近づけ「おはようございます」と挨拶する行動，第4は「足の運動しましょうか」と大きめの声で言う行動である。

　この4つの行動を「一般的な人間の行動として見るとどのような行動か」という視点から抽象化すると，第1の行動は「メモから顔を上げての一呼吸」という学生行動コードとなる。また，第2の行動は「患者の右側からの接近」，第3の行動は「足の運動の勧誘のための言葉かけ」，第4の行動は「患者の右耳付近での大きめの声での言葉かけ」という学生行動コードとなる。これらは，観察した各行動を人間一般の行動として短縮表示したものである。この短縮表示には，できる限り短縮するという点から，体言止めを試みる。しかし，体言止めにすることにより，文脈が反映されにくい場合があり，その場合は無理に体言止めにする必要はない。

　次にこの4つの学生行動コードに「この行動をケア提供という視点から見るとどのような行動か」というこの研究における持続比較のための問いをかけ，その回答を学生行動-ケア提供対応コードとする。第1の学生行動である「メモから顔を上げての一呼吸」は，「患者との対応の不慣れに関連した床上運動勧誘開始に伴う緊張感の調整」，第2の「患者の右側からの接近」は「患者の聴・視力低下への配慮に関連した接近方法の工夫」，第3の「足の運動の勧誘のための言葉かけ」は「指導者の来室待機に伴う余剰時間発生の認知に関連した床上運動の勧誘」，第4の「患者の右耳付近での大きめの

声での言葉かけ」は「患者の聴力低下への配慮に関連した発語方法の工夫」という問いに対する回答，すなわちコードとなる。そして，それらが持続比較のための問いに対し，なぜそのようなコードとして命名されたのかを根拠の欄に記述している。

このコード化の第3段階である学生行動-ケア提供対応コードは，次の分析の段階であるカテゴリ化に使用するため，特に慎重に進める必要がある。コードの命名には，持続比較のための問いに対する的確な回答であると同時に，次の要件が求められる。

● 各コードの抽象化の程度を一定にする

コード化の項でも述べたように，分析対象者行動コードと分析対象者行動-持続比較のための問い対応コードは，初期コードより抽象度は上がるが，両コードの抽象度は同程度でなければならない。また，その抽象度は，そのコードから対象の実際の行動がイメージできる程度とする必要がある。例示した研究のコードは，いずれもその要件を満たしている。

● コードの命名が相互行為の文脈を反映した表現になっている

この研究は，学生のケア行動を表す概念の創出を試みており，学生は，患者やその他の人的物的環境に影響を受けて行動している。例えば，「足の運動しましょうか」という学生の行動を人間一般の行動として見ると，それは単に足の運動のための言葉かけである。しかし，大腿骨骨折術後2日目の92歳という高齢の女性へのケア提供という問いをかけると，そこには当然，健足の筋肉萎縮防止のための床上運動の必要性が浮上する。それとともに，指導者と共同しなければ清拭ができないという学生の状況，しかも，その指導者はまだ来室していないという文脈に基づくと，「指導者の来室待機に伴う余剰時間発生の認知に関連した床上運動の勧誘」というコードとなり，このコードは相互行為の文脈の反映という要件を満たしている。

● コードの命名が原因と結果の関連を示す表現になっている

これは，第2として示したコードの要件と関連する。「指導者の来室待機に伴う余剰時間発生の認知に関連した床上運動の勧誘」は「指導者の来室待機に伴う余剰時間発生の認知」という学生の行動が原因となり「床上運動の勧誘」という結果としての学生の行動を引き起こしている。すなわち，コー

ドは原因としての行動と結果としての行動の関連により表現されており，両行動とも学生自身の行動である。初心者が，このようなコード化を試みる際，原因としての行動が，相互行為を展開するもう一方の他者に影響されるため，分析対象者の行動として表現されないことがある。例えば，「指導者の来室待機に伴う余剰時間発生の認知に関連した床上運動の勧誘」が「指導者の未来室に関連した床上運動の勧誘」となることを意味する。このコードの原因となる行動は「指導者が来室しない」という行動であり，これは，学生の行動ではなく指導者の行動である。この研究における分析対象は学生の行動であるため，このコードは不適切である。

● **コードは研究者の評価的視点を含まず，あくまでも，分析対象者の立場に立った表現になっている**

例えば，「患者の聴・視力低下への配慮に関連した接近方法の工夫」は，この患者は左耳が遠く，左目の視力が弱いため，学生はそれを配慮し右側から患者に近づいている。この学生の行動は，看護の専門家としてその状況においては極めて適切である。この判断によりコードを「患者の聴・視力低下への適切な配慮に関連した正しい接近」とした場合，これは学生の行動に対する研究者の評価的視点を含んでいる。学生の行動は，あくまでも，持続比較のための問いに対する回答であり，学生自身の立場に立った表現でなければならない。この研究における持続比較のための問いは，「この学生の行動はケア提供という視点から見るとどのような行動か」であり，この問いに対しての回答を学生の立場に立った表現にすると，学生自身は「患者の聴・視力低下への配慮に関連した接近方法の工夫」となる。

また，このとき，たとえ学生が左側から接近しても，「患者の聴・視力低下への配慮欠如に関連した不適切な接近」とはコード化されない。この行動は，持続比較の問いに対応させ，学生の立場からコード化すると「床上運動実施可能性察知に関連した説明のための患者への接近」である。

他の研究において，評価的視点を含んでしまったコードの例を**表3-13**に示した。

そして，このようにしてできたコードが「コード化の第2段階にできたコードと第3段階のコードは抽象度が一定であり，第3段階のコードは第1段階の初期コードよりは抽象度が高いが，初期コードを具体的に理解できる程度の抽象度を持つ」かどうかを確認する。

表3-13 評価的に命名され，修正の指摘を受けたコードの例

研究テーマ	評価的命名を受けたコード名
臨床看護師の看護活動に関する研究	身体症状の不十分な観察 提起された身体症状の一方的観察 清潔保持への不十分な対応
患者体験と看護ケアに関する研究	処置への独断的介入
看護問題に焦点を当てた臨床看護師の看護活動に関する研究	客観的情報の誤った分析解釈 ケアへの心理的準備への不十分な対応 安静への知識不足への不十分な対応
看護学実習の現状に関する教育学的分析	学習行動の無視 指導の放棄
患者行動に関する質的分析	不十分な客観的な自己認識状態
看護学実習の授業構成要因に関する研究	不十分な情報提供
看護学実習における指導方略の質的分析	学習行動の無視 指導の放棄

f．コードの確実性，信頼性，確証性の確保

　上記の方法により抽出したコードが，「看護概念創出法」におけるコードの要件を満たしたものであるかどうかを検討することは，その研究の信用性確保に向けて第2番目に行われる重要な作業である。コードが持続比較のための問いに対応し，精度の高いコードとしての5つの条件を満たしたとき，その確実性，信頼性が確保されたことを示す。またコードがその行動や経験を忠実に反映したものとなったとき，その確証性が確保されたことを示す。

　そのためには，次の2つの手続きを必要とする。第1は，研究者自身によるコードの査定である。査定に際しては，コードが持続比較のための問いに対応し，精度の高いコードとしての5つの条件を満たしているかどうかを再吟味する。

　第2は，その現象に精通した複数の研究者に対するコードの提示と検討により行われる。提示する内容は，観察の場合，観察フォーム1・2・3もしくは観察フォーム1・3と分析フォーム，コード一覧表であり，面接の場合，面接フォーム1・2・3と分析フォーム，コード一覧表である。事前にこれ

らを熟読した複数の研究者は，次の内容につき検討する。

> a. コードが持続比較のための問いに対応し，精度の高いコードとしての5つの条件を満たしている。
> b. 観察フォームもしくは面接フォームの内容と分析フォームの内容に矛盾が生じていない。
> c. コード化の根拠が，客観的な事実を基に具体的に記述されている。
> d. コード化の根拠からコードが示す内容が適切であると判断できる。
> e. コードに使用される同一の用語が一貫して同じ行動，経験を表している。

(2) カテゴリ化とその実際
a. カテゴリ化

　カテゴリ化とは，分析の最終段階であり，サブカテゴリ・カテゴリ・コアカテゴリの形成と命名の過程である。これらは，次の手続きを踏むことを意味する。まず第1に，コード化の第3段階で得られた最終コードをその表現の同質性・異質性により分離・統合し，下位集合体（サブカテゴリ）を形成する。そして，それらに持続比較のための問いをかけ，そこに存在する行動もしくは経験の性質の共通性を発見，命名する。第2に，命名されたサブカテゴリに同様の方法を適用し，より抽象度の高い集合体（カテゴリ）とする。第3に，カテゴリに対しても同様の作業を反復する。その結果，形成された最終集合体（コアカテゴリ）に持続比較のための問いをかけ，問いに対する回答の性質に命名する。最終集合体（コアカテゴリ）とは，持続比較のための問いにより，個々の性質に適した命名を受けた集合体（カテゴリ）のいくつかがまとまり，それらが，これ以上分離することも結合することもできない状態を意味する。この状態に持続比較のための問いをかけ，その回答の性質への命名が，創出された概念名となる。

　具体的には，以下のような手続きを踏む。

● 第1段階：コード一覧表の作成

　確実性，信頼性，確証性の確保のための手続きを終了し，修正したコードの一覧表（表3-14A）を作成する。このコード一覧表は，抽出されたコードを単純に並べたものである。コード一覧表作成上，注意を要する点は，

表3-14 カテゴリ化のためのコード，サブカテゴリ，カテゴリ一覧表の様式

A．コード一覧

場面番号	コード番号およびコードネーム

B．コード・サブカテゴリ一覧

コード番号およびコードネーム	サブカテゴリ番号およびサブカテゴリネーム

C．コード・サブカテゴリ・カテゴリ一覧

コード番号およびコードネーム	サブカテゴリ番号およびサブカテゴリネーム	カテゴリ番号およびカテゴリネーム

コード化の際，割り振ったコード番号を落とさないようにすることである。この番号は，カテゴリ化のプロセスでもデータに戻る必要性が生じたとき，その機能を発揮する。

● **第2段階：サブカテゴリ（下位集合体）の形成と命名**

　コード一覧表に沿って，各コードを確認し，コードの表現を手がかりにしながら，意味内容の同質性，異質性に従いコードの下位集合体を形成する。これをサブカテゴリとし，このサブカテゴリに持続比較のための問いをかけ，その問いに対する回答をサブカテゴリとして命名する。

　サブカテゴリ名は，コードの命名と同様に原因と結果の関係により記述することが望ましい。このように命名しておくことにより，サブカテゴリからカテゴリへと抽象度を上げていくとき，サブカテゴリ個々の性質を見極めやすくなる。

　また，サブカテゴリの形成と命名にあたっては，同質性のあるコードの集合体ができるたびにそれに命名し，その命名に該当するコードの存在の有無をその都度確認しながら，次の集合体の形成に進むという方法を反復しながら，全コードが収束するサブカテゴリを形成していく必要がある。

　サブカテゴリは300以上のコードから形成され，数が多いため，コードすべてを分類してから命名しようとしたとき，同質性と異質性の判断に混乱を来すことがある。

　上記の方法はこれを回避するために有用であり，この方法により，コードの同質性，異質性を判断しやすくなり，輪郭が明瞭なサブカテゴリの形成が可能になる。サブカテゴリは，コードより抽象度が高い。どのコードが集合し，どのサブカテゴリを形成したのかが判読可能なサブカテゴリ一覧表（**表3-14B**）を作成する。

● **第3段階：カテゴリ（集合体）の形成と命名**

　サブカテゴリ一覧表に沿って各サブカテゴリを確認し，その行動を表す表現に着目し，意味内容の同質性，異質性に従いサブカテゴリの集合体を形成し，これをカテゴリとする。そのカテゴリに持続比較のための問いをかけ，その問いに対する回答をカテゴリとして命名する。このカテゴリは，サブカテゴリより抽象度が高い。

　カテゴリ名は，サブカテゴリの命名と同様に原因と結果の関係により記述

することが望ましい。このように命名しておくことにより，カテゴリからコアカテゴリへと抽象度を上げていくとき，カテゴリ個々の性質を見極めやすくなる。また，カテゴリの形成と命名にあたっては，サブカテゴリの形成と命名に同じく，同質性のあるサブカテゴリの集合体ができるたびにそれに命名し，その命名に該当するサブカテゴリの存在の有無をその都度確認しながら，次の集合体の形成に進むという方法を反復しながら，全サブカテゴリが収束するカテゴリを形成していく必要がある。

　どのコードが集合し，どのサブカテゴリを形成し，さらにどのサブカテゴリが集合しカテゴリを形成したのかが判読可能なカテゴリ一覧表（**表3-14C**）を作成する。

● **第4段階：コアカテゴリ（最終集合体）の形成と命名**

　カテゴリ一覧表に沿って，各カテゴリを確認し，カテゴリ各々に持続比較のための問いをかける。その問いに対する回答の意味内容の同質性，異質性に従い，カテゴリの集合体を形成し，コアカテゴリとする。そのカテゴリに持続比較のための問いをかけ，その回答に共通の性質を発見し，命名する。

　看護概念創出法を適用した研究の多くは，上記のカテゴリ化の過程を少なくとも3回から4回繰り返し行うことを通して，洗練した概念を創出している。これは，たとえ全コードが確実性，信頼性，確証性を確保していても，その同質性，異質性を見極め，洗練された概念の創出に至るまでには，カテゴリ化の反復が必要であることを示している。洗練された概念は，個々の輪郭が非常に明瞭であり，研究対象となった現象を完全に記述する。

　データを信じ，「焦らず」「狙わず」「諦めず」と自分に言い聞かせながら，一歩一歩前進する必要がある。

b. 「看護学実習における学生のケア行動に関する研究」に見るカテゴリ化の実際

　コード化の実際と同様に，看護学実習における学生のケア行動を概念化した研究を例にとり，カテゴリ化を具体的に説明する。

　この研究は，4組8名の学生と患者の観察を行い，差異が著しく，相互行為の内容が豊かで変化に富む37場面からなる3つの現象を分析対象としている。ここから，総数335のコードが抽出され，これらは，69のサブカテゴ

表3-15 サブカテゴリ，カテゴリ，コアカテゴリ

サブカテゴリ	カテゴリ	コアカテゴリ
1) ケア提供の原理原則適用による環境調整 2) ケア提供の原理原則適用によるケア進行 3) ケア計画遂行必要性の自覚によるケアの進行 4) 清潔ケアのための周囲汚染防止の配慮による手技・物品活用の工夫と調整 5) 他患者・看護師への配慮によるケアの進行	1. 既習内容想起によるケア提供への一般原則適用	Ⅰ. 一般原則適用によるケア展開
6) 失敗・未経験ケア提供への緊張による原理原則の踏襲 7) 自己のケアによる危険誘発への不安に関連した原理原則への遵守と回帰	2. ケアへの不安・緊張による一般原則への回帰と踏襲	
8) ケア方法に対する患者要望の過剰な導入によるケア展開に伴う危険の誘発 9) 患者状態把握不足に伴うケアへの一般原則の強引な適用による危険の誘発 10) ケア手順遵守への注意集中による患者と自己への危険の誘発	3. ケア提供への一般原則適用不十分・過剰適用による危険の誘発	
11) ケア提供の原理原則の重視による患者のケア要望の調整 12) 自己のケア計画と手順の遵守による患者参加の強引な勧誘 13) ケア手順遵守への注意集中による患者への対応の欠落と関心の移行	4. ケア提供への一般原則過剰適用による一方的ケアの展開	
14) ケア手順遵守への注意集中による指導看護師・補助者への対応不十分 15) 自己のケア計画と手順の遵守による補助者・患者への対応の省略	5. ケア提供への一般原則遵守による患者・看護師・補助者への不十分な対応	
16) 患者状態把握不足によるケアへの一般原則の強引な適用 17) 患者状態査定の誤りによるケアへの一般原則の強引な適用	6. 患者理解不十分によるケア提供への一般原則の過剰な適用	
18) ケア過程での獲得情報による患者状態の把握 19) ケア前の患者情報獲得に伴う患者状態の把握 20) 獲得情報による患者状態を配慮したケアの対応・方法・物品の工夫 21) ケア進行過程での患者状態査定によるケア進行 22) ケア進行過程での患者状態査定によるケア修正	7. ケア過程での患者理解の深まりによるケア進展	Ⅱ. ケア提供過程における理解の深まりによるケア進展

(次頁に続く)

(表3-15の続き)

サブカテゴリ	カテゴリ	コアカテゴリ
23) ケア進行過程での看護問題発見によるケア修正 24) ケア進行過程での患者状態査定による患者への共感		
25) ケア進行過程での計画遂行障害の発生による原因究明と対処 26) 効果的なケアへの配慮による手技・物品活用の工夫と調整 27) 円滑なケア進行への配慮による物品・環境・動作の調整	8. ケア過程でのケア技術理解の深まりによるケア進展	
28) ケアへの判断不可能による看護師の指導の待機 29) ケアへの判断不可能による看護師指導への期待 30) ケアへの判断不可能による看護師へのケア委譲 31) 看護師のケア開始の観察によるケアからの撤退と補助業務への移行	9. ケアへの判断不能の自覚による指導看護師への依存	Ⅲ. 円滑なケア提供に向けた他者介入の受け入れ
32) 看護師指導受け入れによるケア物品使用とケア実施 33) 看護師指導受け入れによるケア手技・物品使用方法の理解 34) 看護師指導受け入れによるケア修正 35) 看護師指導受け入れによるケア方法・物品使用方法の決定 36) 看護師指導受け入れ困難によるその場しのぎの対応と再指導の要求	10. 看護師指導の受け入れによるケアの円滑な展開	
37) 看護師・補助者のケア観察によるケア方法理解とケア進行 38) 看護師行動観察によるそのケアへの協力・模倣 39) 補助者の協力受け入れによるケア方法の決定 40) 看護師のケア協力受け入れによる心理的安定 41) ケア提供難航の予測による他職種への協力と要請	11. 看護師・補助者の観察・協同によるケアの円滑な展開	
42) ケア手技の未熟さによる自己流ケアの展開 43) 不慣れな手技・ケアの実施による緊張と動揺	12. ケア技術の未熟さによるケア展開の混乱	Ⅳ. ケア提供の混乱と中断
44) 患者からの意図的ケア進行阻害による手技・対応の混乱 45) 予想外の事態発生に対する動揺による手技・対応の混乱	13. 予測不能事態との遭遇によるケアの混乱	

(次頁に続く)

(表3-15の続き)

サブカテゴリ	カテゴリ	コアカテゴリ
46) 羞恥心を伴うケア実施による対応の混乱	14. ケア実施への抵抗感による対応の混乱	
47) 看護師・患者からのケアへの否定的評価による緊張・動揺・苛立ち 48) 患者からのケアへの否定的評価による対応の混乱 49) 患者からの否定的評価によるケアの中断	15. 患者・指導看護師からの否定的評価によるケアの混乱と中断	
50) 患者・看護師からのケアへの肯定的評価による謙遜に伴うケアの停滞 51) 患者・看護師のケアへの支持的態度察知によるはにかみ	16. 患者・指導看護師からの賞賛と慰労の受け入れによるケアの停滞	
52) ケア進行過程での外部刺激消失によるケアへの関心の復活 53) ケア進行過程での外部刺激による関心の移動とケアの中断	17. ケア状況への視野狭小による外部刺激への関心の翻弄	
54) 患者状態査定の誤りによる患者訴えの軽視 55) 患者状態把握不足によるケア遂行へのためらい	18. ケア過程での患者理解不十分による患者への対応不十分とケア遂行逡巡	
56) ボディメカニクス不良状態でのケア提供による過剰な身体負荷 57) 未経験のケアへの緊張による原理原則の欠落と失敗 58) ケア進行過程での単一の手技への関心集中による他の原理原則遵守の欠落	19. 未熟さによるケア提供への一般原則適用の失敗	
59) ケアへの否定的自己評価による動揺・落胆・対応の混乱 60) ケアへの否定的自己評価による患者への関心喪失	20. ケア不備・失敗の自覚による意欲の喪失	V. ケアの効果確認によるケアへの意欲触発と喪失
61) ケア手技・物品・患者対応への失敗・不備の発見・反省によるケア方法の改善 62) ケア手技失敗発見による原因の探究	21. ケア不備・失敗の発見によるケア改善の取り組み	

(次頁に続く)

(表3-15の続き)

サブカテゴリ	カテゴリ	コアカテゴリ
63) ケアへの肯定的自己評価による緊張感からの解放 64) ケア効果の確認による自己の有能感の確認 65) ケア効果査定必要性認知による患者状態の把握 66) ケアへの自信自覚による看護師依頼の受け入れ	22. ケアの円滑さ・効果の確認による緊張からの解放と自己の有能感の獲得	
67) ケアへの看護師の支持的態度察知による心理的安定とケア開始	23. 指導看護師からの支持的態度察知によるケアの進展	
68) ケア提供終了認知による疲労感の自覚 69) ケア提供終了認知による安心感の湧出	24. ケア提供終了に伴う疲労・安心感	Ⅵ. ケア終了による緊張からの解放

(海野浩美他：看護学実習における学生のケア行動に関する研究．看護教育学研究，6(1)；36，1997．より引用)

リを形成し，さらにこのサブカテゴリは24のカテゴリを形成した。このカテゴリは，6つのコアカテゴリを形成し，ここから学生のケア行動を表す6つの概念を創出した（**表3-15**）。ここに至る過程をカテゴリ化の各段階に沿って説明する。

● 第1段階：コード一覧表の作成

　第1段階のコード一覧表の作成は，カテゴリ化のために必要な作業と考えてよい。ワードプロセッサの機能を駆使すれば，それほど大きな問題は生じない。しかし，研究者の心構えとして，この作業の開始とともにこれまで脳裏から一時も離れることのなかったフィールドで観察した現象とは決別しなければならない。ここから始まる各段階は，すべてその運命をコードに委ねていく。これは，コードの精度の高さが，看護概念創出法を用いた研究の命であり，1つでも問いのかかっていないコードが存在すると適切な研究結果を得られない場合があることを示している。したがって，ワードプロセッサの機能を駆使すれば，それほど大きな問題は生じない作業ではあるが，単純作業としてアルバイターに依頼することはできない。それは，研究者にとってこの作業は，コードの確実性，信頼性，確証性について確認する最終的な機会となるためである。

● 第2段階：サブカテゴリ（下位集合体）の形成と命名

　第2段階は，実質的なカテゴリ化の段階である。ここからは，コンピュータから離れ，はさみとのり，そしてコードを分類しつつ貼りつけていく紙が必要となる。のりは，従来のものではなく，貼ったりはがしたりできるものが便利である。紙は，A0の模造紙を必要とする。

　これらの必要物品がそろったら，まず，コード一覧表となった各コードを1つ1つ切り離しながらていねいに見ていくことが必要である。この段階では，行動のみに着目するのではなく，行動もその行動の種類も類似しているものを集め，1つの固まりとして紙上に貼りつけ，異質なコードは異なる位置に貼りつけていく。その結果，明らかに性質が同じであることがわかるいくつかのコードの集合体ができたならば，その集合体に持続比較のための問いをかけ，その回答をサブカテゴリ名とする。さらに，これまでは，異なるコードの集合体として存在していた固まりを再度見直し，表現や行動の種類は異なっても行動の性質が同様のものがあれば，統合してより大きな集合体としていく。

　表3-15のコアカテゴリ【一般原則適用によるケア展開】を形成したカテゴリ「1. 既習内容想起によるケア提供への一般原則適用」の中のサブカテゴリ〈2）ケア提供の原理原則適用によるケア進行〉を例にとり，説明する。このサブカテゴリは，次の4つのコードが形成したものである（表3-16）。
A：患者の水分残存による不快感の配慮に関連した頭髪の生え際の水分除去
B：患者の水分残存による不快感の配慮に関連した耳介の水分除去
C：床上運動開始に伴うベッド調整の決定に関連した患者への予告
D：導尿準備進行に関連した排尿の必要性判断のための尿意の確認

　この4つのコードのうち，最初の分類では，AとBが1つの集合体を作り，CとDは他のどの集合体にも所属できないコードであった。

　集合体となったA，Bは，洗髪という清潔ケアを行う学生の行動である。この行動は，学生が実習以前の講義や演習において，洗髪後の水分残存により患者が不快感を感じることをすでに学んできており，その知識を活用し頭髪や頭皮の水分だけではなく頭髪の生え際や耳介の水分をていねいにふき取っていることを示している。この2つの行動は，部位こそ異なるが，既習の知識に基づき患者の不快感への配慮を原因として，それに対処するために水分をふき取るという行動を結果として起こしている点に関しては全く同じである。すなわち，行動の種類も性質も同じであり，この行動の種類，性質

表3-16 サブカテゴリの形成と命名の実際

コード	サブカテゴリ
A：B10-60-2 　患者の水分残存による不快感の配慮に関連した生え際の水分除去 B：B10-60-1 　患者の水分残存による不快感の配慮に関連した耳介の水分除去 C：A2-7-1 　床上運動開始に伴うベッド調整の決定に関連した患者への予告 D：C6-40-1 　導尿準備進行に関連した排尿の必要性判断のための尿意の確認	2) ケア提供の原理原則適用によるケア進行

(海野浩美：看護学実習における学生のケア行動に関する研究．千葉大学大学院看護学研究科，平成7年度修士論文より引用)

ともに同じコードに，「この学生の行動はケア提供という視点から見るとどのような行動か」という問いをかける。すると学生のこの行動は，学内の講義で学習した洗髪という清潔ケア提供の原理原則を適用することにより，ケアを進行している行動であり，〈ケア提供の原理原則適用によるケア進行〉という回答となる。

　また，コードC：床上運動開始に伴うベッド調整の決定に関連した患者への予告は次のような学生の行動を示している。床上運動とは，何らかの理由で自動運動ができない，もしくはできても安静を保持するため自動運動をしてはいけない部位を持つ患者が，ベッド上で運動することを意味する。この場合，床上運動を行うためには，ベッドが運動に適切な状態でなければならず，学生はこの知識をすでに学内の講義により学習している。この行動は，学生が既習の学習内容に基づき，床上運動とベッド調整を行うことを決定し，それらをあらかじめ患者に伝えている行動である。このような場合，看護師は必ず患者にそのことの了解を得る必要があり，学生はこの点についてもすでに学習しており知っている。すなわち，このコードCは患者に言葉をかけるという種類の行動であり，コードA，Bの洗髪後の残った水分をふき取る

という行動とは，行動の種類が異なるため，同じ集合体には分類されなかった。しかし，コードA，Bの問いかけに対する回答が〈ケア提供の原理原則によるケア進行〉であることが判明し，再度，コードCを見直すと，行動の種類は異なるが，行動の性質は同じであることが見えてくる。それは，床上運動開始に伴うベッド調整もそれに伴いそのことを患者に予告することも，ケア提供の原理原則であり，この学生はそれに従ってケアを提供していることを示しているためである。

さらに，コードD：導尿準備進行に関連した排尿の必要性判断のための尿意の確認は，次のような学生の行動を示している。導尿とは，何らかの理由により排尿が困難であったり，自分自身で排尿することにより何らかの問題が生じる可能性のある場合に行う排泄のケアであり，尿道口よりカテーテルを膀胱内に人為的に挿入し，尿を体外に排出することを意味する。この場合，排尿困難ではあるが尿意が少しでもある患者には，尿意を確認し，排尿を試みた後で導尿を行うことにより，膀胱機能を示す残尿の量を確認でき，導尿時間も短縮できる。この学生は，この点についてすでに学内の講義で学習しており知っている。そのため，学生は，導尿に先立ち，尿意の有無を確認している。すなわち，このコードDは患者に尿意を確認するという種類の行動であり，コードA，Bの洗髪後の残った水分をふき取るという行動とは，行動の種類が異なるため，同じ集合体には分類されなかった。しかし，コードA，Bの問いかけに対する回答が「ケア提供の原理原則適用によるケア進行」であることが判明し，再度，コードCと同様にコードDを見直すと，行動の種類は異なるが，行動の性質は同じであることが見えてくる。それは，導尿準備進行に伴い尿意を確認することは，導尿という排泄に関わるケア提供の原理原則であり，この学生はそれに従ってケアを提供していることを示しているためである。

以上の理由により，コードC，Dは，コードA，Bの集合体に統合され，1つのサブカテゴリを形成するコードとなる。

カテゴリ化の第2段階は，300以上のコードすべてに関し，以上のような分離・統合を継続する過程である。この過程は，どのコードが集合し，どのサブカテゴリを形成したのかが判読可能なサブカテゴリ一覧表を作成することにより終了する。

● 第3段階：カテゴリ（集合体）の形成と命名

　第3段階は，第2段階と同様にサブカテゴリ一覧表に沿って，各サブカテゴリを1つ1つ切り離しながらていねいに見ていくことから始まる。第2段階では，行動のみに着目するのではなく，行動の種類も性質も類似しているものをまずは集めた。しかし，この段階からは，サブカテゴリに表現されている行動の性質に着目し，行動の性質が類似するサブカテゴリを1つの固まりとして紙上に貼り付け，数個のサブカテゴリが1つの集合体を形成した時点で，その集合体に持続比較のための問いをかけ，問いに対する回答をカテゴリとして命名する。性質の異なるサブカテゴリは異なる位置に貼り付けていく。

　これは，言い換えると，複数のサブカテゴリの中に包含されていた共通の性質を持続比較のための問いに対応させ，発見することである。したがって，おのずとカテゴリ名はサブカテゴリ名より高い抽象度を持つ。さらに，これまでは，異なるサブカテゴリの集合体として存在していた固まりを再度見直し，性質が明らかになったカテゴリと同様のものがあれば，統合してより大きな集合体としていく。

　表3-15のカテゴリ1．既習内容想起によるケア提供への一般原則適用は，5つのサブカテゴリが集合体となって形成したカテゴリである。カテゴリ化を開始した当初，まず集合体を形成したサブカテゴリは，1）ケア提供の原理原則適用による環境調整，2）ケア提供の原理原則適用によるケア進行，4）清潔ケアのための周囲汚染防止の配慮による手技・物品活用の工夫と調整であった。

　この3つのサブカテゴリは次のような根拠に基づき1つの集合体となった。この3つのサブカテゴリのうち，1）と2）はこの研究における持続比較のための問いに対応させると，ケア提供にあたり学内で学習した原理原則を適用しているという共通性がある。この視点で4）清潔ケアのための周囲汚染防止の配慮による手技・物品活用の工夫と調整を見ると，4）の中に包含される清潔ケアにあたって周囲の汚染を防止するための行動もケア提供の原理原則であることがわかる。これらは，サブカテゴリ1），2），4）が持続比較のための問いに対応させると学生がケア提供にあたり原理原則を適用しているという点で共通の性質を持つ行動であることを示している。

　次に他の集合体もしくは未分類のサブカテゴリの中に，ケア提供にあたり原理原則を適用している行動がないかどうかを探索する。その結果，サブカ

テゴリ3）ケア計画遂行必要性の自覚によるケアの進行は持続比較のための問いに対応させるとこのカテゴリに統合される性質を持つことが判明した。現在，看護基礎教育課程においては，看護過程の展開が看護の方法論として定着し，看護過程は，アセスメント，計画，実施，評価の4つの過程から構成される。サブカテゴリ3）は，このうちの計画と実施の過程を学生が適用していることを示している。この過程を踏むことは原理原則という用語で表現されるほど厳密なものではないが，原理原則をも包含する看護におけるケア提供の一般原則と表現することが妥当な行動である。同様にサブカテゴリ5）他患者・看護師への配慮によるケアの進行もこのカテゴリに統合される性質を持っていた。サブカテゴリ5）は，ケア提供時に他者に配慮する学生の行動を示し，これも看護の一般原則である。以上の結果，これら5つのサブカテゴリは，既習内容想起によるケア提供の一般原則の適用と命名されたカテゴリとなった。

　以上のような経過を経て，5つのサブカテゴリは，1つの集合体となり，既習内容想起によるケア提供への一般原則の適用というカテゴリを形成した。

　カテゴリ化の第3段階は，サブカテゴリすべてに関し，以上のような分離・統合を継続する過程である。この過程は，どのサブカテゴリが集合し，どのカテゴリを形成したのかが判読可能なカテゴリ一覧表を作成することにより終了する。

● 第4段階：コアカテゴリ（最終集合体）の形成と命名

　第4段階は，第2，第3段階と同様にカテゴリ一覧表に沿って，各カテゴリを1つ1つ切り離しながらていねいに見ていくことから始まる。この段階では，第3段階同様に，カテゴリに表現されている行動の性質のみに着目し，行動の性質が類似するカテゴリを1つの固まりとして紙上に貼り付けていく。性質の異なるカテゴリは異なる位置に貼り付けていく。その結果，明らかに同質であると判断できる複数のカテゴリの集合体ができたとき，その集合体に持続比較のための問いをかけ，その問いに対する回答をコアカテゴリとして命名する。これは，言い換えると，複数のカテゴリの中に顕在，潜在している共通の性質を持続比較のための問いに対応させ，発見することである。したがって，おのずとコアカテゴリ名はカテゴリ名より高い抽象度を持つ。さらに，これまでは，異なるカテゴリの集合体として存在していた固ま

りを再度見直し，行動の性質が明らかになったコアカテゴリと同質のものがあれば，統合し，これ以上は統合も分離も不可能という段階までこの作業を継続する。

表3-15のコアカテゴリ【一般原則適用によるケア展開】は，6つのカテゴリが集合体となって形成し，その集合体に対し持続比較の問いをかけた結果，浮上した行動の共通した性質である。6つのカテゴリのうち，カテゴリ1）既習内容想起によるケア提供への一般原則適用は，単純にケア提供時に一般原則を適用している行動を示しており，2）ケアへの不安・緊張による一般原則への回帰と踏襲は，学生がどのような理由により一般原則を適用したかを表している。また，3）ケア提供への一般原則適用不十分・過剰適用による危険の誘発，4）ケア提供への一般原則過剰適用による一方的ケアの展開，5）ケア提供への一般原則遵守による患者・看護師・補助者への不十分な対応の3つのカテゴリは，一般原則適用状況により結果として生じた事実を表している。これらのカテゴリ各々は，行動を起こした根拠や行動の結果生じた事実といった内容に相違はあるが，一般原則という共通の用語を持つことを手がかりとし，持続比較のための問いをかけてみる。その結果，そこに存在する行動に共通する性質として，一般原則適用によるケアの展開という概念が発見された。

カテゴリ化の第4段階は，カテゴリすべてに関し，以上のような分離・統合を継続する過程である。この過程は，もうこれ以上，カテゴリの分離・統合が不可能なところまで行い，コード，サブカテゴリ，カテゴリ，コアカテゴリの関連が判読可能な一覧表を作成することにより終了する。

c. カテゴリの置換性，信頼性，確証性の確保

上記の過程を経たカテゴリ全体が，置換性，信頼性，確証性の基準を満たしたものであるかどうかを検討することは，その研究の信用性確保に向けて最終的に行われる重要な作業である。

カテゴリの置換性とは，その研究の成果としての概念が，その研究における対象（グループ）とは異なる対象（グループ）が，異なる場で展開する同様の現象にも適合するか否かを表す。提示されたカテゴリに対し，その置換性を検討するためには，観察（面接）フォーム1, 2, 3の提示が必要である。その研究結果がどの程度，豊富なデータに基づくものかを提示することにより，カテゴリの置換性は検討可能となる。

また，いったん，研究結果を出した後に，カテゴリ全体の置換性向上を目指す場合，その研究における対象（グループ）とは異なる対象（グループ）が異なる場で展開する同様の現象に対して，同様の方法によりデータを収集し，分析を継続する必要がある。
　これに関しては次のような具体例が提示できる。これまで例示した看護学実習における学生の行動をケア提供という視点から明らかにする研究は，看護専門学校に在籍し，関東近県の某総合病院において成人・老人看護学実習をする学生を対象とした。この継続研究として看護系大学に在籍し，大学病院において基礎看護学実習を行う学生を対象にしたとき，データはより豊富な内容を包含し，カテゴリの置換性は高められる。
　カテゴリは，一貫して持続比較のための問いに対応し，その現象を忠実に反映したものとなったとき，信頼性，確証性が確保されたことを示す。
　以上のカテゴリの信用性確保に向けては，コード化の信用性の確保と同様に，その現象に精通した複数の研究者に対するカテゴリの提示とその検討が必要である。提示する内容は，観察フォーム1, 2, 3もしくは観察フォーム1, 3と分析フォーム，コード，カテゴリ一覧表である。これらの資料の提示に際しては，データの確実性確保の項で述べたように，倫理的配慮として，データ提供者の所属も含め，その匿名性を守り，データが不用意に多数の人々の手元に残らないような方法を十分検討しなくてはならない。事前にこれらを熟読した研究者らは，次の内容につき検討する。

---

a. カテゴリ名はすべて持続比較のための問いをかけた結果，浮上した共通の性質を表しているか。
b. 観察フォームの内容と分析フォームの内容，コード，カテゴリ一覧表に矛盾が生じていないか。
c. カテゴリは分析対象となった現象を反映したものとなっており，しかも，異なる対象の呈する同様の現象も記述しうる，すなわち現実適合性の高い概念となっているか。

---

5) 分析における留意点：「持続比較のための問いをかける」

　以上の分析の過程においては，「持続比較のための問いをかける」という

ことに対する正確な理解が最も重要である。これは，看護概念創出法の最大の特徴であり，この研究方法論を使用する研究者が困難を極める部分でもある。

看護概念創出法における持続比較のための問いとは，持続比較分析を一貫した視点で行うための基準であり，研究目的に対応し設定されるものである。コード化，カテゴリ化の各段階は，持続比較のための問いをかけ，それぞれの性質を比較し，命名していく過程である。このとき，初心者は往々にしてすべての行動や経験を持続比較のための問いの中に包含してしまうという過ちに陥りやすい。

例えば，看護学実習において教員が実習場である病棟のスタッフとの相互行為場面において，どのような行動を示しているかを明らかにするための研究を計画したとする。データ収集法は参加観察法（非参加型）である。収集したデータの中に，教員が朝の申し送りの前に，次の実習グループのオリエンテーションに関する打ち合わせの日時を決定するために臨床指導者を捜している場面があった。その中に，病棟のスタッフである同窓生に出会い「あら……」といって驚きの声を上げ，思わず思い出話に花を咲かせる場面があったと仮定しよう。

この研究における持続比較のための問いは，「この教員の行動は実習目標の達成という視点から見るとどのような行動か」である。この問いを基準としたとき，この教員の行動は実習目標の達成には無関係である。すなわち，実習目標の達成という基準から全くはずれている行動である。実習指導を目的に臨床の場に存在する教員の行動の中に，このはずれた行動があったということ自体が，驚くほどのことではないが発見である。驚くほどのことではないとあえて記述したのは，いくら目的的な行動の最中であっても全く無駄のない行動をとれる人間など存在しないことが周知の事実であるためである。

このような行動を観察し，それをコード化，カテゴリ化するとき，研究者はまず第1にこの教員の行動が実習目標の達成という基準に合致しているかどうかを検討する。同窓生に出会い驚きの声を上げている教員の行動は，この基準に合致していないことは誰の目にも明らかであり，それをその教員の立場から素直に命名すればよい。例えば「同窓生との再会による学生時代の想起に関連した思い出話への熱中」といった命名が可能である。

このような行動をとるべきではないとか，一見思い出話以外の何ものでも

ない教員のこの行動には何か深い目的があったはずだとか，あるに違いないとか深読みする必要はない。

6) 研究結果の論述とその実際

(1) 研究結果の論述

看護概念創出法を適用した研究においては，研究結果の論述に以下の内容を包含するものと規定する。

a. 分析対象とした相互行為場面とその背景

これは，特にデータ収集法として参加観察法（非参加型）を用いた場合，必要となる結果の論述である。分析対象とした相互行為場面とその背景は，その研究における結果をもたらした対象，相互行為場面の特徴を明らかにするために必要である。これらは，データがその現象にかかわりのある人々の代表と，多様な場面により構成された現象を対象にしているか，すなわち結果の置換性を検討するための基準ともなる。

これに対し，半構造化面接をデータ収集法として用いた研究においては，他の研究と同様に，どのような人々が研究対象となったのかを研究目的との関連において論述する。

b. コード，サブカテゴリ，カテゴリ，コアカテゴリ数の記述と一覧表の提示

看護概念創出法は，発見の文脈にある研究方法論でありながら，データ化，コード化，カテゴリ化の過程が明瞭であることを特徴の1つとする。そのため，分析対象とした看護現象から抽出もしくは形成，創出されたコード，サブカテゴリ，カテゴリ，コアカテゴリ数の記述と一覧表の提示は，分析過程の明瞭性を示す重要な指標となる。

c. 中核となる結果の記述における下位概念の使用

看護概念創出法は，記述理論の開発に寄与する研究方法論である。記述理論は，現象を概観し，現象に存在する主要概念と出来事を示す[46]。

さらに看護概念創出法は，データからコードを抽出し，サブカテゴリ，カテゴリ，コアカテゴリを形成し，持続比較のための問いを投げかけながらそ

の性質に命名していく過程をたどる。したがって，明らかになった現象を記述するためには，創出された概念やその概念間の関係をカテゴリ，サブカテゴリ，コードといった下位概念を活用し，説明のための文章を作成するという方法を必要とする。コアカテゴリ，カテゴリ，サブカテゴリ，コードが一貫して持続比較のための問いに対応し，安定した，しかも，その現象を忠実に反映したものとなったとき，初めて円滑な記述が可能となる。円滑に記述できたという事実は結果が信頼性，確証性を確保したことを示す。逆に，この方法による結果の記述が円滑に進まない状況は，結果の信頼性，確証性に未だ問題を残している可能性を示唆する。

(2) 研究結果論述の実際

　看護概念創出法を適用した論文の結果として包含されるべき内容は，以上に示した3項目であるが，a.参加観察法（非参加型）の場合は，分析対象とした相互行為場面とその背景，半構造化面接の場合は対象者の背景，b.コード，サブカテゴリ，カテゴリ，コアカテゴリ数の記述と一覧表の提示に関しては，一般的な研究とそれほど大きくは異ならない。

　しかし，c.中核となる結果の記述における下位概念の使用は，看護概念創出法独自の側面である。中核となる結果とは最終的に創出された概念であり，コアカテゴリが創出できた研究においてはコアカテゴリ，コアカテゴリ未創出の研究においてはカテゴリがこれに該当する。

　これまで，例示してきた看護学実習における学生のケア行動に関する研究[23]は，分析の結果，最終的に【一般原則適用によるケア展開】【ケア提供過程における理解の深まりによるケア進展】【円滑なケア提供に向けた他者介入の受け入れ】【ケア提供の混乱と中断】【ケアの効果確認によるケアへの意欲触発と喪失】【ケア終了による緊張からの解放】という6つの概念を創出した。この研究論文において【ケア提供過程における理解の深まりによるケア進展】は，下位概念であるカテゴリ，サブカテゴリを使用し，次のように記述されている。

【ケア提供過程における理解の深まりによるケア進展】

　この概念は，一般原則を適用した援助過程を通し，患者と援助技術への理解を深め，その結果，援助に患者の個別性を反映でき，円滑に進められるようになるという学生の行動を表す。

ケア進展とは，患者や看護技術への理解が深まることにより，援助の方法を修正したり，その患者に合わせた物品を工夫・調整したりした結果，その援助が患者の個別性を反映し，より円滑に進むようになることを意味する。
　学生は，一般原則を適用しケアを展開する中で，患者との相互行為を深め，患者のそれまで知らなかった多様な側面に関する情報も把握し，そのことによりケアに使用する物品やケアの方法を修正していた。また，学生はケアを提供する過程でケア計画の遂行に生じた問題に対処したり，そのケアの効果を高めたり，円滑さを増す目的で物品・環境・動作を調整するという行動を示していた。

■ 引用文献

1) Polit, D. F. et al.：Nursing Research. 7th ed., p.730, J. B. Lippincott Williams & Wikins, 2004.
2) 舟島なをみ：看護教育学における質的帰納的研究方法論開発に関する基礎的研究．千葉大学平成8年度博士論文，1997.
3) 舟島なをみ他：看護教育学における質的帰納的研究方法論開発研究のための理論的枠組みの構築．千葉看護学会会誌，3(1)；8-14，1997.
4) Kuhn, T. S.：The structure of scientific revolutions. University of Chicago Press, 1962（中山茂訳：科学革命の構造．みすず書房，1971.）
5) Gibney, F. B. 編：ブリタニカ国際大百科事典．小項目事典5，パラダイムの項，改訂版，p.250，TBSブリタニカ，1988.
6) Kuhn, T. S.；中山茂訳：科学革命の構造．p.13，みすず書房，1971.
7) 石堂常世，細谷俊夫他編：新教育学大事典．第3巻，実証主義の項，p.465，第一法規出版，1990.
8) 原聰介：同上，自然主義の項，p.431.
9) Lincoln, Y. S. & Guba, E. G.：Naturalistic Inquiry. pp.39-43, Sage Publications, 1985.
10) King, I. M.；杉森みど里訳：キング看護理論．p.179，医学書院，1985.
11) 見田宗介他編：社会学事典．行動の項，p.288，弘文堂，1988.
12) 同上，経験の項，p.245.
13) 下中弘編：哲学事典．体験の項，初版第26刷，p.888，平凡社，1997.
14) 10)に同，p.178.
15) American Nurses' Association:Human Rights Guideline for Nurses in Clinical and Other Research. p.6, American Academy of Nursing, 1985.
16) 新井直之：1995年版現代用語の基礎知識．p.658，自由国民社，1995.
17) 13)に同，尊厳の項，p.877.
18) 9)に同，p.290.
19) 9)に同，pp.301-327.
20) Diers, D.；小島通代他訳：看護研究．p.168，日本看護協会出版会，1984.

21) 11)に同，比較研究法の項，p.733.
22) 山田あゆみ：看護学実習においてケア対象者となる患者の行動に関する研究．看護教育学研究，4(1)；18-37，1995.
23) 海野浩美他：看護学実習における学生のケア行動に関する研究．看護教育学研究，6(1)；27-44，1997.
24) 福武直他：社会調査法．p.81，有斐閣，1967.
25) 1)に同，p.718.
26) 続有恒他編：面接．心理学研究法，第11巻，p.82，東京大学出版会，1975.
27) 26)に同，p.69.
28) 小林茂：社会調査論．p.188，文眞堂，1981.
29) 26)に同，p.76.
30) 26)に同，p.72.
31) 26)に同，p.83.
32) Berelson, B. et al.；南博訳：行動科学事典．pp.35-36，誠信書房，1966.
33) Cragg, C.E.：Professional Resocialization of Post-RN Baccalaureate Students by Distant Education. Journal of Nursing Education, 30(6)；256-260, 1991.
34) 野本百合子，舟島なをみ他：看護基礎教育課程における看護技術教育に関する研究．看護教育学研究，6(1)；1-18，1997.
35) 続有恒他編：観察．心理学研究法，第10巻，p.155，東京大学出版会，1974.
36) 9)に同，pp.301-302.
37) 小川妙子，舟島なをみ：看護学実習における教員の教授活動－学生と患者との相互行為場面における教員行動に焦点を当てて．千葉看護学会会誌，4(1)；54-60，1998.
38) 35)に同，p.151.
39) 中山登志子，舟島なをみ他：看護学実習カンファレンスにおける教授活動．看護教育学研究，12(1)；1-14，2003.
40) 山下暢子，舟島なをみ他：看護学実習における学生行動の概念化．看護教育学研究，12(1)；15-28，2003.
41) 望月美知代：大学院看護学研究科修士課程における学生の学習経験に関する研究．千葉大学大学院看護学研究科，平成9年度修士論文，1998.
42) Neisser, U.；富田達彦訳：観察された記憶－自然文脈での想起〈上〉．p.105，誠信書房，1988.
43) 28)に同，pp.213-222.
44) Chenitz, W. C. & Swanson, J. M.；樋口康子他監訳：グラウンデッド・セオリー．pp.76-89，医学書院，1992.
45) 1)に同，p.725.
46) Barnum, B. J. S.：Nursing Theory;Analysis Application, Evaluation. 5th ed., p.2, J. B. Lippincott Company, 1998.

第 4 章

看護概念創出法
―― 研究の実例と成果 ――

看護概念創出法は，1997年に看護教育学独自の質的帰納的研究方法論として千葉大学から承認を受けた。以来，看護教育学を専攻する研究者がこの方法論を用い，多様な現象を質的帰納的に解明してきた。また，看護教育学以外の専門性を持つ研究者もこの方法論を使用し，各専門領域の現象を解明し始めている。

　看護概念創出法を用いた研究は，看護教育学研究モデル（**図4-1**）の基盤研究に位置づけられる。基盤研究[1]とは，看護教育学もしくは看護教育学研究を展開するための土台となる研究である。また，看護概念創出法はその名が表すように，研究者が関心を持つ看護教育学に関連のある現象を表す概念を創出することを目的とする研究方法論である。この方法論を使用した研究者の多くは，創出した概念を用いて，測定用具を開発する，2者間の相互行為のパターンを解明する，経験と行動の関係を解明するといった研究へと移行している。これらの研究は，看護教育学研究モデルの基盤研究発展型応用研究[2]に位置づけられる。基盤研究発展型応用研究とは，基盤研究を通して産出した成果を活用して限りなく理論開発へと向かう研究である。

　第4章は，このような可能性を秘めた看護概念創出法を研究方法論として採用した研究の中から代表的な成果を紹介する。また，多様な研究成果の中から，行動を解明した研究と経験を解明した研究に分類して紹介する。

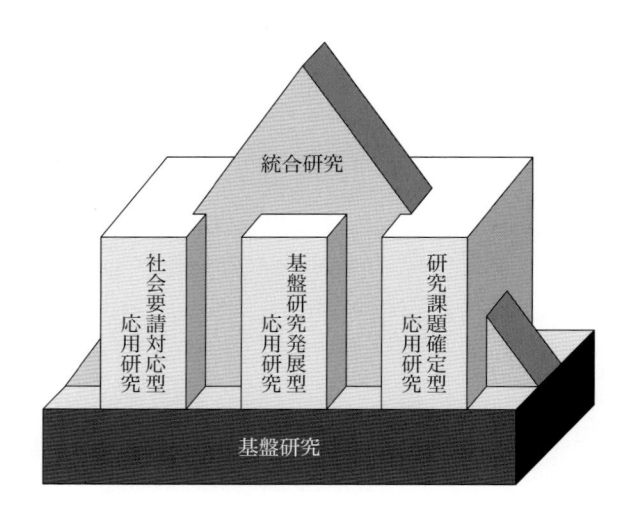

図 4-1 看護教育学研究モデル

第4章

A. 行動を表す概念の創出

　看護教育学は，看護基礎教育，看護継続教育，看護卒後教育の3領域を対象としているため，行動を表す概念を創出した先行研究もこの3領域に関わる内容を包含する。1997年，看護概念創出法が誕生して以来，3領域の看護学教育に関連する多様な現象を構成する人間の行動を多側面から解明してきた（**表4-1**）[3]。

　既に看護基礎教育課程の看護学実習に関しては，学生・クライエント・教員の3者間，学生・教員の2者間の相互行為場面における教員の行動，看護学実習カンファレンスにおける教員の行動，現象を教材化する教員の行動を解明した。また，看護学実習中の学生の行動の解明も終了した。さらに，医療機関に所属する臨床指導者の行動の解明にも着手し，近い将来，臨床実習指導者がどのような行動を示し，それは教員の行動とどのように同じで，どのように異なるのかを明らかにできる。

　同様に，看護基礎教育課程の技術習得を目標とする看護学演習における教員と学生の行動，グループワークを支援する教員の行動も明らかになった。

　現在は，教育目標達成に向け，経験的もしくは理論的に非常に重要だと判断できる場面を特定し，その場面のみを選択して観察（選択的参加観察法）を行い，その場面を構成する教員や学生の行動を解明していく段階に移行している。

　また，看護継続教育に資する研究として看護実践場面の保健師の行動，看護師の行動も解明された。現在は，看護学実習に関する研究と同様，経験的もしくは理論的に非常に重要だと判断できる場面を特定し，その場面のみを選択して観察（選択的参加観察法）を行い，その場面における看護職者の行動を解明していく段階に移行している。具体的には個別性のある看護を展開

表 4-1 看護概念創出法を適用し行動を解明した研究一覧

発表(年)	論文題名 〔解明した行動〕
2011	診療の補助と称される看護実践の解明－身体侵襲を伴う診療場面に焦点をあてて 〔身体侵襲を伴う診療場面における看護師行動を表す19概念〕
2010	看護学の講義を展開する教員の教授活動の解明－看護実践の基盤となる講義に焦点を当てて 〔看護実践の基盤となる講義を展開する教員の行動を表す14概念〕
2009	看護学実習における学生とクライエントの相互行為に関する研究－学生の行動に焦点を当てて 〔看護学実習においてクライエントと相互行為を展開する際の学生の行動を表す14概念〕
	看護師が展開する問題解決支援に関する研究－問題を予防・緩和・除去できた場面に焦点を当てて 〔問題を予防・緩和・除去のいずれかに導いた看護師の行動を表す9概念〕
2008	個別性のある看護に関する研究－看護実践場面における看護師行動に焦点を当てて 〔個別性のある看護を展開する看護師の行動を表す11概念〕
	ベッドサイドの患者教育を展開する看護師行動の解明－目標達成場面に焦点を当てて 〔日々の看護場面において患者教育を展開する看護師の行動を表す8概念〕
2007	学生間討議を中心としたグループ学習における教授活動の解明－看護基礎教育において展開される授業に焦点を当てて 〔グループ学習を支援する教員の行動を表す12概念〕
	新人看護師を指導するプリセプター行動の概念化－プリセプター役割の成文化を目指して 〔プリセプターの行動を表す13概念〕
2006	病院においてリーダー役割を担う看護師の行動の解明－勤務帯リーダーに焦点を当てて 〔勤務帯リーダーの行動を表す9概念〕
2005	看護学演習における教授活動の解明－援助技術の習得を目標とした演習に焦点を当てて 〔看護学演習を展開する教員の行動を表す10概念〕
2004	看護学実習における現象の教材化の解明 〔看護学実習における現象の教材化に関わる教員の行動を表す5概念〕
	新人看護師行動の概念化 〔新人看護師の行動を表す9概念〕
2003	看護学実習カンファレンスにおける教授活動 〔看護学実習カンファレンスにおける教員の行動を表す6概念〕
	看護学実習における学生行動の概念化 〔看護学実習における学生の行動を表す7概念〕
2002	在宅看護場面における看護職の行動に関する研究－保健婦とクライエントの相互行為に焦点を当てて 〔在宅看護場面における看護職の行動を表す6概念〕
2001	実習目標達成に向けた教員の行動－看護学実習における学生との相互行為場面に焦点を当てて 〔看護学実習（学生・教員2者の相互行為場面）における教員の行動を表す8概念〕
1998	看護学実習における教員の教授活動－学生と患者との相互行為場面における教員行動に焦点を当てて 〔看護学実習（学生・患者・教員3者の相互行為場面）における教員の行動を表す7概念〕

する看護師の行動，ベッドサイドで患者教育を展開する看護師の行動などである。看護卒後教育に関連した行動を表す概念の創出には，未だ着手できていない。

　以上のような行動を表す概念を創出した研究の中から，第1に病棟内の各勤務帯リーダーの行動を解明した研究[4]と第2に看護学実習カンファレンスにおける教授活動を解明した研究[5]を選択し，研究の過程，研究結果，その研究の意義などを含め紹介する。

　勤務帯リーダーの行動を解明した研究と看護学実習カンファレンスにおける教授活動を解明した研究は，いずれも参加観察法（非参加型）によりデータを収集し，特定の役割を担う看護職者の行動を表す概念を創出したという共通点を持つ。また，データ収集場所が病院の病棟であるという点も共通している。しかし，勤務帯リーダーと実習カンファレンスを支援する教員は，同じ場所に存在していても役割が全く異なる。そのために，データ収集の過程やデータ化の方法もそれぞれの工夫がある。また，実習カンファレンスはそれに先行する実践場面の学生の状況に多大なる影響を受ける。その影響を反映したデータ化や分析が必要であり，細部に至る工夫と苦労を要した。

　勤務帯リーダーの行動を解明した研究は，看護概念創出法の基本例であり，看護学実習カンファレンスにおける教授活動を解明した研究は，看護概念創出法の基本例を踏襲しながらも様々な工夫をこらした代表例である。両研究はいずれ劣らぬ価値を持つ。

I. 病棟内の各勤務帯リーダーの行動を解明する

1 研究の背景

　病院に入院しているクライエントの看護は，看護師の交代勤務により成立し，病院に就業する看護師のほとんどは，日勤，準夜，深夜の3交代，日勤，夜勤の2交代勤務を行う。また，このような勤務体制は，病棟看護師長，副

看護師長もしくは主任，そしてスタッフ看護師という組織により成立する。各勤務帯は，複数の看護スタッフにより組織され，各病棟には必ずどの看護師がいつ，どの勤務帯を担当するのかを表す一覧表がある。多くの病院は，看護師長がそれを決定する役割を担う。その際，看護師長は，各勤務帯を構成するスタッフの中から，その勤務帯のリーダーを決定する役割も担う。その病院が3交代の勤務体制の場合，各病棟は最低3人のスタッフ看護師が勤務帯リーダーの役割を担う必要性が生じる。

　看護師長や副看護師長は管理職であり，管理職としてリーダーシップを発揮する。しかし，勤務帯リーダーは，多くの場合，スタッフ看護師であり役職には就いていない。また，特定の看護師が担う特定の役割でもない。しかし，勤務帯リーダーは，メンバーの担当業務の決定や緊急事態への対応などを担当し[6]，特に夜勤帯は，看護師長や副看護師長が勤務していないため，その勤務帯の看護に責任を担う[7]ことも多い。これは，勤務帯リーダーが，その勤務帯の複数の看護師によって提供される看護に強い影響を与えることを意味し，クライエントに最大限，効果的な看護を提供するために，重要な役割を果たしていることを示す。このような存在である勤務帯リーダーの役割を誰が担うのか，看護師長がその決定に頭を悩ましている姿をよく見かける。

　一方，勤務帯リーダーの役割を担うことになった看護師にとっても，責任ある意思決定ができるのか，対応不可能な事態に遭遇することはないかなど，この役割に伴う悩みは大きい。また，勤務帯リーダーの経験を豊富に持つ看護師は，自らこの役割を担うとともに，勤務帯リーダーの役割を担える後輩看護師を指導する役割も担う。

　これらは，次の2点を示唆する。第1に，各病院は，入院中のクライエントを看護するために，看護師長や副看護師長など管理職としてリーダーシップを発揮する看護職者より勤務帯リーダーを数多く必要としている。第2に，勤務帯リーダーの質がその病棟の看護の質に多大なる影響を及ぼす。

　しかし，先行研究の多くは，管理職としてリーダーシップを発揮する看護師長や副看護師長などを対象としており，勤務帯リーダーに焦点を当てた研究は，少数存在するのみであった。また，これらも，特定の臨床領域や場面に限定されており，勤務帯リーダーの役割を果たすために必要な普遍的な知識を解明していなかった。

　勤務帯リーダーの行動の解明[4]は，以上のような背景に基づき実施された。

2 研究の動機と意義

　勤務帯リーダーの行動は，大学卒業後，6年間病院に勤務した経験を持つ研究者によって解明された。この研究者は研究に至る動機を次のように語っている。

　「就職1年経過後，日勤，準夜，深夜，各勤務帯のリーダーの役割を担うようになった。経験を重ねるにつれ，勤務帯リーダーの役割を円滑に果たせるようになり，それとともに，その役割を担う後輩看護師を指導する立場となった。しかし，勤務帯リーダーとしての行動を具体的に説明できず，後輩看護師を効果的に指導できなかった。それは，どのような行動が勤務帯リーダーの役割を果たしていることを意味するのか，漠然とした理解にとどまり，明確に言語化できていなかったことに起因する。このことは，勤務帯リーダーの行動を理解し，明確に説明するために活用できる知識を得たいという願望をもたらした」。

　また，研究者は，勤務帯リーダーの行動の解明の意義を次のように語っていた。「勤務帯リーダーについて理解するための先行研究はなく，先輩の行動を見て，そして先輩に教えてもらいながら，その役割を学習してきた。もし，勤務帯リーダーが目標を達成するためにどのように行動しているのかを研究によって明らかにできれば，新しくその役割を担う看護師が，それを学習するために活用可能な知識となる。また，勤務帯リーダーの指導にも活用できる。さらに，研究成果を活用して，勤務帯リーダーがその役割を確実に果たすことができれば，ともに勤務する看護師が円滑に業務を進行することにつながり，クライエントに質の高い看護を提供できる」。

3 研究の過程

1) 研究の目的・目標を設定し，用語を規定する

　研究の目的・目標は，先行研究を検討し，研究者が関心を持つ研究の存在

や質を確認した結果，決定される。また，用語の規定もその研究に必要な用語を文献検討を通して選出し，普遍的かつ妥当な内容としていくために，文献に基づき作成する必要がある。第3章に論述したため，その詳細は省略するが，看護概念創出法を適用するという決定もすべて文献検討を必要とする。この研究の文献検討の範囲は，社会科学領域のリーダーに関する文献，国内外の勤務帯リーダーに関する先行研究，質的帰納的研究方法論に関する文献，さらに看護概念創出法を用いて行動を明らかにした研究に及んだ（**図4-2**）。

その結果，この研究の探求のレベルを因子探索に設定する妥当性，看護概念創出法を研究方法論として採用する適切性を確認した。そして，研究の目的を，勤務帯リーダーの行動を表す概念を創出し，その特徴を考察することとした。また，この目的を達成するために，第1に勤務帯リーダーの行動を表す概念を創出し，第2に創出された概念に基づき，勤務帯リーダーの行動の特徴を考察するという目標を設定した。

さらに，文献を検討し，研究上重要な用語として「看護師」「勤務帯リーダー」「行動」を選出し，次のように規定した。

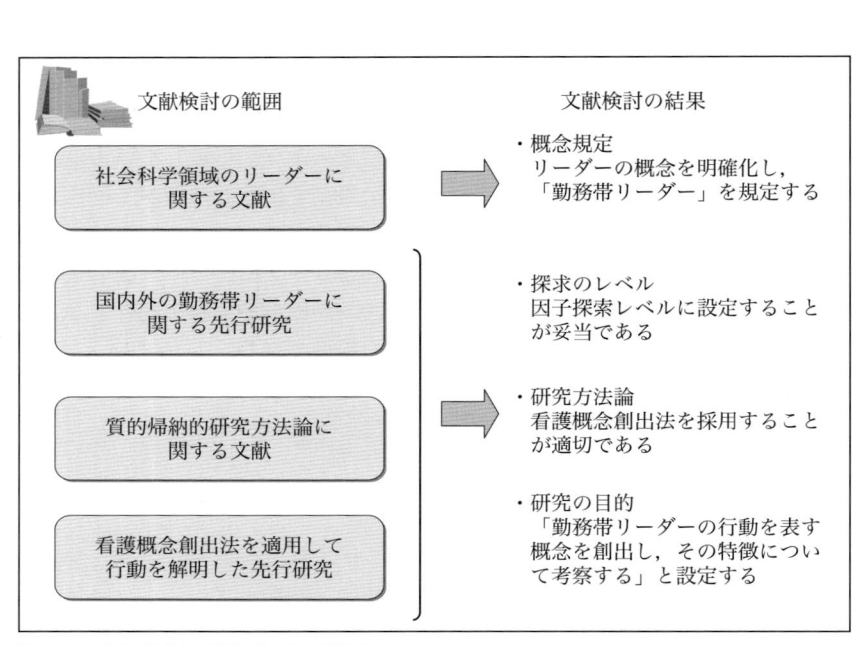

図4-2 文献検討の範囲とその結果

看護師とは，わが国の保健師助産師看護師法の規定により免許を受け，病院に就業してクライエントへの看護を展開する者である。また，勤務帯リーダーとは，同じ勤務帯に看護を提供する看護師と多様な相互行為を展開し，その活動に影響を与えることを通して，入院しているクライエントの看護の目標達成に影響を与える看護師である。その役割を担う看護師は勤務帯毎に交替し，多くの看護師が不定期にその役割を担う。さらに，行動とは，身ぶりや発話など言語的・非言語的に人間が示す振る舞いである。外部からの観察が可能であり，意識的なものと無意識的なものの両者を含む[8]。また，行動は人間の知覚から生じ，知覚の影響を受ける[9]。

2) 持続比較のための問いを決定する

看護概念創出法は，参加観察から分析の最終段階まで一貫して持続比較分析を行う。また，分析の一貫性維持に向けた視点の固定，長期間にわたるデータ収集による研究目的混乱の回避，看護学の独自性を反映した研究成果の産出に向け，持続比較のための問いを用いる。この持続比較のための問いは，次の手続きを経て決定する。

その手続きとは，第1に，研究課題，研究目的を焦点化できたときに，最も適切と考えられた仮の問いを設定し，第2に，その問いがデータ収集段階から分析段階に至るまでその機能を発揮しうるかどうかを検討することである。

これに基づき，勤務帯リーダーの行動を表す概念の創出という目的を達成するために，持続比較のための問いを次のように決定した。

文献検討の結果は，勤務帯リーダーが，入院しているクライエントの看護の目標達成に影響を与えることを示した。また，その目標達成に向け，同じ勤務帯に看護を提供する看護師と多様な相互行為を展開し，その活動に影響を与えることを示した。このことは，勤務帯リーダーが，看護の目標達成に向け，多様な相互行為を展開することを意味する。そのため，視点を「看護の目標達成」に固定することにより，看護学の独自性を反映した概念を創出できる可能性が高い。そこで，持続比較のための問いを「この勤務帯リーダーの行動は，看護の目標達成という視点から見るとどのような行動か」に仮に設定した。

次に，勤務帯リーダーの行動を参加観察し，収集した現象にこの問いをか

け，回答を比較した。その結果，研究者は観察現象の差異を見極めることができた。具体的には，勤務帯リーダーの行動が，看護の目標達成に向けて，通常の看護業務を順調に遂行している行動か，あるいは，問題に遭遇して解決しようとしている行動かを見極めることができ，観察現象の同質性と異質性を判断できた。これらは，仮に設定した持続比較のための問いが，研究の目的達成に向けて有効であることを示す。そこで，持続比較のための問いを「この勤務帯リーダーの行動は，看護の目標達成という視点から見るとどのような行動か」に決定した。

3) データ収集のための準備をする

(1) 条件を満たす病院の探索

　看護概念創出法を適用し，勤務帯リーダーの行動を表す概念を創出するために，主たるデータ収集法として参加観察法（非参加型）を用いた。データ収集の準備として，この研究に協力を得られる病院を探索する必要があり，そのためには，どのような看護体制の病棟，どのような時間帯を観察するのかを決定しなければならない。そこで再度，文献を検討した結果，勤務帯別の看護について次のことが明らかになった。

　日本看護協会職能委員会は，看護業務を36種類に分類している[10]。これらは，「身体の清潔」「身の回りの世話」「観察」などを含み，いずれもクライエントの看護の目標達成に向けた看護師の援助行為を表す。また，その大部分は，「呼吸循環管理」「安全の確保」などのように，24時間継続される必要がある。一方，「諸検査」「自立への援助」などは，病院の検査部門やリハビリ部門などとの連携を必要とし，主に日勤帯に行われる。同様に，「クライエントの家族の指導・相談」も，家族との対面による相互行為を必要とするため，日勤帯に行われることが多い。これらは，36種類の中に，日勤帯のみに展開される看護が存在し，日勤帯の看護が，それ以外の勤務帯の看護を包含する可能性を示す。このような検討を経て，参加観察を実施する勤務帯として日勤帯を選択した。

　また，看護方式別の勤務帯リーダーの役割について次のことが明らかになった。

　看護方式[11]とは看護サービスを提供するシステムであり，各組織が，その理念に基づき，目標達成に向けて効果的な看護方式を採用する。看護方式

の変遷に焦点を当てた研究[12, 13]は，看護方式の違いによって勤務帯リーダーが担う役割に相違があることを明らかにした．具体的な内容は次の通りである．

　チームナーシングは，勤務帯リーダーが，その勤務帯の看護に責任を持つ．これに対し，チームナーシング以外の看護方式は，メンバー個々が，その勤務帯に担当しているクライエントの看護に責任を持つ．また，チームナーシングは，医師からの「指示受け」を勤務帯リーダーがすべて担う．これに対し，チームナーシング以外の看護方式は，メンバー個々が，その勤務帯に担当しているクライエントの「指示受け」を担う．これらは，いくつかの看護方式のうち，特にチームナーシングを採用している看護単位の勤務帯リーダーが，多様な役割を担うことを意味する．また，チームナーシングを採用している病棟の勤務帯リーダーの役割が，他の看護方式を採用している病棟の勤務帯リーダーの役割を包含する可能性を示す．

　このような検討を経て，チームナーシングを採用している病棟を参加観察のフィールドとして選択した．この2条件を充足する参加観察が可能であり，しかも研究に協力を得られる病院を探索した．その結果，約400床の病床を有するA病院が研究協力を承諾した．また，A病院のB病棟，C病棟が研究の趣旨を理解し，参加観察を許可した．

(2) 病棟研修と予備観察

　研究者は参加観察に先立ち，約1週間，病棟研修を行った．病棟研修は，研究者が病棟の状況とともに病院全体の状況を理解することを通して，測定用具としての精度を高めることを目的とした．加えて，研究者の存在が看護師やクライエントに与える影響を最小限にし，病棟のスタッフから自然に受け入れられるよう，関係を形成することを目的とした．具体的には，看護師とともに病棟業務を行い，クライエントへ看護を提供した．

　病棟研修後，2日間，B病棟の勤務帯リーダーを対象とした予備観察を行った．予備観察は，研究者の参加観察技術を高めることを目的とした．具体的には，勤務帯リーダーの同意を得て，メンバーの看護師やクライエントとの相互行為場面を参加観察し，対象者の表情や具体的な行動をフィールドノートに記録した．また，その日の観察を終えた後，看護概念創出法に精通した指導教員に観察した現象を報告し，研究者の観察技術に対するスーパービジョンを受けた．

4) 倫理審査を受け，倫理的配慮の方法に関する承認を得る

　主に「危険から自由である権利の保障」「プライバシーと尊厳の権利の保障」「匿名の権利の保障」という3つの観点から倫理的配慮を完璧に行う方略を検討し，所定の書式に記入し，研究計画書とともに倫理審査委員会に申請し，承認を得た。

　「危険から自由である権利」とは，対象者がその研究に参加することによって，心理的，身体的，社会的に何らかの問題を生じると察知した場合，その研究への参加の有無を自由に意思決定できることを意味する。この権利を次のような方法を用いて保障することとした。

　この研究のデータ収集法は，勤務帯リーダーが，常時，参加観察の対象となるため，心理的負担を生じさせる可能性がある。そのため，参加観察を開始する前に，研究の概要とともに，観察中の研究者がどのように行動するのか，具体的に説明した。次に，自発的意思に基づいて研究への協力を決定できること，観察対象となることを途中辞退できること，その意思決定による不利益を受けないことを説明し，対象者が意思決定するための時間を十分に確保した。

　また，参加観察を開始後，研究者の存在が対象者に心理的負担を生じさせないよう，次のように配慮した。勤務帯リーダーの表情を観察するとともに発言内容を聴取でき，しかも可能な限り，勤務帯リーダーの視野に入らない場所を選んで観察した。さらに，長時間に及ぶ勤務帯リーダーへの同行を避けるため，観察しない時間を設けた。

　「プライバシーの権利」[14]とは，対象者の提供した情報が厳正に秘密に保たれることを意味する。また，尊厳[15]の権利とは，人間の価値である人格に内在する人間性の尊重の価値感情が害されないことを意味する。この権利を次のような方法を用いて保障することとした。観察現象を記録したフィールドノートを厳重に管理し，観察者である研究者以外の者が記録内容を見ることのないよう徹底する。また，参加観察時には，現象の部外者[16]に徹することを通し，対象者である勤務帯リーダーの価値感情に影響を与えないよう配慮した。

　「匿名の権利」とは，対象者が誰であるのかを特定されないよう配慮を受けることを意味する[17]。この権利を次のような方法を用いて保障することとした。フィールドノート，観察フォーム，分析フォームは，対象者やその

所属をコードネームを使用して記述した。また，対象者を個人として特定できるような公表を行わないこと，研究以外の目的にデータを使用しないことを約束した。

これらの過程を通し，観察対象となる勤務帯リーダーに対して，研究者が，その内容を明示した誓約書に署名し，責任を明確にした。また，同意書に署名を得て，対象者の承諾を確認した。

5）観察対象となる現象を構成する人々から研究協力への同意を得る

参加観察の主たる対象者は勤務帯リーダーの役割を担う看護師である。しかし，観察対象となる現象の中には，クライント，リーダー以外の看護師など多様な人々が存在する。データ収集に先立ち，研究者はA病院の病院長，看護部長，B病棟・C病棟の看護師長に加え，勤務帯リーダーも含む両病棟の看護師，クライエントから次のように同意を得た（**図4-3**）。

A病院の病院長，看護部長，B病棟・C病棟の看護師長に加え，勤務帯

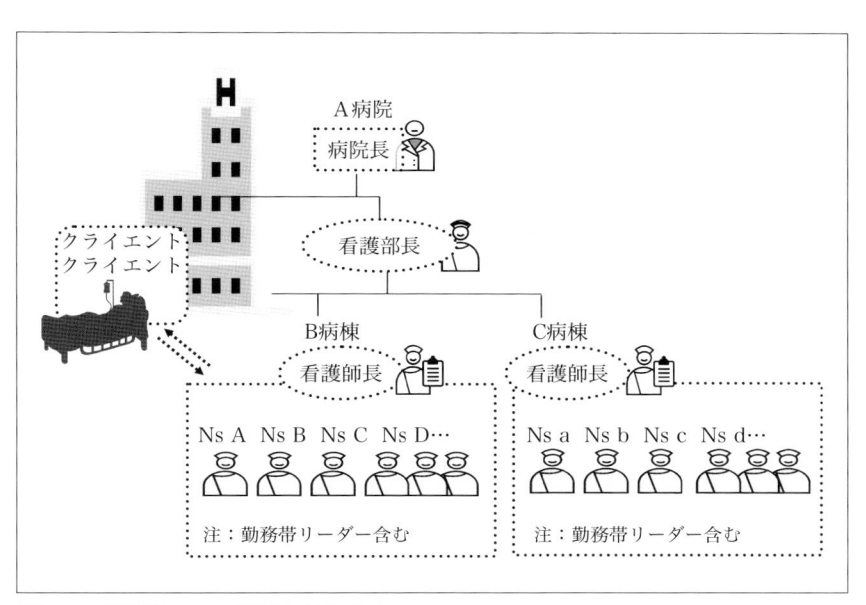

図4-3 研究協力への同意を得た人々

リーダーも含む両病棟の看護師には，文書と口頭により研究計画の概要を説明し，研究協力を依頼した。それに加えて，各病棟の定位置に研究計画書を置く許可を得て，看護師が，適宜，研究の概要を確認できるようにした。

また，観察対象となる勤務帯リーダーには，前項に述べたように，参加観察を開始する前に，個別に研究協力依頼書を提示し，研究の概要，対象者の人権擁護の方法を説明した。具体的には，研究の動機・目的・意義・方法，参加観察中の研究者の具体的な行動，観察対象となることに伴う不利益とその回避方法，プライバシーの権利，データの取り扱い方法，観察対象となることを拒否あるいは途中辞退できる権利などを説明した。その後，研究者の倫理上の責任を明確にし，説明した内容の遵守を約束するために，研究者自身がその内容を明示した誓約書に署名した。

加えて，研究者は，看護師とともにクライエントへ看護を提供する機会を作り，自己紹介した。同時に，勤務帯リーダーを対象とする研究のためのデータ収集を行っていることを説明した。さらに，参加観察の後，データとなる可能性の高い場面に存在したクライエントには，個別に研究の概要を説明し，協力を依頼した。具体的には，プライバシーの権利，データの取り扱い方法，対象となることを拒否できる権利を説明し，承諾を得た。

6) データを収集し，データの飽和化を確認する

研究者は，はじめにB病棟の勤務帯リーダーの行動を6日間，参加観察した。参加観察（非参加型）は，研究者が現象の中に部外者として存在し，現象を客観的に観察する方法である。

研究者は，勤務帯リーダーが出勤後ナースステーションに入室し，勤務を終えて退室するまでの間，適宜，参加観察を行った。具体的には，原則としてクライエントへの看護の提供には参加せず，勤務帯リーダーに同行して，その行動を観察した。また，観察した現象に持続比較のための問いをかけ，異なる性質の行動が出現する可能性が高い現象を次なる観察現象として選定し，観察するという一連の過程を反復した。

そして，観察した現象をフィールドノートに詳細に記録した。同時に，勤務帯リーダーの行動を理解するために，付加的な情報を収集した。具体的には，病棟の看護業務マニュアル，看護経過記録や診療記録などに加え，看護師の日常的な会話も聴取した。

また，その日の観察を終えた後，看護概念創出法に精通した指導教員に観察した現象を報告し，研究者の観察技術及び観察内容の適切性，観察終了の判断についてスーパービジョンを受けた．

その結果，11現象78相互行為場面を収集し，以後，性質の異なる現象が出現しなかったため，B病棟の参加観察を終了した．

それに続く2日間，研究者は，C病棟の勤務帯リーダーを参加観察した．C病棟は病床数，診療科がB病棟と異なる．この2日間の参加観察は，B病棟の勤務帯リーダーを参加観察して収集した現象が飽和化しているか否かを確認することを目的とした．

C病棟の勤務帯リーダーを参加観察した結果，それまでと性質の異なる新たな現象は出現しなかった．そのため，11現象78相互行為場面の収集により，観察現象が飽和化したと判断し，参加観察を終了した．

データ収集の時点から，持続比較のための問い「この勤務帯リーダーの行動は，看護の目標達成という視点から見るとどのような行動か」を使用した分析が始まっている．

7) 観察した現象をデータ化する

研究者は勤務帯リーダーの行動を観察し，それをフィールドノートに記録する．しかし，記録には限界があり，観察した現象の多くは研究者自身の記憶としてとどめられている．記憶が鮮明なうちに，速やかに分析可能な形態へと変換する必要がある．

その第1が，観察フォーム1〈場面の概要〉の作成（**表4-2**）である．また，作成した場面の概要に持続比較のための問い「この勤務帯リーダーの行動は，看護の目標達成という視点から見るとどのような行動か」をかけ，徹底的に比較し，場面の性質が同質であるか，異質であるかを見極める．そして，その結果，性質の異なると判断した場面を抽出し，観察フォーム2〈プロセスレコード①〉（**表4-3**）を用いて，観察した現象を記述する．

参加観察を通してフィールドノートに記録された内容には，勤務帯リーダーとメンバー，クライエント，医師，看護助手などとの相互行為場面が含まれていた．そこで，これらの相互行為の文脈を正確に理解するために，相互行為場面を構成した人々の組み合わせに応じた観察フォーム2〈プロセスレコード②〉（**表4-3**）を作成した．

表 4-2 観察フォーム 1 ＜場面の概要＞

観察現象番号 LN▲○	年/月/日	観察場面：	
観察対象者	【リーダー】LN▲：臨床経験年数		
	【クライエント】 C■：年齢，性別，診断名と状態		
	【看護師】 N■：臨床経験年数		
	【医師】 D■：		
場面番号	場面の概要（◇は次段階の分析に向け選定した場面）		
◇LN▲○-1			
◇LN▲○-2			
LN▲○-3			

8) データをコード化し，コードをカテゴリ化する

　コード化には，次に示す4段階の手続きを要した。

① 観察フォーム2＜プロセスレコード＞に記述した「勤務帯リーダーの行動（以下，リーダーの行動とする）」を分析フォーム（**表4-4**）の「初期コード」欄に記述した。

② 初期コードである「リーダーの行動」を「一般的な人間の行動として見るとどのような行動か」という視点から抽象度を上げ命名し，分析フォームの「勤務帯リーダー行動コード（以後，リーダー行動コードとする）」欄に記述した。

③ ②の「リーダー行動コード」に「勤務帯リーダーのこの行動は，看護の目標達成という視点から見るとどのような行動か」という持続比較のための問いをかけ，これに対する回答を「リーダー行動－看護目標達成対応コード」として命名し，分析フォームの「リーダー行動－看護目標達成対応コード」欄に記述した。

④ 「リーダー行動－看護目標達成対応コード」として命名した理由を分析フォームの「根拠」の欄に記述した。

表4-3 観察フォーム2

＜プロセスコード①＞

観察現象番号 LN▲○	年／月／日	観察場面：	
観察対象者	【リーダー】LN▲：臨床経験年数		
	【クライエント】 　　C■ 【看護師】 　　N■：臨床経験年数		
その他対象者	【クライエント】 　　C● 【看護師】 　　N●：臨床経験年数		
【このときの病棟・ナースステーション・クライエントの状況】			
時間	リーダーの行動	その他の人の行動	観察者の視点

＜プロセスコード②＞

観察現象番号 LN▲○	年／月／日	観察場面：				
観察対象者	【リーダー】LN▲：臨床経験年数					
	【看護師】 　　N■ 【看護学生】 　　S■ 【医師】 　　D■ 【看護助手】 　　NA■					
その他対象者	【クライエント】 　　C● 【看護助手】 　　NA●					
時間	リーダーの行動	その他の人の行動①	その他の人の行動②	その他の人の行動③	観察者の視点	
【このときの病棟・ナースステーション・クライエントの状況】						

表 4-4 分析フォーム

観察現象番号 LN▲○	年/月/日	観察場面：	
初期コード	リーダー行動コード	リーダー行動－ 看護目標達成対応コード	根拠

カテゴリ化には，次に示す4段階の手続きを要した．
① 分析フォームの「リーダー行動－看護目標達成対応コード」欄に記述したコードの一覧表を作成した．
② コード一覧表に沿い各コードを確認し，勤務帯リーダーの行動を表すコードの表現を手がかりにしながら，意味内容の同質性，異質性に従い分離，統合し，コードの集合体を形成した．次に，この集合体に「勤務帯リーダーのこの行動は，看護の目標達成という視点から見るとどのような行動か」という持続比較のための問いをかけ，行動の共通性を発見し，問いに対する回答をサブカテゴリとして命名した．さらに，サブカテゴリ一覧表を作成した．
③ サブカテゴリ一覧表に沿い各サブカテゴリを確認し，②と同様の方法を用いてカテゴリの形成，命名を行い，カテゴリ一覧表を作成した．
④ カテゴリ一覧表に沿い各カテゴリを確認し，カテゴリ各々に持続比較のための問いをかけ，問いに対する回答の意味内容の同質性，異質性に従いカテゴリの集合体を形成し，コアカテゴリとした．また，このコアカテゴリに持続比較のための問いをかけ，その回答に共通の性質を発見し，概念として命名した．

4 研究成果としての勤務帯リーダーの行動を表す概念

　以上の過程を経て，勤務帯リーダーの行動を表す9つの概念（図4-4）が創出された。

　9つの概念とは，【全方位の看視による先見と先見に基づく業務進行】【情報交換による確実な業務進行と医療チーム内情報の均衡化】【目標達成に向けた適任者の探索と業務の委任】【突発事項頻出による業務中断・再開の反復】【行動の効率化による業務処理時間短縮と必須援助実施】【メンバーからの支援によるリーダー役割遂行と変化への対応】【援助方法決定に向けたメンバーへの問題提起と協議】【失念業務の発見と補完】【メンバーへの学習機会提供とメンバーからの学習機会受理】である。

- 全方位の看視による先見と先見に基づく業務進行
- 情報交換による確実な業務進行と医療チーム内情報の均衡化
- 目標達成に向けた適任者の探索と業務の委任
- 突発事項頻出による業務中断・再開の反復
- 行動の効率化による業務処理時間短縮と必須援助実施
- メンバーからの支援によるリーダー役割遂行と変化への対応
- 援助方法決定に向けたメンバーへの問題提起と協議
- 失念業務の発見と補完
- メンバーへの学習機会提供とメンバーからの学習機会受理

図4-4 勤務帯リーダーの行動を表す9概念

● **全方位の看視による先見と先見に基づく業務進行**

　この概念は，勤務帯リーダーが，看護の展開にかかわる人々や病棟の状況をあらゆる角度から見守り，先々の変化を見通すとともに，その結果に基づいて必要な準備を整えながら，処理すべき業務を進めていく行動を表す。

　勤務帯リーダーは，あらゆる角度からクライエントやメンバーなどの状況や心情に気を配り，把握した情報に基づき病状の変化や実施されるであろう治療を予測していた。同時に，業務を遂行するメンバーの負担をも予測し，自らが必要物品や書類をあらかじめ準備したり，必須業務を代行したりして，処理すべき業務を推し進めていた。

● **情報交換による確実な業務進行と医療チーム内情報の均衡化**

　この概念は，勤務帯リーダーが，必要な情報を自ら収集したり，メンバーや医師などに提供したりして，間違いなく業務を進めるとともに，医療スタッフ個々が必要とする情報を選定し，過不足なく伝える行動を表す。

　勤務帯リーダーは，クライエントの状態や病棟内の状況に変化が生じたことを察知し，その対処に伴う業務が間違いなく遂行されるよう，必要な情報をメンバー，医師などから積極的に収集していた。また，収集した情報の内容を査定し，医療スタッフ個々の業務遂行に必要な情報を選び，情報の質と量に偏りが生じないように伝達していた。

● **目標達成に向けた適任者の探索と業務の委任**

　この概念は，勤務帯リーダーが，目標を達成するために，新たに生じた業務に最も適した人物を探し出し，その人の状況に配慮しながら業務を依頼し，任せている行動を表す。

　勤務帯リーダーは，処理しなければならない新たな業務が生じたとき，医療チーム内メンバーの役割や能力を考慮し，その処理に最も適した人物を探し出していた。また，その人が置かれている状況に配慮し，業務処理を引き受けてもらえるよう言葉をかける時機を見計らったり，依頼内容の説明方法を工夫したりしていた。

● **突発事項頻出による業務中断・再開の反復**

　この概念は，勤務帯リーダーが，次々と生じる不測の事態に対して，そのとき行っている業務を一時的に中断して対応したり，対応を終え，中断して

いた業務を再開したりすることを何度も繰り返す行動を表す。

　勤務帯リーダーは，自らが遂行すべき業務に取り組んでいるときにメンバーやクライエントから相談や要請を受け，その対応のため，業務の一時的な中断を余儀なくされていた。また，それらへの対応を終えると同時に，中断していた業務を再開していた。さらに，不測の事態が発生し，その業務を進められないと判断したときには，他の業務へと移行していた。勤務帯リーダーは，業務の中断と再開を何度も繰り返し，次々と発生する様々な事態に対応していた。

● 行動の効率化による業務処理時間短縮と必須援助実施

　この概念は，勤務帯リーダーが，業務を組み合わせ連続して実施したり，迅速に行動したりして業務に要する時間を短縮するとともに，クライエントとの接触機会を活用し，必要な援助を怠ることなく実施する行動を表す。

　勤務帯リーダーは，業務に必要な物品を確保する際にも自らの移動距離を考慮し，最も近い場所に収納されている物品から順にそろえたり，先に終えられる業務から順に実施したりしていた。また，クライエントを訪問したり，援助したりする機会を活用し，同室のクライエントを観察したり，ベッド周囲の環境を整えたりしていた。

● メンバーからの支援によるリーダー役割遂行と変化への対応

　この概念は，勤務帯リーダーが，メンバーからの支援を得て，リーダーとしての役割を適切に遂行するとともに，業務の進行に伴って生じた新たな事態に対応する行動を表す。

　勤務帯リーダーがメンバーから受けていた支援とは，リーダー業務の代行や確信が持てない意思決定への保証などであった。勤務帯リーダーは，自らの不足部分をメンバーに補足してもらうことにより，業務を適切に処理したり，生じた変化に的確に対応していた。

● 援助方法決定に向けたメンバーへの問題提起と協議

　この概念は，勤務帯リーダーが，クライエントの状況に最も適した援助方法を決定するために，把握している情報をもとにその状態を査定し，連携して対応する必要のある問題をメンバーに提示して共に話し合う行動を表す。

　勤務帯リーダーは，自らが把握している情報を活用し，クライエントに生

じる可能性のある問題を予測したり，現状を査定したりして，その結果をメンバーに提示していた。また，これに基づいて援助方法をメンバーと相談したり，自ら考えて提案したりしていた。

● 失念業務の発見と補完

　この概念は，勤務帯リーダーが，実施し忘れていた業務の存在に気づき，その業務を様々な方法を用いて補おうとする行動を表す。

　勤務帯リーダーが実施し忘れていた業務とは，業務担当者の決定や確認，必要な物品の準備などであった。勤務帯リーダーは，その業務の存在に気づいたとき，それに起因する影響を懸念し，実際の状況を確認するとともに，必要な対応を即座に検討し，実施していた。

● メンバーへの学習機会提供とメンバーからの学習機会受理

　この概念は，勤務帯リーダーが，メンバー個々の臨床経験や看護実践能力を考慮して，その後の看護実践に必要な内容を学習できる機会を提供するとともに，メンバーとの相互行為を通し，新たな知識を獲得する機会を得る行動を表す。

　勤務帯リーダーは，そのとき勤務しているメンバーの経験と実施される業務を照らし合わせ，メンバーにとってそれが初めての処置であった場合などには，見学するよう勧めたり，そのための時間捻出の方法をともに考えたりしていた。その一方，メンバーから未知の情報を提供されたときには，それに対する説明を求めて新たな知識を獲得していた。

5 研究成果「勤務帯リーダーの行動を表す9概念」創出の意義と成果の発展

　質的研究は，発見の文脈にある。勤務帯リーダーの行動を表す概念が創出され，勤務帯リーダーがこの9概念により表される行動を示しながらその役割を果たしていることが明らかになった。これ自体が発見であることは，いうまでもない。

　加えて，9概念は，研究者，勤務帯リーダーを実際に担う看護師，そして，

勤務帯リーダーの教育にかかわる看護師を多様な発見，確認へと導く。いったい，それはどのような発見であり，どのような確認なのであろうか。

また，勤務帯リーダーの行動を表す概念は，苦しい挑戦の結果，得られた成果であり，この成果は研究としてどのような発展の可能性を秘めるのであろうか。

1)「勤務帯リーダーの行動を表す9概念」創出の意義
(1) 看護の目標達成に向かう勤務帯リーダーの真実の姿を理解する

看護師として就業した新人看護師は，まず，メンバーとして勤務帯リーダーや看護師長などの指示に従いつつ，クライエントの看護に携わり，看護師として実践能力を向上していく。そして，ある程度，実践能力を修得すると次なるステップとして多くの場合，勤務帯リーダーの役割を担うようになる。

看護実践の場におけるリーダーに関する研究の多くは，社会科学領域のPM理論[18]などを用いてリーダーの能力の評価などを試みている。その結果は，当然のことながら，メンバーの指導にかかわる要因を強調する[19]。

勤務帯リーダーを対象にした研究も，このような背景に強い影響を受け，勤務帯リーダーが，メンバーの指導，アドバイスを重視していることを明らかにしていた。これらは，例えば，臨床経験年数2年の看護師が勤務帯リーダーの役割を担うよう命ぜられたとき，メンバーとは異なる通常業務の実施に加え，指導的立場に立つことを求められたように感じてしまうといった事態を生じさせる。臨床経験年数の短い看護師ほど勤務帯リーダーの役割を担うことに強いストレスを感じる[20]ことが明らかになっている。その背景には，勤務帯リーダーを指導的立場への移行という意味にとらえてしまっている可能性がある。

看護師は臨床経験を累積する過程を通して，看護師長や副看護師長といった役職以外にも多様な役割を担うことを求められる。勤務帯リーダーがその最も代表的な役割であり，ほとんどの看護師が担う役割である。それ以外にも，看護学実習指導や院内教育の担当がそれに該当する。

勤務帯リーダー，看護学実習指導，院内教育など，これまでと異なる役割を担当し，役割への移行を円滑に進めるためには，既にその役割を果たしている看護師が実際にどのような行動を通してその役割を果たしているのかを

正確に理解する必要がある。それは、現実の中に潜む真実の把握がその役割の正確な理解を導き、過度なストレスを防止する可能性があることに起因する。

　勤務帯リーダーの行動を表す9概念は、現実の勤務帯リーダーを理解するために有用である。勤務帯リーダーは、看護の目標達成に向け、9つの概念が表す行動を示しており、そこには【失念業務の発見と補完】といった失敗とその修正を表す行動や【メンバーへの学習機会提供とメンバーからの学習機会受理】といったメンバーから学習する行動がある。これらは、指導的な役割と対極にある行動である。あるべき姿とともに、真実を理解することを通し、役割移行は円滑に進む。

　勤務帯リーダーの行動を表す9概念は、現実の勤務帯リーダーの姿を如実に表してくれる。また、それを通して、勤務帯リーダーを担う看護師は、メンバーの指導的立場に立つといった一般的な理解により、ストレスを増強させるといった事態を回避できる。さらに、勤務帯リーダーを指導する立場にある看護師は、9概念を活用することを通して、指導の目標を円滑にそして適切に達成できる。

(2) 看護学独自の視点から勤務帯リーダーの役割を理解する

　これまで、看護実践の場におけるリーダーを対象とした研究は、主に看護管理学の立場から、看護師長や副看護師長などを中心に、多様な立場にあるリーダーを対象として数多く行われている。その中には、先述したように社会科学領域のPM理論[18]などを用いてリーダーの能力の評価などを試みた研究が少なからず存在する。

　PM理論とは、リーダーシップを目標達成機能（goal achievement functions）と集団維持機能（group maintenance functions）の2側面から評価し、リーダー個々の持つ特徴を明らかにしようとする理論である。また、PM理論は、リーダーを組織の中の管理者・監督者の地位にある者ととらえている[21]。さらに、社会科学領域のリーダー及びリーダーシップに関する研究のほとんどが、リーダーを民間企業の社長やスポーツチームの監督など、管理者・監督者の地位にある者ととらえている[22]。

　一方、この研究が対象とする勤務帯リーダーは、特定の看護師に固定されない役割であるという特徴を持つ。これらは、勤務帯リーダーに社会科学領域の理論をそのまま適用できないことを示す。

〔A〕Ⅰ．病棟内の各勤務帯リーダーの行動を解明する　　225

　また，社会科学領域におけるリーダーに関する理論は，リーダーの機能として，メンバーの統制や指導に関わる要因を強調している[23]。同様に，看護学領域における先行研究も勤務帯リーダーの役割がメンバーの指導，アドバイスであることを前提に実施されており，社会科学領域の理論に影響を受けていることは容易に予測できる。実際に，勤務帯リーダーにとってメンバーの指導やアドバイスなどが重要な役割の1つである。しかし，その経験を持つ看護師は，それ以外にも重要な役割があることを経験的に理解している。それらはいったい何なのか。この研究が明らかにした勤務帯リーダーの行動を表す9つの概念は，これまで多くの看護師が経験としてのみ知っていたそれらを言葉を通して理解させてくれる。

　現在，多くの病院は看護師を対象とした院内教育を実施している。院内教育プログラムの中でも，リーダー研修は，役職に就かない中堅の看護師がこれから勤務帯リーダーを担っていくために重要な学習の機会である。この機会を通して将来，勤務帯リーダーを担う看護師が「先輩である勤務帯リーダーが，看護の目標達成に向け現実にどのような行動をとっているのか」また，「勤務帯リーダーは，どのような役割を担っているのか」を知ることは，勤務帯リーダーの理解に該当し，第一義的に重要である。

　「先輩である勤務帯リーダーが，看護の目標達成に向け現実にどのような行動をとっているのか」に対する答えは，9つの概念そのものが表している。その中には，勤務帯リーダーがその役割を果たす行動とともに，その行動に失敗し，それを補うという行動，役割の達成を効率化したり，メンバーから支援を受けたり，教えてもらいながら役割を果たす行動も含まれている。

　また，役割とは，集団や社会の中である地位を占める人間に期待される行動である[24〜27]。先行研究は，勤務帯リーダーが役割の曖昧さや役割葛藤に苦しんでいることを明らかにしており，「勤務帯リーダーは，どのような役割を担っているのか」に対する答えとして業務内容ではなく，その業務を遂行するために期待される行動を知る必要がある。9つの概念のうち，6つの概念がそれを表す。

　勤務帯リーダーの役割を表す6つの概念とは，【全方位の看視による先見と先見に基づく業務進行】【情報交換による確実な業務進行と医療チーム内情報の均衡化】【目標達成に向けた適任者の探索と業務の委任】【突発事項頻出による業務中断・再開の反復】【援助方法決定に向けたメンバーへの問題提起と協議】【メンバーへの学習機会提供とメンバーからの学習機会受理】

である。これらを通して，勤務帯リーダーが少なくとも6つの役割（**表4-5**）を担っていることを理解できる。

　残る3つの概念は，勤務帯リーダーがその役割を果たすために必要な行動である。3つの概念とは，【行動の効率化による業務処理時間短縮と必須援助実施】【失念業務の発見と補完】【メンバーからの支援によるリーダー役割遂行と変化への対応】である。これらは，勤務帯リーダーがその役割を果たすためには，効率よく行動し，業務を失念せず，確実に行う努力とともに，常に看護の目標達成を中心に据え行動し，リーダーであっても自分の力では目標達成できないと判断した場合には，メンバーから積極的に支援を受ける必要性を示す。

　これまで勤務帯リーダーの役割は，多くの場合，医師からの指示受け，メンバーへの職務の割り振り，カンファレンスの開催など，実際の業務内容に

表4-5　9つの概念が表す勤務帯リーダーの役割

1. 病棟の状況をあらゆる角度から看視，先を見通し，その結果に基づき業務を進行させる。【全方位の看視による先見と先見に基づく業務進行】

2. 必要な情報を収集，メンバーや医師に情報を提供しながら，間違いなく業務を進めるとともに，医療スタッフ個々が必要とする情報を選定し，過不足なく伝える。【情報交換による確実な業務進行と医療チーム内情報の均衡化】

3. 割り振られたメンバーの中からその業務に最も適した人物を探し出し，その人の状況に配慮しながら業務を委譲する。【目標達成に向けた適任者の探索と業務の委任】

4. 勤務帯リーダーとしての通常業務を実施しながら，発生した不測の事態にも対処する。【突発事項頻出による業務中断・再開の反復】

5. 連携して対応する必要のある問題をメンバーに提示し，話し合い，クライエントの状況に最も適した援助方法を決定する。【援助方法決定に向けたメンバーへの問題提起と協議】

6. メンバーの経験や看護実践能力を考慮して，その後の看護実践に必要な内容を学習できる機会を提供するとともに，メンバーとの相互行為を通し，新たな知識を獲得する機会を得る。【メンバーへの学習機会提供とメンバーからの学習機会受理】

〔A〕Ⅰ. 病棟内の各勤務帯リーダーの行動を解明する 227

よって表現されてきた。これは、勤務帯リーダーの担う役割と通常業務を混同してとらえてきた可能性を示す。勤務帯リーダーの通常業務は、病院や病棟の状況により異なる。勤務帯リーダーの通常業務を明確にするとともに、それらを遂行するうえで期待される行動として6つの役割を提示することを通して、勤務帯リーダーへの理解は深まる。

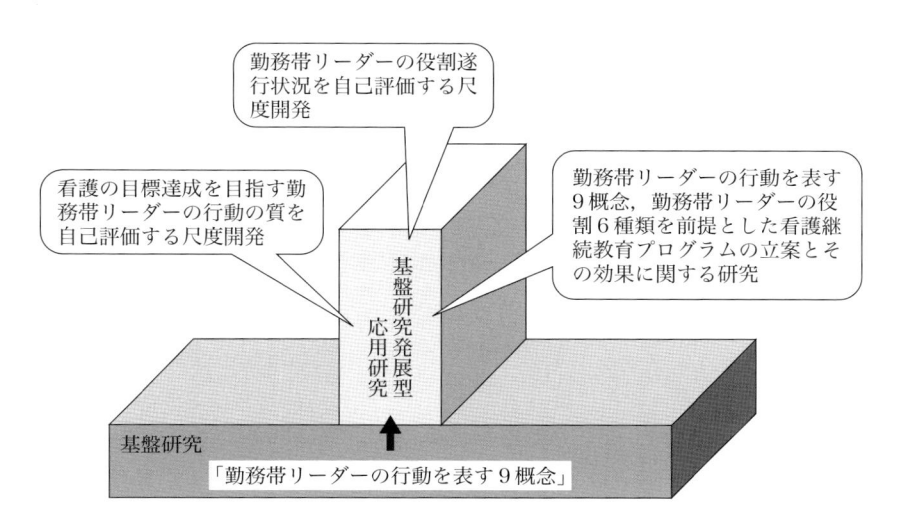

2)「勤務帯リーダーの行動を表す9概念」の研究的な発展

　勤務帯リーダーの行動を表す9概念を創出した研究は、因子探索レベルの研究[28]であり、看護教育学における基盤研究に該当する。

　因子探索レベルの研究は、「それは何か」を明らかにする研究であり、その領域の研究が全く行われていない、もしくは、行われてはいるが新たに見直したいときに行われる研究である。「勤務帯リーダーの行動を表す9概念」を創出した研究は後者に該当する。また、基盤研究とは、看護教育学もしくは看護教育学研究を展開するための土台となる研究である。現在、勤務帯リーダーの行動を表す9概念は、基盤研究発展型応用研究[29]として、次の3種類の研究（図4-5）へと進展している。第1は、看護の目標達成を目指す

図4-5「勤務帯リーダーの行動を表す9概念」の研究的発展

勤務帯リーダーの行動の質を自己評価する尺度開発である。第2は，勤務帯リーダーの役割遂行状況を自己評価する尺度開発である。そして，第3は，勤務帯リーダーの行動を表す9概念，勤務帯リーダーの役割6種類を前提とした看護継続教育プログラムの立案とその効果に関する研究である。また，これらをもとに，看護の目標達成に向け質の高い行動を示す勤務帯リーダーがどのような特徴を持つ看護師なのか，役割遂行のレベルの高い勤務帯リーダーがどのような特徴を持つ看護師なのかという関係探索レベルの研究[30]への発展も可能である。

　以上3種類は，1人の研究者が生涯のライフワークとして研究していくために，意義，価値などの質的にも，研究のために1人の研究者が確保できる時間や能力などの量的にも多すぎることはあっても，少なすぎることはない課題である。

　この研究は，大学を卒業して6年間，病院に就業した経験を持った研究者により行われた。この研究を発展させることに対する不安はない。それは，探求のレベルや研究の意義の確認，方法論探索などに向けた文献検索の緻密さ，飽和化確認に至るデータ収集と収集できたデータの豊かさ，分析の精度の高さに裏づけられている。

Ⅱ. 看護学実習カンファレンスにおける教授活動を解明する

1 研究の背景

　看護学実習カンファレンスは，1950年代，米国の準学士課程への導入[31]を契機とし，以後，現在に至るまで国内外を問わず，あらゆる看護学領域の教員が看護学実習の一環として用い続けている一授業形態[32]である。また，この時期，既に米国においては，看護学実習カンファレンスを重要な教授活動の場として位置づけ[33]，以後，現在に至るまで，看護学実習において実習目標達成を支援する重要な授業形態[34]であることが確認され続けている。

これらは，看護学実習カンファレンスが看護学各領域の実習に共通し，時代を超越した普遍的な要素であることを示す。

　看護学実習カンファレンスに対する教員の関心は高く，看護学教育にかかわる専門雑誌は，カンファレンスに関する特集や連載を掲載し続けている。しかし，これらは，カンファレンスの意義や学習効果，効果的な運営方法などを提示する一方，教員がその学習効果に確信を持てないまま，その展開方法を試行錯誤している現状も報告している。

　この状況を反映して，看護学実習カンファレンスに関する研究も数多く発表されている。しかし，研究の多くは，看護学実習カンファレンス場面の発言のみに着目し，その教授活動の特徴解明を試みている。

　看護学実習カンファレンスは，看護学実習の一環であり，クライエントの生活の場における教授活動および学習活動に継続して展開される。そのため，看護学実習カンファレンス場面の発言を分析しただけでは，その教授活動の特徴は解明できず，効果的なカンファレンス展開の基礎資料としては十分ではない。これらは，看護学教育の特徴を反映した看護学実習カンファレンスの教授活動が未だ解明されておらず，その質向上に向けて活用可能な研究成果を十分に累積できていないことを示唆する。

　看護学実習は，このような実習カンファレンスを包含し，看護実践に必要な基礎的能力の修得を目指した学習方法として，看護学教育に必須の授業である。また，看護学実習は，看護師養成教育における総授業時間の約25％を占めている[35]。しかし，その割合は，カリキュラム改正ごとに減少傾向[36]にあり，看護教育制度の発展に伴い今後もその傾向の持続が予測できる。限られた時間の中で，学生の実習目標達成を支援するためには，効果的な看護学実習カンファレンスの展開が必要不可欠であり，カンファレンスにおける教授活動の質が授業としての看護学実習展開の質を支え，決定づけるといっても過言ではない。

　看護学実習カンファレンスにおける教授活動の解明[5]は，以上のような背景に基づき実施された。

2 研究の動機と意義

　看護学実習カンファレンスにおける教授活動は，大学卒業後，4年間，助産師として病院に勤務，5年間，母性看護学の教員として看護基礎教育に従事し，その後，大学院博士前期後期課程に進学した研究者によって解明された。この研究者は，博士前期課程の研究として看護学実習における学生と教員の2者間相互行為場面における教授活動を解明し，これを修士論文とした。看護学実習カンファレンスにおける教授活動の解明は，大学院博士後期課程に進学したこの研究者の博士論文となった。

　研究者は，看護学実習カンファレンスの解明に着手する動機を次のように語っていた。「看護基礎教育課程の教員となり，学内で行う講義や演習，学外で行う実習を担当するようになった。教員になった当初は，講義や演習，実習いずれの教授活動も難しく，苦しんだが，経験と学習の積み重ねを通して，それらも少しずつ，上手にできるようになった。しかし，看護学実習の中でも実習カンファレンスだけは，何年たっても思うようにはならなかった。また，様々な研究成果があるが，看護学実習カンファレンスをどのように運営すればよいのか，学生と教員の2者間，患者と学生そして教員の3者間の教授活動との相違点は何なのか，これに十分，応えてくれる研究成果はない」。

　先述したように，この研究者は既に博士前期課程の研究として学生と教員，2者間の教授活動解明に成功していた。データは参加観察法（非参加型）により収集しており，その際，多くの教員が看護学実習カンファレンスに困難を極めているという状況を目のあたりにしていた。

　また，看護学実習カンファレンスは，必ずそれに先立つ実習と連動している。そのため，看護学実習カンファレンスの教授活動を解明するためには，それに先行する実習がどのようであったのかをデータとして収集し，それを反映した分析が必要である。関連文献を概観するとともに，看護学実習カンファレンスの特徴を以上のように整理した。そして，それに基づき，博士論文のテーマとしての独自性，社会的貢献度などの観点から価値，意義，そして研究課題としての難易度を確認し，看護学実習カンファレンスにおける教授活動の解明を，博士論文の研究テーマとして決定した。

3 研究の過程

1) 研究の目的・目標を設定し，用語を規定する

　研究の目的・目標は，先行研究を検討し，研究者が関心を持つ研究の存在や質を確認した結果，決定される。また，用語の規定もその研究を進めていくために必要な用語を文献検討を通して選出し，普遍的かつ妥当な内容としていくために，文献に基づき作成する必要がある。第3章に論述したので，その詳細は省略するが，看護概念創出法を適用するという決定もすべて文献検討を必要とする。この研究の文献検討の範囲は，教育学領域のカンファレンスに関する文献，国内外の看護学実習カンファレンスにおける教授活動に関する先行研究，質的帰納的研究方法論に関する文献，さらに看護概念創出法を用いて行動を明らかにした研究に及んだ（**図4-6**）。

文献検討の範囲	文献検討の結果
教育学領域のカンファレンスに関する文献	・概念規定 実習カンファレンスの概念を明確化し，「看護学実習カンファレンス」を規定する
国内外の看護学実習カンファレンスにおける教授活動に関する先行研究	・探求のレベル 因子探索レベルに設定することが妥当である
質的帰納的研究方法論に関する文献	・研究方法論 看護概念創出法を採用することが適切である
看護概念創出法を適用して行動を解明した先行研究	・研究の目的 「看護学実習カンファレンスにおける教員の行動を表す概念を創出し，看護学実習カンファレンスにおける教授活動の特徴について考察する」と設定する

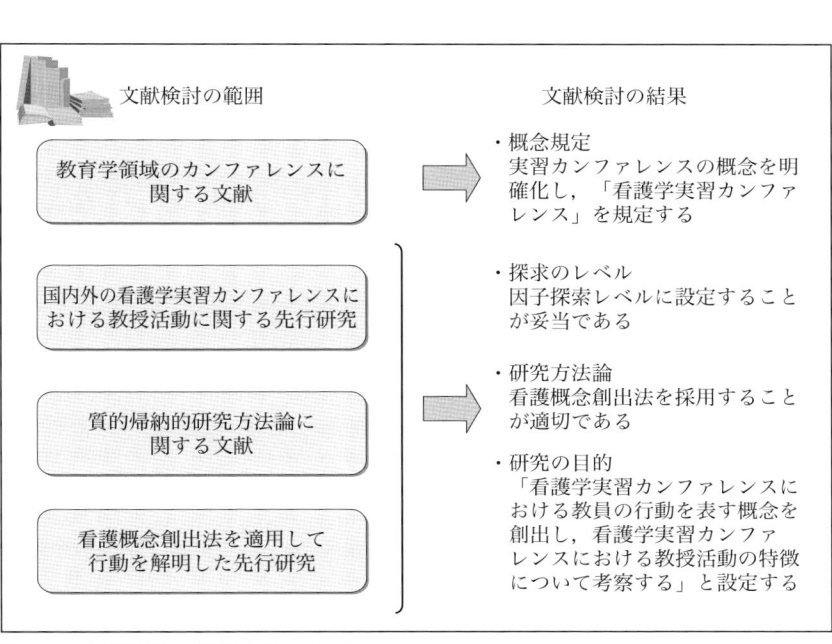

図4-6 文献検討の範囲とその結果

その結果，この研究の探求のレベルを因子探索に設定する妥当性，看護概念創出法を研究方法論として採用する適切性を確認した。そして，研究の目的を，看護学実習カンファレンスにおける教員の行動を表す概念を創出し，看護学実習カンファレンスにおける教授活動の特徴について考察することとした。

また，この目的を達成するために第1に看護学実習カンファレンスにおける教員の行動を実習目標達成という視点から質的帰納的に分析し，その概念を創出し，第2に創出された概念が示す教員行動の総体に基づき，看護学実習カンファレンスにおける教授活動の特徴を考察するという目標を設定した。

さらに，文献を検討し，研究上重要な用語として「授業」「看護学実習」「看護学実習カンファレンス」「教員」「行動」「教授活動」「学生」を選出し，次のように規定した。

授業とは，教育目標の達成を目指して，相対的に独立した学習主体としての学生の活動と教授主体としての教員の活動が，教材を媒介にして相互に知的対決を展開する過程[37]である。

看護学実習とは，学生が既習の知識・技術を基にクライエントと相互行為を展開し，看護目標達成に向かいつつ，そこに生じた看護現象を教材として，看護実践に必要な基礎的能力を修得するという学習目標達成を目指す授業[38]である。

看護学実習カンファレンスとは，教員が看護実践場面における教授活動や学生の学習活動を前提とし，実習目標達成を目指して複数の学生と相互行為を展開する授業形態である。

教員とは，看護学実習という授業の中で学生の実習目標達成を目指して教授活動を展開する教授主体であり，教育機関に所属する者である。

行動とは，身ぶりや発話など外部から観察可能な言語的・非言語的振る舞い[8]である。また，行動は人間の知覚から生じ，知覚の影響を受ける[9]。

教授活動とは，教育目標の達成に向けて，教員が教材を媒介にして，知識・技術の修得を目指す学生の学習活動を支援する活動[39,40]である。

学生とは，看護基礎教育課程の看護学実習において，実習目標達成を目指して学習活動を展開する学習主体である。

2）持続比較のための問いを決定する

　看護概念創出法は，参加観察から分析の最終段階まで一貫して持続比較分析を行う。また，分析の一貫性維持に向けた視点の固定，長期間にわたるデータ収集による研究目的混乱の回避，看護学の独自性を反映した研究成果の産出に向け，持続比較のための問いを用いる。この持続比較のための問いは，次の手続きを経て決定する。

　その手続きとは，第1に研究課題，研究目的を焦点化できたときに最も適切と考えられた仮の問いを設定し，第2にその問いがデータ収集段階から分析段階に至るまでその機能を発揮しうるかどうかを検討することである。これに基づき，看護学実習カンファレンスにおける教員の行動を表す概念の創出という目的を達成するために，持続比較のための問いを次のように決定した。

　この研究者が修士論文として行った研究も含め，2件の先行研究が看護概念創出法を用いて看護学実習における教員の行動を表す概念を創出していた。このうち，1件[41]は実習カンファレンスに先行する学生・患者・教員3者の相互行為場面，1件[42]は同様に実習カンファレンスに先行する学生・教員2者の相互行為場面を対象とした。これらはいずれも実習目標達成という内容を含む持続比較のための問いを設定し，看護学教育の特徴を反映した概念を創出していた。

　実習カンファレンスはそれそのものが独立した授業として存在するのではなく，看護学実習の一環としてその一連の過程の一部として存在する。そのため，実習カンファレンスもこれに先行する看護実践場面と同様に，実習目標の達成を第一義的な目的とする。これは，看護概念創出法を適用して看護学実習における教員行動の概念化に成功した2件の先行研究と同様に，「実習目標達成」という内容を含む持続比較のための問いを設定することにより，看護学教育の特徴を反映した概念を創出できる可能性を示す。そこで，看護学実習カンファレンスにおける教員の行動を解明するための持続比較のための問いも「この教員の行動は，実習目標達成という視点から見るとどのような行動か」に決定した。

3) データ収集の準備をする

(1) 研究対象とする看護学実習カンファレンスの条件設定

　文献検討を通して，研究者は，実習カンファレンスにおける教員行動を表す概念を創出するために，看護概念創出法を適用し，実習カンファレンスにおける教員と学生の相互行為場面を対象に参加観察を実施する必要性を確認していた。

　看護基礎教育課程における実習カンファレンスは，主として教員と学生により展開されるが，実習指導者や病棟の看護職員などが参加する場合もある。このうち，指導者が参加する実習カンファレンスは，教員・学生，学生間の相互行為に加え，教員・指導者，学生・指導者間の相互行為も含む。そのため，実習指導者や看護職員などが参加するカンファレンスにおいて，教員は，教員と学生のみが参加するカンファレンスとは特徴が異なる行動を示す可能性が高い。そこで，教員と学生が構成する実習カンファレンスのみを対象として，データを収集することに決定した。

　また，看護基礎教育課程のうち，指定規則の適用区分による2年課程は，准看護師教育に積み重ねて教育を行い，准看護師養成教育の継続教育としての目的を持つ[43]。そのため，2年課程における教育は，修得単位数[44]や修業年限などに関し3年課程と異なる。このことは，2年課程の実習カンファレンスにおける教員・学生間の相互行為が3年課程の教員・学生間の相互行為と異なり，教員行動が他と異なる特徴を持つ可能性があることを示す。そこで，2年課程の実習カンファレンスを本研究の対象から除外することとした。

　以上の検討に基づき，研究対象とする看護学実習カンファレンスの条件を次のように設定した。

条件1：教員と学生により構成される
条件2：看護基礎教育課程のうち，指定規則の適用区分による3年課程
　　　の看護学実習において展開される
条件3：実習カンファレンスを構成する教員および学生の全員が研究協
　　　力に承諾している

---

(2) 条件を満たす看護基礎教育機関の探索

　この3条件を充足する看護学実習カンファレンスを次のように探索した。

　この研究の目的を達成するためには，実習カンファレンスにおいて教員と学生が展開する相互行為場面に持続比較のための問いをかけ，現象が飽和化するまで多様な相互行為場面を観察する必要がある。

　看護基礎教育課程のうち大学，短期大学，専門学校には，それぞれ異なる背景を持つ教員が存在する可能性が高く，教育課程の相違により異なる性質の教員行動を観察できると予測した。そこで，大学，短期大学，専門学校と教育課程の種類を変え，実習カンファレンスにおける教員・学生の多様な相互行為場面を求めて観察を行った。

　また，実習カンファレンスが行われる看護学実習の領域，教員の職位・臨床経験・教育経験・教育背景，学生の学習進度など，カンファレンスにおける教員行動に影響することが予測される条件を可能な限り変え，様々な実習カンファレンスを探索した。その結果，1大学，1短期大学，2専門学校の基礎・成人・母性・精神4領域の看護学実習において展開された合計23実習カンファレンスを参加観察した。

4) 倫理的配慮の基本的方法を決定する

　この研究は，研究者の所属組織に研究倫理委員会が開設される以前に実施された。そのため，勤務帯リーダーの行動を解明する研究とは異なり，倫理審査委員会により倫理的配慮の妥当性に対する審査を受けるという手続きはとっていない。しかし，日本看護教育学学会研究倫理指針[45]に基づき，対象者への倫理的配慮の基本的方法を決定した（表4-6）。

5) 観察対象となる現象を構成する人々から同意を得る

　参加観察の主たる対象者は看護学実習カンファレンスに参加する教員である。また，観察対象となる現象は，複数の学生と教員により構成される。しかし，その学生と教員は特定の看護基礎教育機関に所属しており，所属長やその教員の直属の上司の同意も必要である。

　また，この研究は主に病院で行われる実習のカンファレンスを対象としており，カンファレンスに先行する看護実践場面の教授活動もデータ収集の対

表 4-6 日本看護教育学学会研究倫理指針に基づく倫理的配慮の基本的方法

A.研究参加による対象者への危害の排除
　参加観察を行う際，教員の教授活動や学生の学習活動を妨げないように，観察者の位置や視線および表情などに配慮しながら慎重に行動する。

B.研究参加に関する対象者の自己決定の権利保障
　研究目的，方法，内容などを対象者が理解できるように説明し，研究参加への意志を直接確認する。その際，対象者を威圧しないように説明内容や表現などに十分配慮する。特に，学生は研究参加への拒否を表明しにくい立場にあることを考慮し，可能な範囲で研究者と学生のみの説明機会を設け，教員の同席による強制力を最小にしたうえで研究協力を依頼する。また，研究への参加は自発的意思に基づいて決定でき，途中で中止を申し出られること，その決定による影響を受けないことを併せて説明する。
　研究協力に同意した対象者から，本研究の博士論文としての提出および看護学系学会などにおける発表の許可を含んだ同意書2枚に署名を得るとともに，研究倫理上の責任を明確にするために研究者自身も署名し，そのうちの1枚を対象者に渡す。

C.対象者のプライバシーの厳守
　研究開始にあたり，対象者を個人として特定し得るような情報の記載や公表を行わないこと，研究以外の目的にデータを使用しないことを約束する。また，データ収集から分析まで，すべてコードネームを使用し，対象者の匿名性を保持する。さらに，テープに録音した内容を研究者以外は聞かないこと，研究終了後にテープを廃棄することを約束する。

象となる。そのため，実習が行われる医療機関の責任者，看護部長，病棟看護師長の同意も必要である（**図4-7**）。

　研究対象となった23実習カンファレンスは，大学と短期大学各1校，看護専門学校2校が4病院1施設を使用して実施されており，各組織の上記該当者すべてに同意を得た。勤務帯リーダーの研究と比較すると，同意を得なければいけない人々，また，その方法など非常に複雑な手続きが必要であった（**表4-7**）。

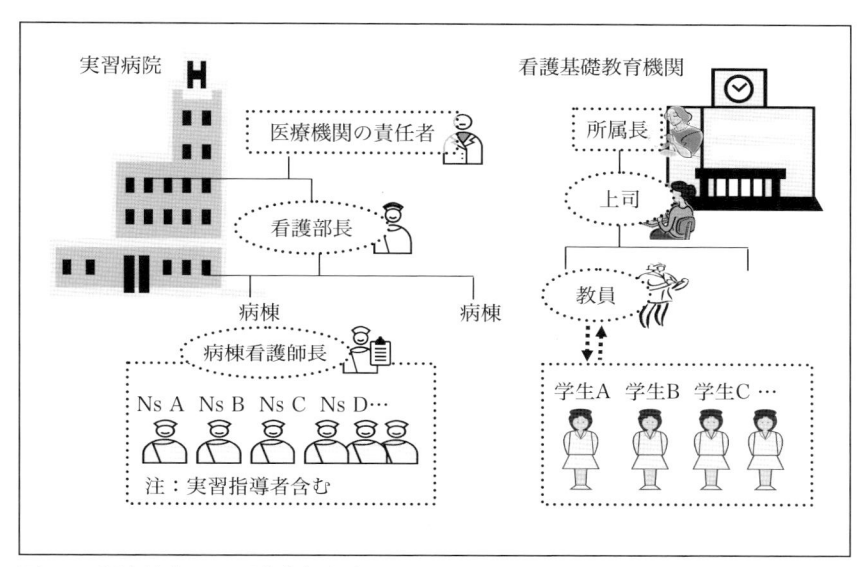

〔A〕Ⅱ．看護学実習カンファレンスにおける教授活動を解明する　237

図 4-7　研究協力への同意を得た人々

6）データを収集し，その飽和化を確認する

(1) 研修および予備観察

　教育管理責任者，教員，学生，実習施設関係者のすべてから同意を得られたフィールドから順に，次のような研修および予備観察を行った。予備観察の目的は，観察による影響の最小化，研究者の準備状態の確保である。

　まず，実習オリエンテーションや看護技術演習に参加し，実習目標や実習内容の理解に努めた。具体的には，実習開始前に対象者である教員に同行し，実習病棟の構造や業務の流れを把握したり，受け持ち患者の選定を含む実習指導者との打ち合わせなどに参加した。これらの機会を通して，研究者自身が測定用具としての精度を高めるとともに，教員や学生との関係性の形成に努めた。

　また，実習カンファレンスにおいては，研究者の存在による教員や学生への影響が最小限となるように観察する位置を確認したり，観察した現象を確実かつ効果的にフィールドノートに記録する方法などを検討した。

　以上をすべての教育機関のデータ収集に先立ち実施した。

表4-7 対象者から同意を獲得するための手続き

a.教育管理責任者への依頼
　A短期大学およびB大学においては，各領域の教授あるいは助教授より学科長の紹介を受け，両者に研究協力依頼書および研究計画書を提示して研究の概要を説明し，協力を依頼した。また，C・D専門学校においては，教務主任に同様の説明を直接行い研究協力を依頼した。

b.教員への依頼
　A短期大学およびC・D専門学校においては，各教育機関の教育管理責任者より紹介を受け，研究協力を依頼した。また，B大学においては，対象となる教員に直接研究協力を依頼した。研究協力を依頼する際，全ての教員に対し，研究計画書を提示して，研究目的，方法，データ収集期間における研究者の行動，学生への研究協力の依頼方法，テープによる発言内容の録音，プライバシーの厳守，データの取り扱い方，研究参加を拒否する権利などを直接説明した。以上の方法により合計12名の教員に研究協力を依頼し，8名の教員がこれに同意した。なお，研究参加に同意した教員からは同意書に署名を得た。

c.学生への依頼
　研究協力に同意した教員から紹介を受け，実習開始前に研究の説明を行い協力を依頼した。この方法により合計56名の学生に研究協力を依頼し，56名の学生全員がこれに同意した。研究参加に同意した学生から同意書に署名を得た。

d.実習施設関係者への依頼
　各教育機関の教育管理責任者の指示に従い，実習施設の責任者に研究協力を依頼した。A短期大学およびC・D専門学校においては，教育管理責任者より実習施設の看護部長あるいは施設長の紹介を受け，研究計画書を提示して研究の概要を説明し，協力を依頼した。また，関係病棟の師長および実習指導者に実習開始前に研究計画書を提示して説明するとともに，病棟の看護職員には申し送りなどを活用して研究の趣旨を説明し，協力を依頼した。B大学においては，研究対象となる教員を通して実習施設の看護部長に研究の概要，病棟における研究者の行動などを説明し，協力を依頼した。

(2) 参加観察の実際と飽和化の確認

　看護学実習カンファレンスは，それのみが独立した授業として存在することなく，必ずそれに先行する看護実践場面の存在がある。そのため，看護学実習カンファレンスは，それに先行して行われる看護実践場面に多大な影響を受け，カンファレンスとともに看護実習場面の参加観察が必須である（図4-8）。
　このような特徴を反映して，看護学実習カンファレンスの教授活動を解明

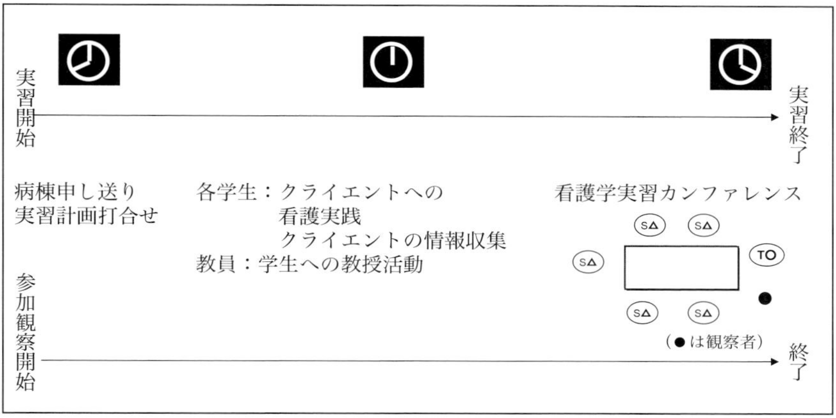

〔A〕Ⅱ．看護学実習カンファレンスにおける教授活動を解明する　239

図4-8　看護実践場面の参加観察に引き続く看護学実習カンファレンス場面の参加観察

する研究は，その観察期間として，研修および予備観察に始まり実際に参加観察し，データの飽和化を確認するまで，約13ヶ月を要した。

　観察対象者は，1大学，1短期大学，2専門学校の合計4教育機関に所属する教員8名と学生56名であった。これらの対象者は，職位，臨床経験年数，教育経験年数，教育背景，担当する看護学領域すべて多様であった。

　看護実践場面を参加観察するときには，教員がどのような教授活動を行っているのかを中心に，学生が受け持ち患者に看護を提供する場面やその前後のグループの学生に対する指導場面を観察した。観察した内容は，可能な限り速やかにフィールドノートに記録した。

　実習カンファレンス場面を参加観察するときには，教員の教授活動を中心に，カンファレンスに参加する個々の学生の行動や学生間の相互行為なども観察した。観察した内容は，その場でフィールドノートに記録した。また，教員の発言していないときの視線や動作は，教員行動の分析に重要であるため注意深く観察し，詳細に記録した。さらに，カンファレンスの内容は，教員，学生の許可を得てテープに録音した。

　これらの参加観察を行う際には，許可が得られた範囲で教員の指導計画書や学生の実習記録，レポート，看護記録，診療記録などを参照し，カンファレンスにおける教員の指導目的や展開方針，看護実践場面における教授活動や個々の学生の学習状況などを理解するように努めた。

240　第4章　看護概念創出法－研究の実例と成果

　このような方法を用いて観察を継続した結果，A短期大学12実習カンファレンス，B大学6実習カンファレンス，C・D専門学校5実習カンファレンスの合計23実習カンファレンスの観察後，新たな性質の教員行動が全く出現しなくなった。そこで，観察現象が飽和化したと判断し，参加観察を終了した。このようにデータ収集の時点から，持続比較のための問い「この教員の行動は，実習目標達成という視点から見るとどのような行動か」を使用した分析が始まっている。飽和化の確認も観察した現象を既に観察した現象とこの持続比較のための問いに対応させた結果として判断する。

7) 観察した現象をデータ化する

　研究者は，看護実践場面と看護学実習カンファレンス場面双方の教員の行動を観察し，それをフィールドノートに記録する。看護学実習カンファレンス場面の発言は，許可を得て録音したが，表情や身ぶり手ぶりも含めデータとする必要がある。そのため，データとして必要な内容は，フィールドノート上の記録，録音された内容に加え，多くが研究者自身の記憶としてとどめられている。たとえ録音されたデータがあるとはいっても，記憶が鮮明なうちに，速やかに分析可能な形態へと変換する必要があることは，看護概念創出法を適用し，他の参加観察によりデータを収集した研究と同様である。

　その第1が，観察フォーム1〈場面の概要〉の作成（**表4-8**）である。また，作成した場面の概要に持続比較のための問い「この教員の行動は，実習目標達成という視点から見るとどのような行動か」をかけ，徹底的に比較し，場面の性質が同質であるか異質であるかを見極める。そして，その結果，性質の異なると判断した場面を抽出し，観察フォーム2〈プロセスレコード〉2種類（**表4-9**）（**表4-10**）を用いて，観察した現象を記述する。

　2種類の観察フォーム2〈プロセスレコード〉を用いた理由は，実習カンファレンスが教員と複数の学生の相互行為により進行し，相互行為の中心が個々の学生と教員，複数の学生と教員，学生間など多様に変化することに起因する。この複雑な相互行為の文脈を正確に理解するために，特定の学生と教員の相互行為が主として展開された場合と複数の学生による相互行為が主として展開された場合の，両者に対応可能な2種類の観察フォーム2〈プロセスレコード〉を作成した。また，実習カンファレンスに先行する看護実践場面の教員の教授活動および学生の学習活動の概要も併せて記述した。

〔A〕Ⅱ. 看護学実習カンファレンスにおける教授活動を解明する　241

表4-8 観察フォーム1＜場面の概要＞

【教員T○】

観察現象番号：T○	年/月/日：		テーマ：
観察対象者	学生：S△, S△', S△", … 教育機関, 学年		教員：T○（専門領域）臨床経験年数, 教育経験年数
場面番号	場面の概要（◇は次段階の分析に向け選定した場面）		
◇T○-1			
◇T○-2			
T○-3			
◇T○-4			

表4-9 観察フォーム2＜プロセスレコード①＞

【教員T○】

観察現象番号：T○	年/月/日	テーマ：

学生：S△, S△', S△", … 教育機関, 学年	
教員：T○（専門領域）臨床経験年数, 教育経験年数	（●は観察者）

看護実践場面における学生の状況：

看護実践場面における教員の状況：

実習カンファレンスの実施状況：

実習目標：

時間	主な発言者（S△）の行動	教員の行動	司会および他学生の行動	観察者の視点

（T○は教員, S△は学生）

表4-10 観察フォーム2＜プロセスレコード②＞

【教員T○】

観察現象番号：T○	年/月/日	テーマ：
学生：S△，S△'，S△"，… 　　　教育機関，学年		
教員：T○（専門領域） 　　　臨床経験年数，教育経験年数		（●は観察者）

看護実践場面における学生の状況：

看護実践場面における教員の状況：

実習カンファレンスの実施状況：

実習目標：

時間	発言している学生 および司会の行動	教員の行動	発言していない学生 の行動	観察者の視点

（T○は教員，S△は学生）

8）データをコード化し，コードをカテゴリ化する

　コード化には，他の研究と同様に次に示す4段階の手続きを要した。

①観察フォーム2＜プロセスレコード＞に記述した「教員の行動」を分析フォーム（**表4-11**）の「初期コード」欄に記述した。

②初期コードである「教員の行動」を「一般的な人間の行動として見るとどのような行動か」という視点から抽象度を上げ命名し，分析フォームの「教員行動コード」欄に記述した。

③②の「教員行動コード」に「この教員の行動は，実習目標達成という視点から見るとどのような行動か」という持続比較のための問いをかけ，その問いに対する回答に命名し，分析フォームの「教員行動－実習目標達成対応コード」欄に記述した。また，持続比較のための問いに対する回答に命名するときには，実習カンファレンスにおける教員・学生の相互行為に

表 4-11 分析フォーム

【教員T○】

観察現象番号：T○	年/月/日	テーマ：	
初期コード	教員行動コード	教員行動－実習目標達成対応コード	根拠

(T○は教員)

加え，看護実践場面の教授活動及び学習活動，前日あるいは前々日のカンファレンスにおける指導内容も文脈として反映させながら，「教員行動－実習目標達成対応コード」を作成した。
④「教員行動－実習目標達成対応コード」として命名した理由を分析フォームの「根拠」の欄に記述した。

カテゴリ化には，次に示す4段階の手続きを要した。
①分析フォームの「教員行動－実習目標達成対応コード」欄に記述したコードの一覧表を作成した。
②コード一覧表に沿い各コードを確認し，教員行動を表すコードの表現を手がかりにしながら意味内容の同質性・異質性に従い分離・統合し，コードの集合体を形成しサブカテゴリとした。また，このサブカテゴリに「この教員の行動は，実習目標達成という視点から見るとどのような行動か」という持続比較のための問いをかけ，そこに存在する教員行動の共通性を発見し，問いに対する回答に命名した。さらに，サブカテゴリ一覧表を作成した。
③②と同様の方法を用いてカテゴリの形成，命名を行い，カテゴリ一覧表を作成した。
④カテゴリ一覧表に沿い各カテゴリを確認し，カテゴリ各々に持続比較のた

めの問いをかけ,その問いに対する回答の意味内容の同質性・異質性に従いカテゴリの集合体を形成し,コアカテゴリとした。また,このコアカテゴリに持続比較のための問いをかけ,その回答に教員行動の共通要素を発見し,命名した。以上の過程を合計4回反復した。

4 研究結果としての看護学実習カンファレンスにおける教員の行動を表す概念

以上の過程を経て,看護学実習カンファレンスにおける教員の行動を表す6つの概念（図4-9）が創出された。

6つの概念とは,【教授技術複合活用による看護現象解説と原理への統合】【目標達成状況査定による教授方略の維持と転換】【目標達成度向上のための学生個別体験の共有化】【問題発生回避による学習過程円滑化】【実習過程掌握による学生感情への共感】【疲労・緊張への配慮による学習停滞の黙認と打破】である。

―――――――――――――――――――――――
　　教授技術複合活用による看護現象解説と原理への統合

　　目標達成状況査定による教授方略の維持と転換

　　目標達成度向上のための学生個別体験の共有化

　　問題発生回避による学習過程円滑化

　　実習過程掌握による学生感情への共感

　　疲労・緊張への配慮による学習停滞の黙認と打破
―――――――――――――――――――――――

図4-9 看護学実習カンファレンスにおける教員の行動を表す6概念

● 教授技術複合活用による看護現象解説と原理への統合

　この概念は，実習目標達成を目指し，多様な教授技術を組み合わせて使いながら，学生が観察・体験した看護現象を看護学の本質や法則に照らし合わせて解説し，統合する教員の行動を表す。

　教員が解説していた看護現象とは，学生が受け持つ患者の言動や実施した看護などであった。また，教員がこれらの看護現象を統合した看護の原理とは，対象理解の方法・看護過程の展開方法・看護技術などの看護の方法，看護の対象，個別的な看護実践の重要性などであった。教員は，看護現象を解説し原理へと統合するために，発問・説明・例示・演示など多様な教授技術を組み合わせて使いながら，学生が体験した現象を再現，説明し，患者に対する理解を促し，実施した看護を意味づけていた。

● 目標達成状況査定による教授方略の維持と転換

　この概念は，学生が実習目標をどの程度達成できているかを査定し，その結果に基づき指導上の方法を検討し，それらを継続したり他の方法に変更するという教員の行動を表す。

　教員は，学生個々の言動や記録物の観察，比較，検討を通して，実習目標の達成状況を査定し，カンファレンスに活用している方法の効果を確認していた。教員は，学生の理解が進んでいるときには，学生間の討議を主体とした進行や個別学生との質疑応答，全学生による課題検討時間の確保など，それまで用いてきた指導方法を継続していた。

　一方，学習が停滞したり，課題の解決が難航しているときには，この方法の継続を断念し，検討課題の変更や講義形式への変換による不足知識の補完などを行っていた。さらに，カンファレンスの終了時間が迫り，学生の実習目標達成が困難な場合には，やむを得ず必要な知識を一方的に説明するなどの方法に切り替えるという行動を示していた。

● 目標達成度向上のための学生個別体験の共有化

　この概念は，全学生の実習目標の達成度を上げるため，学生個々の実習体験を他の学生が共有できるように促すという教員の行動を表す。

　教員が共有を促した学生個々の体験とは，それぞれの学生が受け持つ患者の状態や言動，実施した看護，学習上の新たな発見や疑問点などであった。教員は，不足している情報を引き出す，学生の発言を促す，正確かつ簡潔な

表現に言い換える，学習進展部分を承認し強化するなどの方法を用いて，学生1人1人が持つ個別の体験をすべての学生が理解できるように促していた。これらの行動を通し，教員は，カンファレンスに参加する学生全員の実習目標の達成度を向上させようとしていた。

● 問題発生回避による学習過程円滑化

　この概念は，看護学実習が滞りなく進行するように，学生の学習過程における様々な問題を予測し，それらの問題の発生を未然に防ぐという教員の行動を表す。

　教員が発生を回避した問題とは，実習カンファレンスにおける学習進行の混乱や停滞，学生が立案した看護計画遂行による患者への弊害，特定学生の記録物活用による学生間の不公平感発生，学習継続意欲の低下などであった。教員は，実習カンファレンス進行に向けた学生行動の誘導，学生が立案した看護計画の修正，カンファレンス進行方針の説明，肯定的評価の伝達などを行い，これらの問題が生じないようにしていた。

● 実習過程掌握による学生感情への共感

　この概念は，学生の実習状況や学習内容を十分に把握し，実習カンファレンスにおいて学生が表出した感情を受け入れ，共感するという教員の行動を表す。

　教員が共感していた学生の感情は，終末期患者への看護実践の報告に伴う辛さや，患者に対する感情が変化したことへの自覚に伴う驚きなどであった。教員は，学生と患者の相互行為場面を想起したり，学生の対象理解状況の変化を観察しながら，学生の心情を察知し，様々な感情を受け止め共感していた。

● 疲労・緊張への配慮による学習停滞の黙認と打破

　この概念は，実習に伴う学生の疲労や緊張に配慮し，学習が滞っている状況を容認する一方，その状況を打ち破ろうとする教員の行動を表す。

　教員が黙認していた学習の停滞を表す学生の行動とは，実習カンファレンスにおける私語や居眠りなどであった。教員は，カンファレンスの開始遅延や目標未達成を案じながらも，複雑な臨床状況の中での学生の学習活動に伴う緊張状態の持続や心身の消耗を理解し，これらの行動をいったんは容認し

ていた。その一方，教員は居眠りしている学生を気遣いながら覚醒を促したり，緊張から解放されて私語を継続する学生に注目し婉曲に制止するなど，学生がカンファレンスに参加し学習を進めることができるようにしていた。

5 研究成果「看護学実習カンファレンスにおける教員の行動を表す6概念」創出の意義と成果の発展

　質的研究が，発見の文脈にあることは，先述した通りである。教員の多くは，必ずといってよいほど看護学実習の一部として，実習カンファレンスを導入している。それにもかかわらず実習目標を達成するために「どのように進めているのか」を明らかにした研究はなかった。また，実習目標達成に向け，効果的なカンファレンスを行うために，教員はどのような役割を果たしているのか。

　看護学実習カンファレンスにおける教員の行動を表す6概念は，概念の考察を通して「どのように進めているのか」に答えるとともに，それに基づき，授業形態としての看護学実習カンファレンスの特徴を明らかにした。役割とは，集団や社会の中である地位を占める人間に期待される行動であり[24〜27]，6概念の中に役割としての期待される行動が存在するとともに，各行動の考察を通して，概念の中に潜む期待される行動を見い出せる可能性がある。

　また，6概念を創出したこの研究は，2003年に終了しており，成果は多様に発展し続けている。このような観点から6概念創出の意義と成果の発展について紹介する。

1)「看護学実習カンファレンスにおける教員の行動を表す6概念」創出の意義

(1) 授業形態としての看護学実習カンファレンスの特徴

　看護学実習カンファレンスにおける教員の行動を表す6概念は，看護学実習カンファレンスという授業が，次に示す特徴7項目を持つことを示している。

　第1の特徴は，実習に引き続き行われるこの授業が，極めて複雑な教授活

動を必要とするという点にある。具体的にどのような教授活動か，それを6つの概念が示している。看護学実習カンファレンスにおいて教員は，実習目標達成を目指して，【教授技術複合活用による看護現象解説と原理への統合】【目標達成状況査定による教授方略の維持と転換】【目標達成度向上のための学生個別体験の共有化】【問題発生回避による学習過程円滑化】【実習過程掌握による学生感情への共感】【疲労・緊張への配慮による学習停滞の黙認と打破】を行っており，実習目標達成を目指すためにはこれらの教授活動が必要不可欠である。

　看護学実習カンファレンス第2の特徴は，この授業形態が実践場面に存在する具象と既習の知識や理論といった抽象を結合させ，看護学を学問としてとらえるための思考活動を支援するという機能を果たすという点にある。

　この機能は，教員の【教授技術複合活用による看護現象解説と原理への統合】という教授活動によって支えられる。また，この教授活動は教員個々が様々な教授技術を修得し，それを使いこなす能力とともに，実践場面において学生が遭遇する現象を看護学的に解説する能力などを必要とする。

　第3の特徴は，看護学実習カンファレンスが多様な教授方略を必要とし，その日の実践の場の状況や学生個々の実習目標達成度に応じて，あらかじめ決定した方略を用いる場合もあれば，変更することもあるという点にある。それは，カンファレンスに先行する看護学実習が学内で行われる講義や演習と異なり，計画的な授業が困難なことに起因する。

　文献検討の結果は，実習カンファレンスを対象とした研究が，実習カンファレンスを小集団学習の場，もしくは，ケースカンファレンスの場として固定的にとらえていることを示している。しかし，実際には，教員が学生の目標達成状況の査定結果に基づき，臨機応変に教授方略を転換していることを概念【目標達成状況査定による教授方略の維持と転換】は示す。

　これらは，看護学実習が流動的かつ複雑な実践の場で行われる授業であるという特徴を前提としたとき，それに続く看護学実習カンファレンスにおいて，教員が固定的に教授方略を用いていたのでは実習目標の達成が困難であることを示す。

　第4の特徴は，看護学実習カンファレンスが，受け持つ対象により学習できる内容の異なる複数の学生に対して学習の幅を拡大させるという機能を果たすという点にある。この機能は，教員の【目標達成度向上のための学生個別体験の共有化】という教授活動によって実現する。また，この教授活動は，

実習カンファレンスに先行する看護実践場面には存在しない実習カンファレンス特有の教授活動でもあり，教員の教材化の能力によって成立する。

　実習カンファレンスを含む看護学実習中には，講義や演習と異なる多様な問題が発生する。この問題とは，学生の看護による患者への弊害，学生間の不公平感発生，学習継続意欲の低下などである。実践場面においても教員はこれらの問題に対応することもあるが，クライエントの面前では十分に対応できないことも多い。

　看護学実習カンファレンス第5の特徴は，この授業がこれらの問題を回避するという機能を果たしているという点にある。この機能は，教員の【問題発生回避による学習過程円滑化】という教授活動によって実現し，学生が円滑に学習を進め実習目標を達成し，学生の受け持ちとなる看護の対象に負の影響を及ぼさないために必要不可欠である。

　第6の特徴は，看護学実習カンファレンスが，青年期の学生の発達課題に伴う危機への教育的介入と学習意欲向上を意図した介入，学習継続への支援という機能を果たすという点にある。

　この機能は，教員の【実習過程掌握による学生感情への共感】という教授活動によって実現する。看護学実習は，学生にとって患者や家族，実習指導者，教員との人間関係に戸惑いを感じたり，患者の否定的な言葉や患者の死と遭遇し，自己を否定的に受け止めたり，自己を喪失するなどの危機的状況に陥る[46]可能性をはらむ授業である。

　また，このような状況を学生が自己の看護の未熟さをすべての原因と決めつけ，自己同一性の危機をも招く[47]ことがある。さらに，看護学実習は，学生にとって患者の感謝の言葉や回復と遭遇し，自己を肯定的に受け止め，自己存在の価値を確認するという自己同一性の獲得にも結びつく[48]可能性のある授業である。

　看護学教育の対象は拡大しつつあるが，現段階においてはその多くが青年期にある。青年期は自己同一性の獲得と拡散という自我発達の段階[49]にあり，自我は重要他者との関係性に多大なる影響を受ける[50]。看護学実習中の学生にとって，クライエント，教員，病棟スタッフなどが重要他者となる。これらは，看護学実習が青年期の学生にとって自己同一性の獲得と拡散という発達課題に直結する授業であり，学生が看護学実習を経験しながらも健全にその発達課題を達成していかなければならないことを示す。そのためには，教員が【実習過程掌握による学生感情への共感】を通して，学生の発達課題

表4-12 看護学実習カンファレンスの特徴7項目

1. 実習に引き続き行われる看護学実習カンファレンスは，極めて複雑な教授活動を必要とする．
2. 看護学実習カンファレンスは，実践場面に存在する具象と既習の知識や理論といった抽象を結合させ，看護学を学問として捉えるための思考活動を支援するという機能を果たす．
3. 看護学実習カンファレンスは，多様な教授方略を必要とし，その日の実践の場の状況や学生個々の実習目標達成度に応じて，あらかじめ決定した方略を用いる場合もあれば，変更することもある．
4. 看護学実習カンファレンスは，受け持つ対象により学習できる内容の異なる複数の学生に対して学習の幅を拡大させるという機能を果たす．
5. 看護学実習カンファレンスは，学生の看護による患者への弊害，学生間の不公平感発生，学習継続意欲の低下などの問題を回避するという機能を果たす．
6. 看護学実習カンファレンスは，青年期の学生の発達課題に伴う危機への教育的介入と学習意欲向上を意図した介入，学習継続への支援という機能を果たす．
7. 看護学実習カンファレンスは，学生が実践場面でどの程度緊張し，どの程度疲労しているのかを考慮しながら，実習目標達成に向かう必要がある授業である．

に伴う危機や学習意欲向上にかかわる必要がある．

また，看護学実習は学生にとって講義や演習と異なり，高い緊張や厳しい身体活動を必要とする授業である．

第7の特徴は，実習カンファレンスがそれに先行する実習を通して学生の心身がどのような影響を受けているのかを考慮しながら，実習目標達成に向かう必要があるという点にある．それは，実習カンファレンス場面において実習目標達成を目指す教員が，あるときは眠そうな学生を刺激し，覚醒へと導いているにもかかわらず，あるときはそれを黙認していることを表す【疲労・緊張への配慮による学習停滞の黙認と打破】を根拠とする．

以上，6概念は看護学実習カンファレンスの特徴が少なくとも7項目（**表4-12**）に及ぶことを示している．

(2) 実習カンファレンスにおいて教員が果たすべき役割

先述したように，役割とは，集団や社会の中である地位を占める人間に期待される行動であり，研究を通して創出された6概念の中に役割としての期待される行動が存在する．このように役割をとらえたとき，役割と通常業務

は異なることがわかる。

　例えば，ある大学の実習委員会は，実習を担当する教員に，実習目標達成度向上を目指し，実習時間内にカンファレンスの開催を要請したとする。それを受けた教員が学生に説明し，毎日カンファレンスを開催し，それに出席することは通常業務である。しかし，カンファレンスを毎日開催しそれに出席しているにもかかわらず，学生の実習目標の達成度がそれ以前にも増して低下しているという状況が起きた場合，この状況は実習指導に携わる教員という地位を占める看護職者が通常業務を通して期待されている行動をとっていない，すなわち，役割を果していないことを示す。通常業務を通してどのような行動を期待されているのか，すなわち役割を理解することは，極めて重要である。

　実習カンファレンスにおける教員は，実習目標の達成に向け，次の6概念により表される行動を示している。

　6概念とは，【教授技術複合活用による看護現象解説と原理への統合】【目標達成状況査定による教授方略の維持と転換】【目標達成度向上のための学生個別体験の共有化】【問題発生回避による学習過程円滑化】【実習過程掌握による学生感情への共感】【疲労・緊張への配慮による学習停滞の黙認と打破】であった。6概念の中には，看護学実習カンファレンスにおける教員の役割を直接的に示す概念が複数存在する。

　その第1は，【教授技術複合活用による看護現象解説と原理への統合】である。これは，実習目標達成を目指し，多様な教授技術を組み合わせて使いながら，学生が観察・体験した看護現象を看護学の本質や法則に照らし合わせて解説し，統合する教員の行動を表す。

　カンファレンスを含む看護学実習は，学生が多様な看護現象の中に身を投じ，その看護現象を通して看護学を修得することを求められる授業である。

　一方，看護は人間の生活に健康を基軸としてかかわり，そこに生じる現象は，具体的かつ日常的，対象及び環境の影響を受け流動的であり，学生は具体的，日常的，流動的な現象に翻弄されやすい[51, 52]。そのため，教員が分析してわかりやすくその現象を説明しない限り，学生は看護学的な視点から正確にその現象を理解できないことも多い。これらは，看護学実習が具体的，日常的，流動的な現象を看護学の原理と関連付けるために抽象化する，また，既習知識としての抽象的な原理を具象化するという思考活動を求められる授業であることを示す。

教員は，思考活動の支援を実践の場でも行うが，看護の対象の面前や多様な医療従事者の活動する場では行いにくい。このような実践の場の特徴を考慮したとき，実習カンファレンスにおいて実習目標の達成に向け，具体的，日常的，流動的な現象を看護学の原理と関連付けるために抽象化する，また，既習知識としての抽象的な原理を具象化するという思考活動を支援することは教員の重要な役割である。

第2は，【目標達成状況査定による教授方略の維持と転換】である。これは，学生が実習目標をどの程度達成できているかを査定し，その結果に基づき指導上の方法を検討し，それらを継続したり，他の方法に変更するという教員の行動を表す。

教授方略は，授業展開方法に対する教員の基本方針であり，授業における一連の教授行動を決定するための1つの指針を提供する[53]。授業は計画的，目的的な営みであり，教員が講義や演習の進行中に，教授方略そのものを転換することは極めてまれである。これは，講義や演習が教員にとって予測性が高く，計画的に進行可能な授業であることに起因する。

一方，看護学実習は，学生が個々に異なる対象を受け持ち，異なる状況に置かれるため，計画的に授業を展開できないことが多い。そのため，教員は実習目標達成を目指して，授業展開方法に対する基本方針である教授方略をその日のその状況に応じて決定していかなければならない。これらは，【目標達成状況査定による教授方略の維持と転換】が，計画的な授業展開の困難な看護学実習に必要不可欠な教授活動であることを示す。

以上は，看護学実習カンファレンスにおいて，教員が，学生個々の実践場面の行動や発言，もしくはカンファレンス場面の行動や発言を査定し，それを反映して教授方略を維持したり，転換したりしながら実習目標達成を目指すという役割を持つことを示す。また，【疲労・緊張への配慮による学習停滞の黙認と打破】も，教員がこの役割を果たすために用いている行動であるととらえられ，実習目標達成に常に向かってはいるが，学生の状況を考慮し，意図的に行動するときとしないときがあることを示している。

第3は，【目標達成度向上のための学生個別体験の共有化】である。これは，学生全員の実習目標の達成度を上げるため，学生個々の実習体験を他の学生が共有できるように促すという教員の行動を表す。多くの場合，教員は看護学実習において7名から8名の学生を担当する。

看護学実習は，授業の開始，終了こそ一斉であるが，複数の学生が個別の

対象に個別の看護を提供する授業である。そのため,教員は7名から8名の学生を1グループとして担当するものの,個々の学生が提供の機会を得られる看護,それに伴う学習内容は多様である。その中には,学生全員が共有する価値があり,しかも共有することにより学生全員の実習目標の達成度を向上できる内容が存在する。これらは,看護学実習カンファレンスにおいて,受け持つ対象により学習できる内容の異なる複数の学生に対して,学習の幅を拡大するために,教員が,実習目標とともにそれらを共有する価値を基準に学生個別の体験を選定し,他の学生も理解できるように提示するという役割を持つことを示す。

第4は,【問題発生回避による学習過程円滑化】である。これは,看護学実習が滞りなく進行するように,学生の学習過程に伴う様々な問題を予測し,それらの問題の発生を未然に防ぐという教員の行動を表す。先述したように看護学実習中には,講義や演習と異なる多様な問題が生じる。その最たる問題が学生の関与する医療事故などである。

また,その他にも,学生間の不公平感発生,学習継続意欲の低下,実習カンファレンスにおける学習進行の混乱や停滞などもある。この中には,実習カンファレンスを通して回避できる問題もある。これらは,看護学実習カンファレンスにおいて,学生行動を誘導する,学生が立案した看護計画を修正する,カンファレンス進行方針を説明する,肯定的評価を伝達するなど多様な活動を行いながら,教員が,学生の看護の対象に負の影響を及ぼしたり,学生が学習を中断せざるを得ないような事態に陥ることを防ぐという役割を持つことを示す。

残る1概念【実習過程掌握による学生感情への共感】は,直接的に看護学実習カンファレンスにおける教員の役割を示してはいない。この行動を何のために行うのかという点が教員の役割である。この概念は,学生の実習状況や学習内容を十分に把握し,実習カンファレンスにおいて学生が表出した感情を受け入れ,共感するという教員の行動を表す。

共感とは,他者の喜びや苦悩をともに感じる能力[54]である。また,教員のこのような教授活動は,学生の危機への教育的介入方法として有効であり[47],学習意欲の向上につながる[55,56]。先述したように,看護学実習は,青年期の学生にとって自己同一性の獲得と拡散という発達課題に直結する授業であり,学生が実習を経験しながらも発達課題を健全に達成していくためには,危機への教育的介入と学習意欲向上を意図した介入が必要不可欠であ

表4-13 看護学実習カンファレンスにおいて教員が果たすべき役割

1. 実習目標の達成に向け,具体的,日常的,流動的な現象を看護学の原理と関連づけるために抽象化する,また,既習知識としての抽象的な原理を具象化するという学生の思考活動を支援する。
2. 学生個々の実践場面の行動や発言,もしくはカンファレンス場面の行動や発言を査定し,それを反映して教授方略を維持したり,転換したりしながら実習目標達成を目指す。
3. 受け持つ対象により学習できる内容の異なる複数の学生に対して,学習の幅を拡大するために,実習目標とともにそれらを共有する価値を基準に学生個別の体験を選定し,他の学生も理解できるように提示する。
4. 学生の行動を誘導する,学生が立案した看護計画を修正する,カンファレンス進行方針を説明する,肯定的評価を伝達するなど多様な活動を行いながら,学生が受け持つ看護の対象に負の影響を及ぼしたり,学生が学習を中断せざるを得ないような事態に陥ることを防ぐ。
5. 実習過程を掌握し,学生の喜びや苦悩に共感しながら,学生の直面する危機的状況からの脱却と学習意欲向上を支援する。

る。そのためには【実習過程掌握による学生感情への共感】が必要であり,言い換えると実習過程を掌握し,学生の喜びや苦悩に共感しながら,教員が,学生の直面する危機的状況からの脱却と学習意欲向上を支援するという役割を果たすことを示す(**表4-13**)。

2)「看護学実習カンファレンスにおける教員の行動を表す6概念」の研究的な発展

　看護学実習カンファレンスにおける教員の行動を表す6概念を創出した研究は,勤務帯リーダーの行動を表す9概念を創出した研究と同様,因子探索レベルの研究であり,看護教育学における基盤研究に該当する。
　因子探索レベルの研究は,「それは何か」を明らかにする研究であり,その領域の研究が全く行われていない,もしくは,行われてはいるが新たに見直したいとき行われる研究である。「看護学実習カンファレンスにおける教員の行動を表す6概念を創出した研究」は後者に該当する。また,基盤研究とは,看護教育学もしくは看護教育学研究を展開するための土台となる研究である。ここまでは,「看護学実習カンファレンスにおける教員の行動を表す6概念を創出した研究」と「勤務帯リーダーの行動を表す9概念を創出し

た研究」は，ほぼ同様である。

 しかし，研究の終了年は「勤務帯リーダーの行動を表す9概念を創出した研究」が2005年3月，「看護学実習カンファレンスにおける教員の行動を表す6概念を創出した研究」が2003年3月と異なる。後者は，研究論文の終章に次のように述べている。「本研究が創出した6つの概念を基盤として，教員が質の高い教授活動を展開するために活用可能な自己評価尺度を開発することは，本研究の発展的課題である」。

 研究者は，それ以後，着実に研究を進め，既に教授活動自己評価尺度－看護学実習カンファレンス用－（Scale of Teaching Behaviors in Clinical Postconference）（**表4-14**）を開発し，その尺度を測定用具として使用し，看護学実習カンファレンスに関する多様な側面を明らかにしている。その成果は，既に原著論文1編，著書2冊，学会発表用抄録4編として発表され（**表4-15**），多くの教員が活用している。因子探索レベルの基盤研究の典型的な発展例である。

 現在，この研究は次のような研究へと進展するための準備を行っている。それは，ファカルティ・ディベロップメントを視野に入れた研究である。自己評価とは，自分で自分の学業，行動などを査定し，それによって得た情報に基づき自分を確認し，自分の今後の学習や行動を改善するという一連の行動である[57]。研究者自身も含め，多くの看護学教員が開発された尺度を使用し自己評価した結果，カンファレンスの教授活動の質を向上させることができたと述べている。これを研究的に実証する必要があり，そのためには，介入研究が必要である。具体的には，次のような構想を検討している。

 研究の第1段階は，看護学実習を担当する教員を対象とした研修会の開催である。研修会の目的を「看護学実習カンファレンスにおける教授活動の改善」と設定し，研修は実習カンファレンスを円滑に進めるために必要な基礎知識を修得する講義に加え，開発された教授活動自己評価尺度－看護学実習カンファレンス用－を用いて，研修に参加している教員個々が各自の教授活動の質を評価し，問題を明らかにする。そして，明らかになった問題の解決方法をグループワークなどを通して考える。ある程度の期間，その解決方法を用いて実際に実習カンファレンスを実施し，再度，教授活動自己評価尺度－看護学実習カンファレンス用－を用いて，自己評価し，改善の状況を確認していく。これを数回，反復する。

 研究の第2段階は，研修の開始前と全過程終了後，教員の実習カンファレ

表4-14 教授活動自己評価尺度－看護学実習カンファレンス用－

　この尺度は，教員が看護学実習カンファレンスにおける教授活動を自己評価するためのものです。日々の看護学実習カンファレンスにおけるあなたの行動を思い浮かべ，該当する番号に○をつけてください。
　なお，この尺度の看護学実習カンファレンスとは，教員が実習目標達成を目指して複数の学生と相互行為を展開する過程であり，内容，形態，進行方法は問いません。

	いつも行っている	たびたび行っている	時々行っている	あまり行っていない	ほとんど行っていない

Ⅰ．学生全員による実習体験の共有促進

1. 特定の学生が体験したことをメンバー全員が理解できるように説明を加える ・・・ 5 4 3 2 1
2. 学生の発言の中からメンバー全員に必要な内容を選び解説する ・・・・・・・・ 5 4 3 2 1
3. 学生の発言の中からメンバー全員に共通する課題を取り出し提示する ・・・・・ 5 4 3 2 1
4. 学生の発言の中からメンバー全員で検討を要する内容を取り上げ疑問を投げかける ・・・ 5 4 3 2 1
5. 目標達成につながる学生の意見を取り上げメンバー全員の思考を刺激する ・・・ 5 4 3 2 1

Ⅱ．看護現象の解説と原理への統合

6. 学生が行った看護実践の効果をクライエントの反応に基づき解説する ・・・・・ 5 4 3 2 1
7. 学生に講義や演習内容の想起を促す発問をする ・・・・・・・・・・・・・・・ 5 4 3 2 1
8. 学生がイメージし易い事例を使って原理や原則を解説する ・・・・・・・・・・ 5 4 3 2 1
9. 学生の経験を再現し講義や演習の内容と関連づける ・・・・・・・・・・・・・ 5 4 3 2 1
10. 学生が行った看護の意義を理論と照らし合わせて解説する ・・・・・・・・・・ 5 4 3 2 1

Ⅲ．目標達成状況の査定によるカンファレンス展開方法の決定

11. 学生の言動を観察し指導の効果を確認する ・・・・・・・・・・・・・・・・・ 5 4 3 2 1
12. 学生の反応に基づき指導方法を検討する ・・・・・・・・・・・・・・・・・・ 5 4 3 2 1
13. 学生が主体的に発言できるよう考える時間を設ける ・・・・・・・・・・・・・ 5 4 3 2 1
14. 学生間の意見の混乱を整理し論点を明確にする ・・・・・・・・・・・・・・・ 5 4 3 2 1
15. 学生間の検討を静観し進展を見守る ・・・・・・・・・・・・・・・・・・・・ 5 4 3 2 1

Ⅳ．実習過程における問題の発生回避

16. 実践場面で起こりそうな問題を指摘し注意を促す ・・・・・・・・・・・・・・ 5 4 3 2 1
17. クライエントに対する援助不足に学生が自ら気づくように発問する ・・・・・・ 5 4 3 2 1
18. 学生の看護計画に不足している内容を指摘する ・・・・・・・・・・・・・・・ 5 4 3 2 1
19. 翌日の実習が円滑に進むように指導計画を変更・修正する ・・・・・・・・・・ 5 4 3 2 1
20. 学生間の検討を妨げないように配慮しながら個別の質問にも応じる ・・・・・・ 5 4 3 2 1

Ⅴ．学生の感情への共感

21. 学生の発言に関心を示しながら聴く ・・・・・・・・・・・・・・・・・・・・ 5 4 3 2 1
22. 学生の気持ちを気遣いながら発言に耳を傾ける ・・・・・・・・・・・・・・・ 5 4 3 2 1
23. 価値判断をくだすことなく学生の感情を受けとめる ・・・・・・・・・・・・・ 5 4 3 2 1
24. 学生の行った看護実践の効果を共に喜ぶ ・・・・・・・・・・・・・・・・・・ 5 4 3 2 1
25. 学生が辛さを表出できる機会を作る ・・・・・・・・・・・・・・・・・・・・ 5 4 3 2 1

Ⅵ．疲労や緊張への配慮による学習停滞の黙認と打破

26. 学生の疲労を考慮してカンファレンスへの参加態度を査定する ・・・・・・・・ 5 4 3 2 1

＊この尺度および尺度の使用許諾の手続き，開発過程・活用方法など，詳しくは，図書『看護実践・教育のための測定用具ファイル－開発過程から活用の実際まで－（第3版）』（医学書院，2015年）を参照してください。

表4-15 看護学実習カンファレンスに関する研究一覧

【原著】
・看護学実習カンファレンスにおける教授活動. 看護教育学研究, 12(1); 1-14, 2003.

【著書】
・「看護実践・教育のための測定用具ファイル」第4章 教授活動の質を測定する－B.看護学実習カンファレンス教授活動自己評価尺度. pp.114-123, 医学書院, 2006.
・「看護実践・教育のための測定用具ファイル(第2版)」第5章 教授活動の質を測定する－B.教授活動自己評価尺度－看護学実習カンファレンス用－. pp.138-147, 医学書院, 2009.
・「看護実践・教育のための測定用具ファイル(第3版)」第5章 教育活動の質を測定する－教授活動の質を測定する　C.教授活動自己評価尺度－看護学実習カンファレンス用－. pp.200-209, 医学書院, 2015.

【学会発表】
・看護学実習カンファレンスにおける教授活動の質と教員特性の関係. 第25回日本看護科学学会学術集会講演集, p.231, 2005.
・看護学実習カンファレンスにおける教授活動の現状. 第36回日本看護学会抄録集－看護教育, p.115, 2005.
・看護学実習カンファレンスの教授活動自己評価尺度の開発－信頼性・妥当性の検証. 第24回日本看護科学学会学術集会講演集, p.148, 2004.
・看護学実習カンファレンスにおける教授活動に関する研究. 看護教育学研究, 11(2); 12-13, 2002.

ンスにおける教授活動の変化を明らかにすることである。もし，プラスの変化があれば，教授活動自己評価尺度－看護学実習カンファレンス用－を使用した上記のような研修会の効果ありと判定できる。

　このような構想を実現させることができるのだろうか。そのときには，何をどのように変更し，また，準備しなければならないのであろうか。いまから胸がときめいている。

第4章
B. 経験を表す概念の創出

　1997年，看護概念創出法が誕生して以来，行動を表す概念を創出した先行研究と同様に経験を表す概念を創出した先行研究も，看護基礎教育，看護継続教育，看護卒後教育の視点から多様な活動にかかわる多様な人々の経験を解明してきた（**表4-16**）[58]。

　本項は，その中から，第1に看護系大学・短期大学に就職した新人教員の職業経験を解明した研究[59]，第2に男性看護師の職業経験を解明した研究[60]，第3に看護学研究科に在籍する大学院生の修士論文作成過程の経験を解明した研究[61]を紹介する。

　看護系大学・短期大学に就職した新人教員の職業経験を解明した研究，男性看護師の職業経験を解明した研究，看護学研究科に在籍する大学院生の修士論文作成過程の経験を解明した研究は，いずれも対面による半構造化面接によりデータを収集したという共通点を持つ。また，半構造化面接の質問項目の様式は，その教員が新人として教授活動に従事していた全過程，男性看護師が職業に就いてから現在までの全過程，修士課程に在籍する大学院生が修士論文を作成する全過程を通して，各々がどのような経験をしたのか，その事実を聞き出す「経験の事実聴取型」[62]としたという点についても共通している。

　しかし，このうち，男性看護師の職業経験を解明した研究は，先行研究「男子看護学生の学習経験に関する研究」[63]を通して，発見した事実を持続比較のための問いに反映しており，結果として，2重に問いをかけるという複雑な分析を必要とした。

　また，看護学研究科に在籍する大学院生の修士論文作成過程の経験を解明した研究は，多数の看護教育学研究のうち，看護卒後教育を直接的に対象と

表 4-16 看護概念創出法を適用し経験を解明した研究一覧

発表(年)	論文題名 〔解明した経験〕
2008	就職後早期に退職した新人看護師の経験に関する研究－就業を継続できた看護師の経験との比較を通して 〔就職後1年以内に退職した新人看護師の経験を表す15概念〕 〔就業を継続できた新人看護師の経験を表す14概念〕
2006	看護学実習における学生の「行動」と「経験」の関連－行動概念と経験概念のメタ統合を通して 〔看護学実習における学生の経験を表す11概念〕
2005	看護専門学校に所属する教員の職業経験の概念化 〔看護専門学校に所属する教員の職業経験を表す7概念〕
	看護系大学・短期大学に所属する新人教員の職業経験に関する研究－5年以上の看護実践経験を持つ教員に焦点を当てて 〔看護系大学・短期大学に就職した新人教員の職業経験を表す12概念〕
2004	看護実践場面における研究成果活用の概念化－病院に就業する看護師の経験を通して 〔研究成果活用にかかわる経験を表す7概念〕
	男性看護師の職業経験の解明 〔男性看護師の職業経験を表す6概念〕
2002	短期大学卒業直後に看護学士課程へ編入学した学生の学習経験－短期大学を卒業した編入学生理解のための指標の探究 〔短期大学卒業直後に看護学士課程へ編入学した学生の学習経験を表す7概念〕
2001	看護職者の職業経験に関する研究－病院に勤務する看護婦に焦点を当てて 〔病院に勤務する看護婦の職業経験を表す6概念〕
	男子看護学生の学習経験に関する研究 〔男子看護学生の学習経験を表す7概念〕
2000	実務経験を持つ編入学生の看護学士課程における学習経験に関する研究 〔実務経験を持つ編入学生の学習経験を表す6概念〕
1999	大学院看護学研究科修士課程における学生の学習経験に関する研究－修士論文作成過程に焦点を当てて 〔看護学研究科における修士論文作成過程の学習経験を表す8概念〕

した唯一の研究である。多くの大学院生が本書の初版を通読する過程を通して，この研究成果に励まされているという事実を伝え聞く。研究年次はやや古くなるが，以上のような経緯により，大学院生の修士論文作成過程の経験を解明した研究を再度，紹介することとした。

看護系大学・短期大学に就職した新人教員の職業経験を解明した研究，看

護学研究科に在籍する大学院生の修士論文作成過程の経験を解明した研究は，看護概念創出法の基本例であり，男性看護師の職業経験を解明した研究は，看護概念創出法の基本例を踏襲しながらも様々な工夫をこらした代表例である。これらはすべて，いずれ劣らぬ価値を持つ。

Ⅰ. 看護系大学・短期大学に就職した新人教員の職業経験を解明する

1 研究の背景

現在もなお，日本の看護職養成教育の圧倒的多数を看護専門学校が担っている。しかし，全体に占める比率こそ約20％と低いが，近年，日本の看護系大学数は急激に増加している。このような社会の変化を受け，看護系大学に就業し，教授活動に従事する教員の需要も高まり，多くの看護職者が実践の場から教育の場へ，また，専門学校から大学・短期大学へと役割の移行を経験している。

現在，看護系大学・短期大学に就職した新人教員の多くは，教員としての複雑かつ多様な役割や期待に対して，ほとんど準備を整えることなく看護学教育を行っている[64]。その結果，教員と臨床看護師の役割の相違をカルチャーショックとして受け止めたり[64]，自己の役割への曖昧さと脅威を感じる[65]といった事態に直面する。また，教員としての役割に伴う責任に強い緊張を感じ，教育活動を継続できない場合もある[66]。このような状況は，実践の場から教育の場へ，また，専門学校から大学・短期大学へと立場を移行し，教員としての準備状態が不十分なまま教授活動を開始するために生じている可能性が高い。また，この状況が長期間継続したとき，新人教員は，自己の役割遂行に混乱を来し続け，教育目標を達成できないという状況にも直面する可能性があり，役割移行に伴うストレスはいっそう増強する[67]。

新人教員にとって高いストレスは，その知覚や視野を狭め，意思決定に対する合理性を乏しくさせ，発達課題に障害を来すことにつながる場合もあ

る[68]）。この状況を防止するために，新人教員がその発達段階から成人学習者に位置づけられることに着目し，成人学習者としての新人教員が活用できる研究成果を産出する必要がある。

　成人学習者は，個々の経験を資源とし，学習することによって充足可能な自己のニード，関心を知覚し，自律的に問題を解決できるという特性を備えている[69]）。このような特性を備えている新人教員は，個々の職業上の経験を資源とし，学習することを通して，前述したような問題の解決策を見出せる可能性が高い。これは，新人教員が，教員としての役割を円滑に果たし，職業人として発達するために，臨床看護師から教員への役割移行に伴う職業上の経験を理解する必要があることを表す。しかし，新人教員の経験および職業経験に関する先行研究は，ある特定の側面に焦点を当てており，新人教員の職業経験の全容を明らかにした研究は存在しない。

　看護系大学・短期大学に就職した新人教員の職業経験の解明[59]）は，以上のような背景に基づき，実施された。

2　研究の動機と意義

　看護系大学・短期大学に就職した新人教員の職業経験は，8年間の臨床看護師としての経験を経て，その後，看護系短期大学に職場を移し教員となり，5年間の教育経験を持つ看護職者によって解明された。この研究者は，研究の動機を次のように語っている。

　「教員となって特に最初の1年間，多くの学生に看護職を価値づけて欲しいと願い，臨床看護師として培った知識や技術を伝えようと試みた。しかし，どのようなときに何を学生に伝えれば学習につながるのか，その具体的な教授方法もわからず，これを実現することができなかった。また，臨床看護師から教員へと自己の役割が変化しているにもかかわらず，実習指導の際，看護師として患者への看護実践を直接行えないことにもどかしさを感じていた。そのため，看護目標の達成に学生を誘導し，学生の実習目標達成に向けた教授活動を展開できないこともあった」。また，大学院に入学後，関連文献を検討した結果，「このような悩みをもつのは，自分だけではなく，特に看護実践の場から看護系大学・短期大学に職場を移した多くの新人教員に共

通する経験であることがわかった」とも述べていた。このような状況に動機づけられ，新人教員の職業経験を表す概念を創出し，その総体を明らかにするに至った。

　この研究を実施した研究者は，看護系大学・短期大学に就職した新人教員の職業経験を解明する意義を次のように語った。「もし，研究成果として新人教員の職業経験を解明できれば，これから教員になろうとする看護職者が，新人教員の直面する問題を予測し，職業選択への指標あるいは準備するための資料となる。また，既に新人教員になった看護職者が，現在経験している多様な状況を客観的に理解し，その後の目標や活動の方向性を明確にするための示唆を提供する。さらに，新人教員を取り巻く他の教員が，新人教員に対する理解を深め，教育目標達成に向け協働していくことを促進するに違いない」。

3　研究の過程

1) 研究の目的を設定し，用語を規定する

　研究の目的・目標は，先行研究を検討し，研究者が関心を持つ研究の存在や質を確認した結果，決定される。また，用語の規定もその研究を進めていくために必要な用語を文献検討を通して選出し，普遍的かつ妥当な内容としていくために，文献に基づき作成する必要がある。第3章に論述したため，その詳細は省略するが，看護概念創出法を適用するという決定もすべて文献検討を必要とする。この研究の文献検討の範囲は，国内外の新人教員に関する先行研究，質的帰納的研究方法論に関する文献，さらに看護概念創出法を用いて経験を明らかにした研究に及んだ（図4-10）。

　その結果，この研究の探求のレベルを因子探索に設定する妥当性，看護概念創出法を研究方法論として採用する適切性を確認した。そして，研究の目的を，新人教員の職業経験を表す概念を創出することにより，その総体を明らかにし，新人教員の職業経験の特徴を考察することとした。

　また，文献を検討し，研究上重要な用語として「教員」「新人教員」「職業」「経験」「職業経験」を選出し，次のように規定した。

[B] Ⅰ．看護系大学・短期大学に就職した新人教員の職業経験を解明する

```
┌─────────────────────────────────────────────────────────┐
│  文献検討の範囲              文献検討の結果               │
│                                                         │
│  ┌──────────────┐         ・探求のレベル                │
│  │ 国内外の新人教員に関する │           因子探索レベルに設定する  │
│  │   先行研究       │           ことが妥当である          │
│  └──────────────┘                                    │
│                                                         │
│  ┌──────────────┐         ・研究方法論                │
│  │ 質的帰納的研究方法論に  │ ⇒         看護概念創出法を採用する   │
│  │   関する文献      │           ことが適切である          │
│  └──────────────┘                                    │
│                                                         │
│  ┌──────────────┐         ・研究の目的                │
│  │ 看護概念創出法を用いて │           「新人教員の職業経験を表す   │
│  │ 経験を明らかにした研究 │           概念を創出することにより，  │
│  └──────────────┘           その総体を明らかにし，新人   │
│                                  教員の特徴を考察する」と    │
│                                  設定する                │
└─────────────────────────────────────────────────────────┘
```

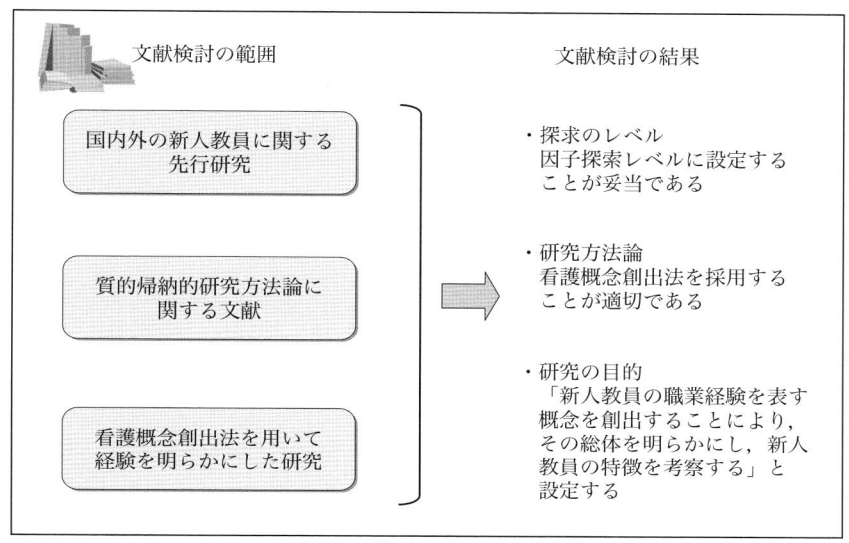

図 4-10 文献検討の範囲とその結果

　教員とは，看護師免許を所有し，看護基礎教育機関に所属して看護学にかかわる学科目の教授活動を展開する者である。また，新人教員とは，看護師免許を所有し，看護基礎教育機関に所属して看護学にかかわる学科目の教授活動を展開する者であり，教員となって1年未満の者である。さらに，職業とは，個々人が自立して生活し，その社会的人間としてのアイデンティティを確保するために，社会的分業の一端を担う。そして，それに規定された社会的役割を遂行する過程の中に，何らかの程度自己の資質・能力あるいは個性を発揮する一方，相互補完的な活動を通じて人々の間の依存関係を維持しつつ社会の存続に貢献する。また，その見返りとして自己の生計を維持するのに必要な一定の収入を取得する継続的な営み[70]である。

　加えて，経験とは，主体としての人間が関わった過去の事実を主体の側から見た内容[71]であり，人間と環境との関連の仕方やその成果の総体を意味する[72]。これに対し，体験は，個々の主観の中に直接的に見出される意識内容，意識過程であり，知性による加工・普遍化を経ていない[73]。以上を前提に本研究は，経験を体験と区別する。

　職業経験とは，主体としての人間が，個性を発揮し，社会的分業の一端を

担い，一定の収入を取得する過程の中に展開した環境との相互行為に対する事実を，主体の側から見た内容である。

2) 持続比較のための問いを決定する

看護概念創出法は，データ収集段階から分析段階まで一貫して持続比較分析を行う。その際，看護学独自の視点を反映した研究成果の産出に向け，視点の一貫性を維持し，長期間にわたるデータ収集，分析による研究目的の混乱を避けるため，持続比較のための問いを用いる。この持続比較のための問いは，次のように決定する。

第1に，研究課題，研究目的を焦点化できたときに，最も適切であると考えられた仮の問いを設定する。第2に，その問いがデータ収集段階から分析段階に至るまでその機能を発揮しうるかどうかを検討し，最終的な持続比較のための問いを決定する。この手続きを経て，この研究は，持続比較のための問いを次のように決定した。

この研究は，新人教員の職業経験を表す概念を創出し，その経験の総体を明らかにすることを目的とする。また，この目的達成を通し得られた成果は，新人教員が自己の職業経験を客観的に理解するとともに問題を解決し，その後の活動の方向性を明確にするための重要な指標となる。さらに，このことは，新人教員が，臨床看護師から教員への役割移行に伴い職業活動の主たる目的を看護目標達成から教育目標達成へと変化させ，教員役割を円滑に遂行していくことに貢献する。

教育とは，教育目標達成を目指す意図的な営みであり[74]，教員はどのような状況に対しても教育目標達成を主眼として教育活動を展開している。また教育目標とは，教員が教育活動を通して学生の中に実現しようとする価値である[75]。これらは，看護基礎教育機関に就業する教員が，看護の対象となる人々に質の高い看護を提供できる看護職者の養成を第一義的に達成すべき教育目標とすることを表す。また新人教員は，教育目標達成に向けて円滑に教育活動を展開できないことも多い。そのため，新人教員の職業経験を教育目標達成という視点から明らかにすることは，明らかになった職業経験を理解することを通して，新人教員が第一義的な目標達成に向かうことを促進する。

以上を前提とし，持続比較のための問いを「この新人教員の経験は，教育

目標達成という視点から見るとどのような経験か」と仮に設定した。

次に，面接のプリテストを行い，それを通して得た回答をこの問いを用いてその同質性，異質性を比較し，性質の異なるすべての回答内容をコード化した。また，作成したコードが，新人教員の教育活動を具体的に想起できる表現となっているかどうかを検討した。それとともに，この持続比較のための問いが持続比較分析の視点として固定可能であり，対象者が示す職業経験の性質の差異を明瞭に分離し，各コードの命名がその相互行為の文脈を反映する表現となっているかどうかを検討した。その結果，プリテストにより得た回答内容をもとに作成したコードが新人教員の教育活動を具体的に示すとともに，教員の相互行為の文脈を反映する表現となっていることが明らかになった。また，用いた持続比較のための問いが持続比較分析の視点として一貫性を持ち，対象者の職業経験の性質の差異を明瞭に分離していることを確認した。

以上の検討により，持続比較のための問いを，「この新人教員の経験は，教育目標達成という視点から見るとどのような経験か」に決定した。

3) データ収集のための準備をする

(1) 研究対象者の条件設定

文献検討を通し，既に，新人教員は，「看護師免許を所有し，看護基礎教育機関に所属して看護学に関わる学科目の教授活動を展開する者であり，教員となって1年未満の者である」と規定されている。この規定に加え，研究の対象者として次に示す6条件を充足する者とした。

条件1：看護系大学・短期大学に就業している者
条件2：5年以上，病院で看護実践経験を累積した者
条件3：面接時の教員経験が連続して1年以上3年未満の者
条件4：職業経験を中断したことがない者
　　　　ただし職業継続のための卒後教育による中断は含まない
条件5：正規職員として勤務している者
条件6：研究参加に快く同意を示した者

第1は看護系大学・短期大学に所属する教員であるという条件である。こ

の研究は，開始当初，看護基礎教育に従事する新人教員の職業経験を明らかにするというところから出発している。現在，大学，短期大学，専門学校が看護基礎教育を担っており，新人教員はいずれの教育機関にも存在する。看護基礎教育に従事する新人教員の職業経験といった場合，そこには当然，大学，短期大学，専門学校に就業する新人教員を含む。

しかし，大学，短期大学，専門学校は，学校教育法によりその設置目的が異なる。これらを比較すると，大学，短期大学の目的には「深く専門の学芸を教授研究し」という1文が存在するのに対し，専門学校の目的にはその1文がない。これは，大学，短期大学が学問や芸術を教育，研究する機関として存在するのに対し，専門学校は学問や芸術を教育，研究する機関として存在していないことを示す。

また，このことは，看護系大学，短期大学の教員が学術を基盤とする教育，研究的役割を担うという共通の職業経験をしている可能性を示すとともに，看護専門学校の教員が看護系大学，短期大学の教員と異なる経験をしている可能性を示す。以上を根拠として条件1を定めた。また，この条件の設定を通して研究テーマも看護系大学・短期大学に就職した新人教員の職業経験に関する研究へと固定した。

第2は5年以上の看護実践経験を累積した教員であるという条件である。

看護師等養成所の運営に関する指導要領[76]は，1989（平成元）年より看護専門学校の専任教員の要件として，看護実践経験5年以上の累積を掲げている。また，看護系大学に関しても，学生の基礎的実践能力の獲得に向けて看護学実習指導体制が見直され，教員の採用要件に看護実践への習熟度を含んだ[77]。これらは，教育課程の相違にかかわらず，高い実践能力を有する看護職者の養成に向け，看護職養成に携わるすべての教員に高い看護実践能力が求められることを示す。

前述したように看護師等養成所の運営に関する指導要領は，看護職を養成するために必要な教員の看護実践経験年数を5年以上としている。この5年以上という年数の妥当性は，複数の先行研究[78〜81]によって裏づけられている。以上を根拠として条件2を定めた。

第3は面接時の教育経験が連続して1年以上3年未満の教員であるという条件である。

この研究は面接を通して，研究対象となる教員が新人教員として看護基礎教育機関に職場を移し，その1年間の職業経験を正確に想起することを求め

る。しかし，過去に遭遇した出来事，人々，物事などに関する記憶は，1年に5％ずつ忘れ去られる[82]。さらに，多くの出来事は時間配列的に記憶され，起こった順番に想起される[83]。これに対し，2年以上経過した出来事は，時間配列的に記憶されるよりも，研究活動，実習中の教授活動，学事に関する活動などカテゴリ的に記憶され，過去の出来事はカテゴリ別に想起される[83]。

加えて，看護概念創出法を用いた先行研究[61, 84]は，対象者の経験の想起を過去2年以内に限定して求めたことにより，対象者と環境との相互行為を反映した詳細なデータ収集に成功している。これらは，対象者となる教員が新人教員としての職業経験を正確に想起し，それをデータとして提供できる条件として，教員としての経験が，面接時に3年未満である必要性を示す。以上を根拠として条件3を定めた。

さらに，次のような背景を持つ者は，それに影響を受け固有の経験をしている可能性が予測されるため対象者から除外した。除外した者とは，面接時に教員経験が3年未満であっても教育職をいったん辞し，看護実践経験を累積したのち，再度教員となった者，職業を中断したことがある者，非常勤の者である。さらに地域の保健師として職業経験を累積した者は，病院の看護実践とは異なる経験を累積した可能性が高いため，本研究からは除外した。以上を根拠として条件4，5を定めた。

条件6は，対象者への倫理的配慮を根拠とする。

(2) 質問項目の決定

質問項目は，看護概念創出法を適用した半構造化面接の実施に向けて，対象者が過去にかかわった事実を想起し，環境との相互行為を反映した豊富な体験を言語化できる内容でなければならない。

そこで，質問項目の設定にあたり第1に，看護概念創出法を適用し半構造化面接を採用した先行研究の質問項目を検討した。これらの研究は，重点を置く主要なトピックを指定し，その経験を問うための時間的経緯に沿った質問項目を設定していた。また，面接の最終質問として，対象者と環境との相互行為の文脈を理解するための対象者のプロフィールに関する項目を設定していた。先行研究は，これらの質問項目を用いた半構造化面接により豊富な内容を含むデータ収集に成功していた。これは，看護系大学・短期大学に就職した新人教員の職業経験を概念化するこの研究もこのような質問項目を用

いることにより対象者が教員初年度の経験を想起でき，豊富なデータ収集が可能であることを示す．

第2に，上述の先行研究の検討に基づき，研究の主要なトピックを「看護系大学・短期大学に就職した新人教員の職業経験」とし，対象者の6条件を満たす教員2名に依頼し，次に示す質問項目に沿ってプリテストを実施した．その質問項目とは，①対象者の看護基礎教育課程修了から面接時までの経緯と教育職を志望した動機を問う項目，②時間的経緯に沿って職業経験を問う項目，③追加発言を問う項目である．

プリテストの結果を検討し，最終的に質問項目を次のように決定した．

＜導入＞
問1．看護基礎教育課程を修了してから今日までの経緯を簡単にお聞かせください．
問2．あなたが教員を志望された動機をお聞かせください．

＜新人教員の職業経験に関する質問項目＞
問3．そのような理由で教員となり，その直後はどのような経験をされましたか．
問4．1ヶ月後はいかがでしたか．
問5．3ヶ月後はいかがでしたか．
問6．6ヶ月後はいかがでしたか．
問7．6ヶ月から1年後までの間はどのような経験をされましたか．
問8．それ以降はいかがでしたか．
問9．追加して発言しておきたいことがありましたらお話しください．

＜対象者のプロフィールの確認＞
　確認内容：修了した看護基礎教育課程（大学・短期大学・専門学校），最終学歴，大学・大学院への在籍の有無，教育職就職時の職位，専門領域，担当した授業形態，現在の職位，専門領域，看護実践経験年数，臨床看護師時の専門領域，退職時の職位，年齢，性別，婚姻状況・子どもの有無
　（それまでの質問により回答が得られた場合は問わない）

(3) 対象者の探索

対象者の探索には，ネットワークサンプリング[85]を用いた。ネットワークサンプリングとは，既に研究協力を承諾した対象者から対象候補者の紹介を受け，連鎖的に対象者を集める方法である。具体的には，看護系大学・短期大学に教員として就業している研究者の知人より対象者の条件を満たす教員の紹介を受け，その教員を対象候補者とし，電話などにより直接研究協力を依頼した。結果として承諾が得られた場合，その教員を対象者として面接を実施するとともに，次の対象候補者となる他の教員の紹介を受け，同様に研究協力を依頼した。対象者の探索は，収集したデータが新人教員と環境との相互行為のすべてを包含し，面接から得られた質問項目別回答の概要に持続比較のための問いをかけ，性質の異なる新たな回答内容が認められなくなるまで継続した。

(4) 倫理的配慮の基本的方法の決定

データ収集の準備 (1)，(2)，(3) と同時並行し，研究対象者への倫理的配慮の基本的方法を日本看護教育学学会研究倫理指針[45]に基づき検討し，決定した（**表4-17**）。

4) データを収集し，その飽和化を確認する

ネットワークサンプリングにより面接の候補者となり，研究対象者としての6条件を充足することが確認できた教員と日時，場所を決定し面接を行った。面接に際しては，研究の目的と方法，秘密の保持，データの取り扱い方，情報提供を拒否できることについて説明した。その後，改めて研究協力への同意の意思を確認し，同意書に署名を得た。また面接の内容に対するフィールドノートへの記載および録音に関し，対象者の許可を得た。

面接ごとに質問項目別回答の概要を作成し，それに基づき，看護概念創出法に精通した指導教員に適宜報告し，データ収集の適切性，データ収集終了時の判断の適否などについてスーパービジョンを受けた。

質問項目別の回答内容は，対象者16名に対するデータ収集終了時に概ね飽和化した。そこで，飽和化を確認するために，さらに5名の面接を行った。その結果，この5名の回答内容には表現の差異は見られたが，性質が異なる新たな内容は認められなかった。そのため，計21名の対象者によって得ら

れたデータは飽和化に至っていると判断し，面接を終了した。

表4-17 日本看護教育学学会研究倫理指針に基づく倫理的配慮の基本的方法

A.研究参加による対象者への危害の排除（危害を受けない権利）
　　研究対象者の危害を受けない権利を守るために，対象者への連絡や面接は，対象者が希望する時間，手段，場所を用い，対象者への負担を最小限にするように配慮する。

B.研究参加に関する対象者の自己決定の権利保障（情報を得る権利，自己決定の権利）
　　研究対象者の情報を得る権利を守るために，研究への協力を依頼する際，研究目的と方法，対象者に依頼する内容，対象者の負担について説明する。具体的には，面接の所要時間が約60分程度であり，1対1の対面により行い，面接内容をテープに録音し研究データとして用い，それにより修士論文を作成するとともに，その後，看護系の学会などに発表する予定であることを説明する。
　　また，研究対象者の自己決定の権利を守るために，研究への協力を依頼する際，面接を行う際，次のように配慮する。
　　a. 研究への協力は，対象者の自発的意思に基づくものであり，参加中止の申し出が可能であり，中止の申し出により不当な扱いを受けないことを説明する。
　　b. 質問にはいつでも応じる用意があることを説明する。
　　c. 研究への協力を依頼する際，対象者を威圧しないように配慮し，その参加が対象者自身の意思であることを確認する。
　　d. 研究に協力する意思を確認できた場合，同意書に署名を得る。また研究倫理上の責任を示すために，研究者自身も同意書に署名する。

C.対象者のプライバシーの厳守（プライバシーの権利，匿名性の権利）
　　研究対象者のプライバシーの権利を守るために，面接により対象者が提示した内容を個人が特定できる方法により公表しないこと，研究以外の目的には使用しないことを約束する。具体的な内容は次の通りである。第1に研究者のみが録音したテープを聞き，プライバシーを保護する。第2に録音したテープの処理として，研究終了後にテープを切断し再生できない状態にして処分することを約束する。
　　また，研究対象者の匿名性の権利を守るために，面接内容や分析内容の記録に際し，対象者名や所属施設名の代わりにコードネームを使用する。

5）面接を通して聴取した回答をデータ化する

　面接終了直後，研究者は，速やかにフィールドノートと録音内容の逐語記録を作成した。同時に，面接フォーム1＜面接記録＞，面接フォーム2＜質問項目別回答の概要＞，面接フォーム3＜対象者プロフィール＞（**表4-18**）に記録した。そして，数名の面接が終了した後，面接フォーム2＜質問項目別回答の概要＞に着目し，記載された回答の概要に持続比較のための問いをかけ，同質性と異質性を検討し，収集された現象の性質を把握した。

　その結果，対象者21名の中から他の対象者にも共通する典型的な回答をした1名を選択し，分析フォーム（**表4-19**）に転記した。この際，逐語記録にある会話から意味内容を変えることなく，初期コードとして整理し，転記した。次に，第1にデータ化した対象者の回答と比較し，最も大きな差異が生じている対象者の回答を，分析フォームに整理し，転記した。これを反復した結果，21名の対象者から収集した質問項目別の回答内容は372であった。このうち12名による74回答内容のデータ化を行った時点を以て，それ以上新しい性質の回答内容が出現しないことを確認し，データ化を終了した。参加観察の場合と同様に，面接により収集した回答のデータ化も単なる作業ではない。常に，持続比較のための問いを用いての持続比較分析が行われている。この段階におけるていねいな持続比較が研究成果の精度に多大なる影響を及ぼす。

6）データをコード化し，コードをカテゴリ化する

　コード化とは，現象を構成する各経験を1単位として命名する過程であり，次の4段階を要する。
(1) 初期コード欄の記述
　初期コード欄に転記した内容を，各回答内容別に整理し，さらに各回答内容が表す文脈を理解しながら現象を構成する各経験を見極め，それを1単位とした。
(2) 一般的経験コードの命名と記述
　第1段階の手続きにより単位化した初期コードを「一般的な人間の経験として見るとどのような経験か」という視点から抽象度を上げて命名し，記述した（新人教員経験コード）。

表 4-18 面接フォーム

面接フォーム 1 ＜面接記録＞

【面接記録】
面接対象者：
面接年月日：
面接時間：
面接場所：

【職業経験の逐語記録】

面接フォーム 2 ＜質問項目別回答の概要＞

対象者記号：	面接 年 月 日：	面接時間：
回答内容番号	質問項目別回答の概要（◇は次段階の分析に向け選定した回答）	
Ⅰ．就職直後		
Ⅱ．1ヶ月後		
Ⅲ．3ヶ月後		
Ⅳ．6ヶ月後		
Ⅴ．6ヶ月から1年後		
Ⅵ．その他		

面接フォーム 3 ＜対象者プロフィール＞

〔対象者記号〕
〔年齢・性別〕
〔修了した看護基礎教育課程〕
〔最終学歴〕
〔所属する教育機関〕
〔教員経験年数，専門領域，就職時の職位〕
〔看護実践経験年数，退職時の職位〕
〔これまでの経緯〕

[B] Ⅰ.看護系大学・短期大学に就職した新人教員の職業経験を解明する 273

表4-19 分析フォーム

対象者記号:		面接年月日:	
初期コード	新人教員経験コード	新人教員経験－教育目標達成対応コード	根拠

(3) 一般的経験－持続比較のための問い対応コードの命名と記述

　第2段階の手続きにより得られた新人教員経験コードに,「この新人教員の経験は,教育目標達成という視点から見るとどのような経験か」という持続比較のための問いをかけ,問いに対する回答として,その相互行為の文脈を反映し,原因となった経験と結果となった経験との関連を示す表現を用いて命名,記述した(新人教員経験－教育目標達成対応コード)。

(4) 根拠の記述

　第3段階の手続きにより得られたコードがなぜそのように命名されたのか,分析フォームの根拠の欄に,その理由を記述した。

　カテゴリとは,分析の最終段階であり,サブカテゴリ・カテゴリ・コアカテゴリの形成と命名の過程であり,次の4段階を要する。この4段階は,観察データの分析と基本的には同じである。

(1) コード一覧表の作成

　コード化の第3段階で得られた,新人教員経験－教育目標達成対応コードの一覧表を作成した。

(2) サブカテゴリの形成と命名

　コード一覧表に沿って,各コードを確認し,その表現を手がかりにしなが

ら，意味内容の同質性，異質性に従いコードの集合体を形成した。この集合体に「この新人教員の経験は，教育目標達成という視点から見るとどのような経験か」という持続比較のための問いをかけ，その問いに対する回答に性質の共通性を発見し，サブカテゴリとして命名した。このように，同質性のあるコードの集合体ができるたびにそれに命名し，その命名に該当するコードの存在の有無を確認した。そして，次の集合体の形成に進むという方法を反復しながら，全コードが収束するようにサブカテゴリを形成していった。また，サブカテゴリの命名は，コードより抽象度が高くなるように原因と結果の関係により命名した。この過程の最終段階として，サブカテゴリを形成したコードが判別可能なサブカテゴリ一覧表を作成した。

(3) カテゴリの形成と命名

　第2段階と同様に，サブカテゴリ一覧表に沿って，各サブカテゴリを確認し，その表現を手がかりにしながら，意味内容の同質性，異質性に従いサブカテゴリの集合体を形成し，これをカテゴリとした。このカテゴリに持続比較のための問いをかけ，その問いに対する回答に性質の共通性を発見し，カテゴリとして命名した。このカテゴリはサブカテゴリよりも抽象度が高い。この過程の最終段階として，カテゴリを形成したサブカテゴリが判別可能なカテゴリ一覧表を作成した。

(4) コアカテゴリの形成と命名

　第3段階と同様に，カテゴリ一覧表に沿って，各カテゴリを確認し，その表現を手がかりにしながら，意味内容の同質性，異質性に従いカテゴリの集合体を形成し，これをコアカテゴリとした。このコアカテゴリに持続比較のための問いをかけ，その回答に共通の要素を発見し，命名した。

　洗練された概念を創出するために，カテゴリ化過程を合計5回繰り返した。

4 研究結果としての新人教員の経験を表す概念

　以上の過程を経て，看護系大学・短期大学に就職した新人教員の経験を表す12概念（図4-11）が創出された。
　12概念とは，【学事追従による教育への理解進展と教育職への価値づけ】

〔B〕Ⅰ．看護系大学・短期大学に就職した新人教員の職業経験を解明する　275

```
┌─────────────────────────────────────────────────┐
│ 学事追従による教育への理解進展と教育職への価値づけ          │
│ 手持ち資源活用による円滑な授業展開と資源枯渇による不確実な授業展開 │
│ 臨床看護師としての自負による教授活動への自信と教員としての未熟さ自覚による自己研鑽 │
│ 職務遂行円滑化に向けた他者関係形成への努力                │
│ 教育職への移行による職務遂行停滞と活動範囲拡大             │
│ 臨床看護師への未練による実践能力発揮機会の希求             │
│ 教授活動自己評価による教授能力開花の確認                 │
│ あるべき教員像への固執と固執からの離脱                  │
│ 他者評価受理による教員としての承認獲得と喪失              │
│ 臨床経験活用機会獲得による自己存在意義発見と獲得不可による適応困難の懸念 │
│ 問題への直面による職業継続への迷いと妥協                 │
│ 理想と現実の乖離自覚による体制批判とキャリア形成への憂慮       │
└─────────────────────────────────────────────────┘
```

図 4-11 看護系大学・短期大学に就職した新人教員の経験を表す 12 概念

【手持ち資源活用による円滑な授業展開と資源枯渇による不確実な授業展開】【臨床看護師としての自負による教授活動への自信と教員としての未熟さ自覚による自己研鑽】【職務遂行円滑化に向けた他者関係形成への努力】【教育職への移行による職務遂行停滞と活動範囲拡大】【臨床看護師への未練による実践能力発揮機会の希求】【教授活動自己評価による教授能力開花の確認】【あるべき教員像への固執と固執からの離脱】【他者評価受理による教員としての承認獲得と喪失】【臨床経験活用機会獲得による自己存在意義発見と獲得不可による適応困難の懸念】【問題への直面による職業継続への迷いと妥協】【理想と現実の乖離自覚による体制批判とキャリア形成への憂慮】である。

● 学事追従による教育への理解進展と教育職への価値づけ

　この概念は，新人教員が学事を追いかけ，時には追われながら，そのときどきに必要とされる役割を果たすことを通して教育に対する理解を深め，教育職への価値を見い出すという職業経験を表す。

　新人教員は，入学式，授業開始，夏期休暇，入学試験，卒業式などといっ

た学事の進行に伴い，教員の職務とその遂行方法・職務の多様さや多忙さ，教育機関の組織構造，カリキュラム，学生の特性などに対する理解を深めていた。また，新人教員は，学事の進行に伴い職務を遂行することを通して教員としての役割や責任を自覚するとともに，看護職者として教育に従事することへの価値を見い出していた。

● **手持ち資源活用による円滑な授業展開と資源枯渇による不確実な授業展開**

　この概念は，新人教員が既に所有している資源を活用しながら円滑に授業を展開する一方，活用可能な資源がない場合には，確実な方法を持たないまま授業を展開し始めるという職業経験を表す。

　新人教員が活用していた教授資源とは，学生時代の経験，看護実践経験，大学院や研修により習得した教育学的知識，研究成果などであった。新人教員は，これらを活用して学習成果の評価の工夫，計画的な授業，病棟環境の理解，看護スタッフとの情報交換を円滑に行っていた。その一方，新人教員は，活用できる資源がない場合，授業過程を予測できないにもかかわらず，とりあえず授業を始めたり，無理な実習指導計画を決行するなど確実な方法を持たないまま授業を展開していた。

● **臨床看護師としての自負による教授活動への自信と教員としての未熟さ自覚による自己研鑽**

　この概念は，新人教員が臨床看護師としての誇りに支えられ，初めての教授活動に自信を持って臨むものの，その過程を通して教員としての未熟さに気づき，教授能力の向上に向けて努力し始めるという職業経験を表す。

　新人教員は，熟練した臨床看護師であると自負していた。また，新人教員は，実習指導経験や新人看護師への教育経験を持っているため，教員としての初めての教授活動も円滑に展開できるという自信を持っていた。

　その一方，新人教員は，先輩教員から問題を指摘されたり，先輩教員の教授活動と比較することを通して教授能力や組織運営能力の未熟さを自覚していた。このような自覚を持った新人教員は，能力を向上させるために上司・先輩教員，恩師に支援を要請したり，自己の専門領域に関連する講義に参加するなど主体的に学習を開始していた。

● **職務遂行円滑化に向けた他者関係形成への努力**

　この概念は，新人教員が円滑に職務を遂行するために，他の教員や実習病棟の看護スタッフと関係を形成するとともに，この実現に向けこれらの人々の特徴や教員としての自己の立場を理解するなど必死に努力するという職業経験を表す。

　新人教員は，病院から教育機関へと職場を移し，同僚・先輩教員・看護スタッフとの協働による授業展開，委員会活動を余儀なくされていた。新人教員は，これらの活動を円滑に進めるために，協働を要する人々との関係を形成しようとしていた。この関係形成に向け新人教員は，人々の特徴を探索する，臨床看護師ではない教員としての自己の立場を理解するなど必死に努力していた。

● **教育職への移行による職務遂行停滞と活動範囲拡大**

　この概念は，新人教員が臨床看護師から教員へと立場を移し，いったんは果たすべき職務の遂行に停滞を来す一方，時間の経過とともに教員として円滑に機能し始め，さらに活動範囲を拡大していくという職業経験を表す。

　新人教員は，教員となった当初，職務内容や役割を理解できず，緊張したり，戸惑ったりしていた。また，緊張や戸惑いにより職務を滞らせていた。その一方，新人教員は，夏期休暇期間や実習のない期間を利用して学会活動・研究活動などを行ったり，学術的な交流機会や交流できる仲間を獲得したりすることを通して，次第に臨床看護師時代とは異なる活動へとその範囲を拡大していた。

● **臨床看護師への未練による実践能力発揮機会の希求**

　この概念は，新人教員が教員となってもなお臨床看護師としての活動に心を残し，看護実践能力を発揮する機会を探し求めるという職業経験を表す。

　新人教員は，自らの意思決定により教員となったにもかかわらず臨床看護師としての活動に未練を持ち，教育活動の場に看護実践の機会が乏しいことを実感していた。また，新人教員は，看護実践能力を発揮できないことに対して物足りなさや不全感を感じていた。そして，何とかして教育活動を展開しながら看護実践能力を発揮したいと願いその機会を探し求めていた。

● 教授活動自己評価による教授能力開花の確認

　この概念は，新人教員が教授活動を自己評価することを通して，自分の中にある教授能力に気づき，努力してきた成果が実を結んだことを確認するという職業経験を表す。

　新人教員は，教授活動を積み重ね教育への理解を深めながら，学生反応の観察，他教員の教授活動との比較，自分自身の持つ評価基準との照合を通して教授活動を評価していた。

　また，新人教員は，教授活動の自己評価を通して，臨床看護師だった自分の中にもわずかではあるが教授能力があることを発見するとともに，努力してきた成果が実を結んでいることを実感していた。

● あるべき教員像への固執と固執からの離脱

　この概念は，新人教員が自己の中に存在するあるべき教員像に固執する一方，教育への理解を深めることを通して，その教員像への執着から解き放たれていくという職業経験を表す。

　新人教員が固執していたあるべき教員像とは，学生に対し常に強力な指導力を発揮できる教員，学生に尊敬される教員，あふれるほどの豊富な知識を持つ教員，新人教員に対し十分な指導を提供できる教員などであった。新人教員は，これらのあるべき教員像への固執により学生に対して過剰な知識を提供したり，学生や先輩教員に対して過剰に期待するとともに責任を強く感じ緊張していた。その一方，新人教員は，先輩教員から助言を受けたり，学生との多様な相互行為を通して教育への理解を深め，あるべき教員像を拭い去り緊張感を軽減させ，自分らしさを取り戻していた。

● 他者評価受理による教員としての承認獲得と喪失

　この概念は，新人教員が他者から肯定的評価を受けることを通して教員として承認されたと知覚する一方，否定的評価を受けることを通して獲得した承認を失ったと知覚するという職業経験を表す。

　新人教員は，上司から学生の相談役としての推奨を受けたり，先輩教員から発言に対する賛同を得たり，学生から実習指導に対する良い評価を受けたとき，教員として認められたと感じていた。その一方，新人教員は，未熟さを忘れて能力を越えた役割を引き受け先輩教員から苦言を呈されたときなど，教員として認められなくなったと感じていた。

● 臨床経験活用機会獲得による自己存在意義発見と獲得不可による適応困難の懸念

　この概念は，新人教員が教育活動に臨床看護師としての実践経験を活用する機会を獲得し，それを通して自分が教育機関に存在する意義を見出す一方，機会が得られない場合，職場環境に適応できるかどうかを心配するという職業経験を表す。

　新人教員は，教育活動に臨床看護師としての実践経験を活用したいと望み，技術演習，就職に関する学生相談などにそれを活用していた。また，このような機会を通して新人教員は，自分自身が教員としてその教育機関に存在している意味を実感していた。その一方，新人教員は，講義を担当させてもらえなかったり，講義に看護実践経験を教材として用いることができなかった場合には，不満や不全感を感じていた。そして，教員として職場に適応できるかどうかを心配していた。

● 問題への直面による職業継続への迷いと妥協

　この概念は，新人教員が職務遂行上の問題，あるいは職務遂行に影響する問題に直面し，職業の継続を迷う一方，教員としての職業の継続を決定し，現在の状況に妥協するという職業経験を表す。

　新人教員が直面した問題とは，学生の引き起こした医療事故，長期休暇を必然とする身体的変化などであった。また，これらの問題に直面し動揺したり，一時的に退職を考えたりしていた。その一方，新人教員は，教員と臨床看護師の職務状況とを比較し，夜勤がないことや現在の職務内容と給与状況から教育職の利点を再確認し，仕事を続けていくことを決定していた。

● 理想と現実の乖離自覚による体制批判とキャリア形成への憂慮

　この概念は，新人教員が学生教育，新人教員教育に対する理想と現実の相違を知覚し，所属機関の教育体制を批判したり，職業人としての発達の阻害を心配するという職業経験を表す。

　新人教員が抱いていた理想とは，教員優位の授業展開，所属機関が提供する学術的・研究的な新人教員教育の存在などであった。これらの理想に反して新人教員は，教員が技術演習の事前準備・後かたづけ一切を行う，新人教員教育が受けられない，新人教員教育プログラムが存在しないという現実に直面していた。また，このような状況に不満を感じ，所属機関の教育・管理

の体制を批判していた。さらに，新人教員教育を受けられないため，自己の職業能力の向上を心配し思案していた。

5 「看護系大学・短期大学に就職した新人教員の職業経験を表す12概念」創出の意義と成果の発展

1)「看護系大学・短期大学に就職した新人教員の職業経験を表す12概念」創出の意義

● 看護系大学・短期大学に就職した新人教員の職業経験の特徴の理解

　看護系大学・短期大学に就職した新人教員の職業経験を表す12概念は，5年以上の臨床経験を持ち，看護系大学・短期大学に採用された新人教員が極めて複雑な経験をすることを明らかにした。具体的にはどのような経験か，それを12の概念が表している。

　病院に就業する臨床看護師としては中堅以上のレベルにあった新人教員は，【学事追従による教育への理解進展と教育職への価値づけ】【手持ち資源活用による円滑な授業展開と資源枯渇による不確実な授業展開】【臨床看護師としての自負による教授活動への自信と教員としての未熟さ自覚による自己研鑽】【職務遂行円滑化に向けた他者関係形成への努力】【教育職への移行による職務遂行停滞と活動範囲拡大】【臨床看護師への未練による実践能力発揮機会の希求】【教授活動自己評価による教授能力開花の確認】【あるべき教員像への固執と固執からの離脱】【他者評価受理による教員としての承認獲得と喪失】【臨床経験活用機会獲得による自己存在意義発見と獲得不可による適応困難の懸念】【問題への直面による職業継続への迷いと妥協】【理想と現実の乖離自覚による体制批判とキャリア形成への憂慮】という複雑極まりない経験をしている。

　なぜ，5年以上の臨床経験を持ち，看護系大学・短期大学に採用された新人教員の職業経験はこのように複雑なのであろうか。12概念をていねいに考察することを通して研究者はその疑問を解明した。研究者が解明した事実は，5年以上の臨床経験を持ち，看護系大学・短期大学に採用された新人教員が，単に病院から教育機関へと職場を移動するのではなく，様々な状況に

ある人々の多様な側面を合わせた経験をするということである。

　その第1は，5年以上の臨床経験を持ち，看護系大学・短期大学に採用された新人教員が医療機関から教育機関へと職場を移動し，臨床看護師から教員へと役割を移行する際，生じる看護職者の経験である。

　これを導いた概念は，【学事追従による教育への理解進展と教育職への価値づけ】【手持ち資源活用による円滑な授業展開と資源枯渇による不確実な授業展開】【臨床看護師としての自負による教授活動への自信と教員としての未熟さ自覚による自己研鑽】である。看護師は，医療機関から他の医療機関へ，医療機関からケア施設へ，医療機関から企業へなどという職場移動の機会もある。また，直接クライエントに看護を提供するスタッフ看護師から管理を担当する看護管理者へ，看護師から保健師へ，病院に就業する看護師から訪問看護ステーション所長へなどといった役割移行もある。しかし，上記3概念が表す経験は，これらの職場移動や役割移行によって生じるとは考えにくく，5年以上の臨床経験を持ち，医療機関から教育機関へと職場を移動し，臨床看護師から教員へと役割を移行したことによって生じている。

　また，この3概念が表す経験は，新人教員が次に示す3点に留意しながら新人教員としての1年を過ごす必要性を示す。3点とは，①看護師としては中堅以上であっても，教員としては新人であることを常に念頭に置くこと，②1年目の目標として入学試験，入学式，単位認定にかかわる活動，卒業式などといった学事を完全に追従できるようにスケジュールを組んでいくこと，③各自が担当する専門性を深めると同時に，教育学的知識・技術を修得することである。

　第2は，職場を移動する人々に共通の経験である。これを導いた概念は，【問題への直面による職業継続への迷いと妥協】【職務遂行円滑化に向けた他者関係形成への努力】である。この2概念が表す経験は，新しい職場に移動し，その職場の人々との関係を築こうと努力したり，以前の職場には存在しなかった新しい問題に直面し，悩んだり，迷ったりするという経験である。これらは，医療機関から教育機関への職場移動と臨床看護師から教員への役割移行に限定して生じる経験ではなく，職場移動を経験する人々に共通の経験である。

　第3は，臨床看護師としてのアイデンティティを確立した後，看護専門職者としてさらに職業能力を育てていくことを強く望み，それを実現するために教員へと役割移行を目指す看護職者の経験である。これを導いた概念は，

【臨床経験活用機会獲得による自己存在意義発見と獲得不可による適応困難の懸念】【理想と現実の乖離自覚による体制批判とキャリア形成への憂慮】【教授活動自己評価による教授能力開花の確認】である。このうち，【臨床経験活用機会獲得による自己存在意義発見と獲得不可による適応困難の懸念】は，臨床看護師としての職業的アイデンティティを確立できている一方，教員としての職業的アイデンティティを確立できていない新人教員が，教員となってもなお，臨床看護師としての職業的アイデンティティを維持し続けようとしていることを示す経験である。

また，【理想と現実の乖離自覚による体制批判とキャリア形成への憂慮】は，5年以上の看護実践経験を持ち教員になろうとする看護職者が，看護専門職者としての職業能力を育てていくことを強く望んでいる存在であり，このような特質を持つ新人教員が自己実現の欲求が満たされそうにないと感じたとき生じる経験である。さらに【教授活動自己評価による教授能力開花の確認】は，自己評価という主体的な活動を通し，能力の変化を確認していくという経験であり，【理想と現実の乖離自覚による体制批判とキャリア形成への憂慮】と同様，看護専門職者としての職業能力を育てていくことを強く望んでいる看護師の役割移行に伴う経験である。

上記3概念が表す経験は，臨床看護師としてのアイデンティティを確立した後，看護専門職者としてさらに職業能力を育てていくことを強く望み，教員へと役割移行を目指すために生じている可能性が高く，看護師としてのアイデンティティ未形成のまま教員へと役割移行を目指す看護職者には生じにくい。

第4は，教員としてアイデンティティ未形成の状態にある新人教員が教員としての業務や役割を十分理解しないまま，役割を移行した看護職者の経験である。これを導いた概念は，【臨床看護師への未練による実践能力発揮機会の希求】【臨床経験活用機会獲得による自己存在意義発見と獲得不可による適応困難の懸念】【他者評価受理による教員としての承認獲得と喪失】である。このうち【臨床看護師への未練による実践能力発揮機会の希求】は，看護実践経験を累積した新人教員が看護の対象者に向けた看護実践に傾倒していることを示す経験である。しかし，新人教員が，たとえ看護実践に傾倒していても，それを直接教育の場で発揮できることは極めてまれであり，臨床看護師として培った看護実践能力を教育活動に反映できるよう努力する必要性を示す経験である。

また,【臨床経験活用機会獲得による自己存在意義発見と獲得不可による適応困難の懸念】は,臨床看護師としての職業的アイデンティティを確立できている一方,教員としての職業的アイデンティティを確立できていない新人教員が,教員となってもなお,臨床看護師としての職業的アイデンティティを維持し続けようしていることを示す経験である。さらに【他者評価受理による教員としての承認獲得と喪失】は,新人教員にとって上司,先輩教員のみならず学生も他者評価の提供者であり,新人教員がこれらの人々の反応を絶えず気にとめており,これらの人々が提供する新人教員の資質や能力に対する評価が,新人教員の教員としての職業的アイデンティティ確立に向け重要な役割を果たすことを示す経験である。

　これらは,いずれも教員としてアイデンティティ未形成の状態にある新人教員が教員としての業務や役割を十分理解しないまま,役割移行を経験したことによって生じる経験である。また,教育職への役割移行に際しては,看護師としての職業的アイデンティティは獲得したものの教員としてのそれは未獲得であることを前提として,教員としての職務に看護師としての経験をどこでどのように生かすことができるのかを理解する必要性を示す経験である。

　第5は,ある職種から異なる職種へと移行する際,すべての人々が多かれ少なかれ一時的にする経験である。これを導いた概念は,【教育職への移行による職務遂行停滞と活動範囲拡大】である。この概念が表す経験は,病院に就業する看護師から教員へと立場を移行する際の地位通過として必然的に生じている。事務職から過去の取得した免許を活用した技術職へ,商店の経営者から会社員へといったある職種から異なる職種へと移行する際,すべての人々が多かれ少なかれ一時的に職務遂行を停滞させ,それを経て活動範囲を徐々に拡大する。

　第6は,看護学を教授する教員に対するあるべき像や固定観念を持つ看護職者自身が教員へ役割移行するときに生じる経験である。これを導いた概念は,【あるべき教員像への固執と固執からの離脱】である。この概念が表す経験は,新人教員すべてが程度の差こそあれ,看護学を教授する教員に対するあるべき像や固定観念を持っており,これらが新人教員に,過剰な責任を感じさせ,緊張状態を継続させることを示す経験である。また,このような状態を打開し,一刻も早く,あるべき教員像への固執から離脱するためには,まず新人教員自身が教育活動に従事する看護職に対するあるべき教員像を保

有していることを自覚する必要があることを示す経験である。
　この研究に従事した研究者は，結果と考察を通して，研究者自身が新人教員時代に混乱し，解決できないまま抱え続けていた疑問を解決でき，仕事に邁進できるようになったと述べていた。また，是非，これから教員になろうとする看護師，現在，新人教員としての経験を積んでいる看護職者に知って欲しいと述べていた。それは，適切な自己理解こそが困難を克服する原動力になるためだとも述べていた。

2)「看護系大学・短期大学に就職した新人教員の職業経験を表す12概念」の研究的な発展

　これまで紹介した研究と同様に，この研究にも多様な発展の可能性がある。まず，この研究は看護系大学・短期大学に所属し，看護基礎教育に従事している新人教員を対象としている。わが国の看護基礎教育は，看護専門学校がその圧倒的多数を担っている。看護専門学校にも新人教員は存在し，看護専門学校の新人教員の職業経験は，看護系大学・短期大学の新人教員のそれとどのように同じで，どのように異なるのであろうか。この疑問に答えることを目的とした研究は，既に開始されており，近い将来，答えを出すことができると確信している。これを解明することを通し，それぞれの教育機関における新人教員を対象としたオリエンテーションのよりよいあり方を検討できる。
　また，看護学教員には看護実践能力が必要不可欠であるが，教員になる以前に修得した看護実践能力と新人教員の職業経験はどのように関連するのであろうか。関連はないのであろうか。
　多様な可能性を持つこの研究を気長に，こつこつと育てていかなければならない。

II. 男性看護師の職業経験を解明する

1 研究の背景

　わが国の看護師のうち，男性の占める割合は，増加傾向にあるものの全体の3.9％[86]にしか満たない。これは，男性看護師が性別という属性に基づく女性多数集団の中の少数者であり，男性看護師の職業経験が，少数者としての特徴を反映する可能性を示唆する。

　特定の集団における少数者は，個人としてではなく，少数を構成する集団の代表として扱われ，その特性に対する固定観念に当てはめて知覚される[87]という特徴を持つ。病院に就業する男性看護師の多くは，上司や同僚の女性看護師から力仕事や医療機器の取り扱いなどの男性役割を期待され，その期待に応えようとするあまり，自己を表現し，個人の特徴を示す機会を狭め，目標や信念を歪めるといった経験をしている[88]。これらは，男性看護師が，性別に基づく成員間の比率に影響を受け，自己の存在価値や個性を見失い，職業上の目標達成や有意義な貢献をなしうる能力の発揮に困難を来たしながら職業を継続している可能性を示唆する。

　男性看護師が自己の性にとらわれることなく，人間として，看護職者として個性を発揮し，職業を継続していくためには，自己の職業経験を客観的に理解し，価値づけ，それに基づき行動を改善，調整することが重要である。

　男性看護師の職業経験および看護における少数者の経験に関する先行研究は，性別や民族などの特定の属性にかかわる特徴的な経験にのみ焦点を当てており，男性看護師が，看護職を価値づけ，職業を継続していくために，自己の経験を客観的にとらえることを可能にする職業経験の総体を明らかにした研究は存在しない。

　男性看護師の職業経験の解明[60]は，以上のような背景に基づき実施された。

2 研究の動機と意義

　男性看護師の職業経験は，臨床看護師として12年間，看護系短期大学の教員として1年間の経験を持ち，博士前期課程，後期課程へと進学した研究者によって解明された。この研究者は，博士前期課程の研究として男子看護学生の学習経験を解明[63]した。修士論文となった男子看護学生の学習経験の解明は，この研究者が教員であった時代，ある男子看護学生から受けた相談に十分対応できなかったことを動機として行われた。

　研究成果としての男子看護学生の学習経験を表す概念は，看護基礎教育課程に在学する男子看護学生が女子学生と共通する経験に加え，女性多数集団における性の異なる少数者としての経験をすることを示した。男子看護学生が女性多数集団における性の異なる少数者としての経験をするという発見は，そのような経験の後，看護師となった男性がどのような職業経験をするのかという関心に発展した。これが，研究の動機である。

　そして，研究者は博士論文となったこの研究の意義を次のように語っている。「この研究成果は，男性看護師が，自己に生じる多様な職業経験を客観的に理解し，今後の目標や活動の方向性を明瞭にし，看護職本来の機能を発揮することへの示唆を提供する。また，男性看護師の雇用者や女性看護師が，男性看護師に対する理解を深め，職場に男性看護師を受け入れ，個々人の特性や能力の発揮を妨げることなく組織の目的達成に向け協働していくことを促進する。さらに，看護師を目指す男子看護学生が就職後に直面する状況を予測し，それと自分自身の状況を照合しながら，現在の学習活動を意味づけ，看護職選択の意思を明確にすることを支援する」。

3 研究の過程

1）研究の目的を設定し，用語を規定する

　研究目的・目標の設定，用語の規定，この過程に緻密な文献検討が重要で

あることは，先述した通りである。男性看護師の職業経験を解明した研究も緻密かつ広範な文献検討を行った。具体的には，男性看護師の職業経験に関する研究，看護における少数者の経験に関する研究，質的帰納的研究のための方法論に関する文献，看護概念創出法を適用し経験を解明した先行研究を検討し，探求のレベル，研究の目的・目標，そして目的を達成するための研究方法論を確定していった（図4-12）。

　この研究は，男性看護師の職業経験を表す概念を創出することにより，その総体を明らかにし，看護職集団における少数者である男性看護師の職業経験の特徴について考察することを目的として設定した。また，文献を検討し，研究上重要な用語として，「経験」「職業経験」「男性看護師」「少数者」を選出し，次のように規定した。

　経験とは，主体としての人間がかかわった過去の事実を主体の側から見た内容であり，人間と環境との関連の仕方やその成果の総体を意味する。これに対し，体験は，個々の主観の中に直接的に見出される意識内容，意識過程であり，知性による加工や普遍化を経ていない。このような意味において，

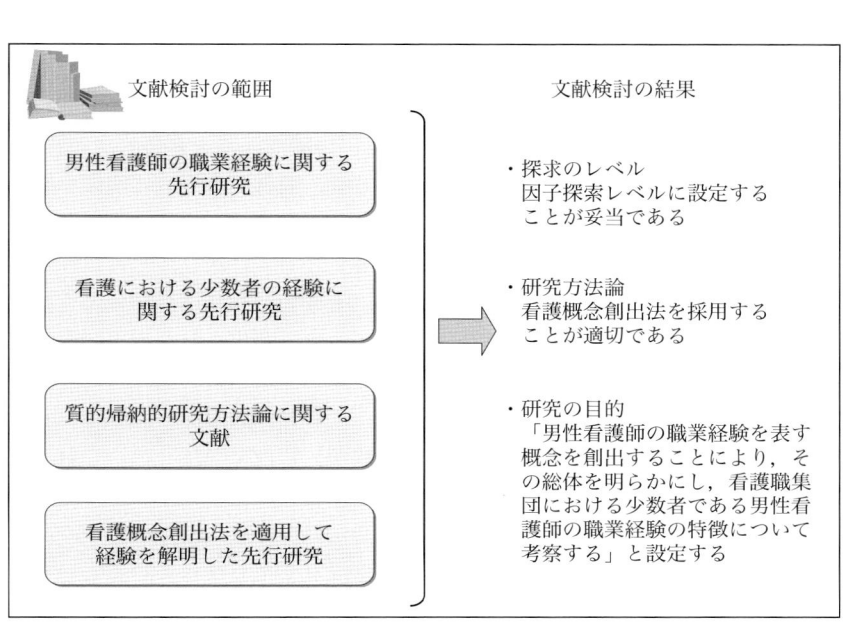

図4-12 文献検討の範囲とその結果

経験は体験と区別される。

　また，職業経験とは，主体としての人間が，個性を発揮し，社会的分業の一端を担い，一定の収入を取得する過程において展開した環境との相互行為における事実を，主体の側から見た内容である。さらに，看護師とは，看護基礎教育課程を修了し，自国において看護を実践する資格があり，その権限を与えられた者である。これを前提として，男性看護師を保健師助産師看護師法第5条[89]に規定される看護師免許を受けた男性と規定した。加えて，少数者とは，ある集団において，大多数の成員とは異なる特性を持ち，その異質性のために，自らを多数者から特別視される対象と知覚する存在[90]である。

2）持続比較のための問いを決定する

　持続比較のための問いが看護概念創出法にとって重要であること，そして，その理由，決定の方法は先述した通りである。男性看護師の職業経験を解明した研究は，この持続比較のための問いの決定に難航を来した研究の1つである。

　この研究は，男性看護師の職業経験を表す概念を創出し，その総体を明らかにすることを目的とする。また，この目的達成を通して，看護職集団における少数者として存在する男性看護師が，自己の職業経験を客観的に理解し，それに基づき行動を改善，調整し，人間として，看護職者として個性を発揮しながら職業を継続していくことを支援する。研究者は，自身の先行研究を通して，男性看護師が看護職集団に「少数者」として存在し，それに伴う経験をしていることを発見している。これは，そういわれれば当然のように聞こえるが，この研究者の先行研究を通して初めて言語化された事実である。

　このような経緯があったにもかかわらず，研究開始当初，研究目的との関連から研究者は，持続比較のための問いを「この男性看護師の経験は，看護職継続という視点から見るとどのような経験か」に仮に設定した。これも入念な検討の結果であった。しかし，この問いを用い，データを収集し，コード化の最終段階に到達したとき，この問いをかけて作成したコードが，データ収集時に見えていた少数者という視点を埋没させてしまっているという事実があることに気づいた。そこで，持続比較のための問いを「この男性看護師の経験は，少数者としての看護職継続という視点から見るとどのような経

験か」に再設定した。再設定した問いは，「少数者」「看護職継続」という2つの内容を含み，2重に問いをかけていくことになる。これまで紹介した研究とは，この点が大きく異なり，分析はよりいっそう複雑になった。

　再設定した問いを用い，データ収集により得た回答内容の同質性，異質性を比較し，性質の異なるすべての回答内容を再度，コード化し直した。その結果，データ収集により得た回答内容を，少数者として存在する状況や看護職を継続するという状況から具体的に理解することができた。また，対象者が示す職業経験の性質の差異を明瞭に分離でき，各コードの命名がその相互行為の文脈を反映する表現となった。

　以上の検討を通して，本研究の持続比較のための問いを「この男性看護師の経験は，少数者としての看護職継続という視点から見るとどのような経験か」に決定した。この過程は研究者にとって苦難の連続であったに違いない。コード化がまさに終了時点において持続比較のための問いが不十分という事実の発見は，収集したデータの見直し，不足データの追加，再度のコード化を意味する。研究者がどのように動揺し，考えたかを察するにあまりあるが，研究者は「自分の発見した事実に目をつぶることはできない」と述べ，すべてをやり抜いた。

3）データ収集のための準備をする

(1) 研究対象者の条件設定

　男性看護師の職業経験を表す概念を創出し，その総体を明らかにするためには，男性看護師の職業経験のすべてを含むデータを収集する必要がある。この実現に向けて，可能な限り対象者の特性を限定せず，臨床経験年数，勤務病棟，職位，看護職選択の理由など多様な男性看護師を選定することとした。

　しかし，看護職に就業する以前に他の職業に就いたことがある者，看護師としての就業を中断したことがある者，非常勤職員である者は，それらの背景に影響を受けた固有の経験をしている可能性が予測されるため，対象者から除外した。

　すなわち，次に示す5条件を満たす男性看護師を対象者として選定することとした。

> 条件1：面接時点において看護職を継続している
> 条件2：看護師以外の職業に就いたことがない
> 条件3：看護職を中断したことがない
> 条件4：正規職員として勤務している
> 条件5：研究参加に同意している

(2) 質問項目の決定

　看護概念創出法における半構造化面接の質問項目は，対象者が過去にかかわった事実を想起し，環境との相互行為の文脈を反映した豊富な経験を言語化できる内容でなければならないことは前述した通りである。そのため，質問項目の決定に向けて次の2段階の手続きをとった。

　第1段階は，半構造化面接を用い職業経験を概念化した先行研究の検討に基づく仮の質問項目の設定である。これらの研究は，面接の導入として，面接時点までの経緯と職業志望動機に関する質問項目を設定していた。また，「職業継続過程における看護師の職業経験」，「看護専門学校に所属する教員の職業経験」といったその研究が焦点を当てる経験を主要なトピックに指定し，時間的経緯に沿ったトピックに関する質問項目を設定していた。さらに，対象者と環境との相互行為の文脈を理解するために，対象者のプロフィールに関する質問項目を最後に設けていた。男性看護師の職業経験解明を目的としたこの研究も，この先行研究の検討から得た質問項目設定の共通性に準じ，仮の質問項目を設定した。具体的には，看護師志望の動機と看護基礎教育課程修了から現在までの経緯に関する質問項目，就業後年数毎の職業経験に関する質問項目を時間的経緯に沿って配列した。また，追加発言の有無を問う質問項目と対象者のプロフィールに関する質問項目を最後に設定した。

　第2段階は，第1段階において設定した仮の質問項目を用い，対象者の条件に該当する男性看護師2名に実施したプリテストの検討である。プリテストの結果，対象者は，約10年前の就職当初から現在に至るまで，そのときどきの職業経験を前後の状況と関連させながら回答した。

　また，面接者である研究者は，面接の導入として，看護基礎教育課程修了から現在までの経緯に関する質問を行ったことにより，その回答内容から対象者の就業環境や職業継続にかかわる情報を得ることができ，後に続く質問

項目に対する回答内容の文脈を理解しながら面接を進めることができた。これらは，仮に設定した質問項目とその配列により，対象者が長期にわたる職業経験を容易に想起しながら回答できること，同時に，研究者が対象者と環境との相互行為の文脈を理解しながら回答内容を聴取できることを示す。

以上の検討により，主要なトピックを「看護職継続過程における職業経験」とし，質問項目のワーディング，順序を次のように決定した。

＜導入＞
問1．あなたが看護師を志望された動機をお聞かせください。
問2．看護基礎教育課程修了から今日までの経緯を簡単にお話しください。

＜職業経験に関する質問項目＞
問3．そのような理由で就職して，直後はどのような職業経験をされましたか。
問4．1年目はいかがでしたか。
問5．2・3年目はいかがでしたか。
問6．4・5年目はいかがでしたか。
問7．6年目以降はいかがでしたか。
問8．追加して発言しておきたいことがありましたらお話しください。

＜対象者のプロフィールの確認＞
確認内容：修了した看護基礎教育課程，所属施設の設置主体・種類，勤務病棟，職位，臨床経験年数，病棟異動歴，病棟内の男性看護師数，年齢，婚姻状況
（それまでの質問により回答が得られた場合には再度質問しない）

---

(3) 対象者の探索

対象者の探索に向け，ネットワークサンプリングを用い，対象者の条件に該当する研究者の知人に研究協力を依頼した。次に，承諾が得られた場合，対象者として面接を実施するとともに，対象候補者となる他の男性看護師の紹介を受け，電話などにより直接研究協力を依頼した。しかし，ネットワー

クを頼り便宜的に募った対象者の特性には，偏りが生じやすい[91]ことが指摘されているため，病院に就業する女性看護師の知人にも対象候補者の紹介を依頼するという方法を並行した。

また，知人から紹介を受ける際には，知人が選定した対象候補者に加え，その病院に就業する他の候補者に対しても研究協力を依頼できる方法を確認した。このような手続きにより，知人や対象者となった男性看護師からの紹介をもとに順次対象者の探索を進めていった。その際，収集されるデータが男性看護師と環境との相互行為のすべてを包含したものとなるために，全対象者の臨床経験年数や勤務病棟などの特性の多様性を考慮した。

また，面接終了後に逐語記録として文字化したデータと，既に収集したデータとの持続比較分析を行った結果，対象者15名の面接が終了した時点において，男性看護師が次のような経験をしている可能性を示唆した。それは，「同一の女性看護師との長期的な交流や男性看護師数の増加に伴い，これまで受けていた他者からの肯定的な対応が変化し，自己の存在意義を見失ってしまった後，何らかの経験を通して今後の方向性を見出していく」という経験である。このような経験をより明瞭にするために，次の3条件を満たす対象者を選択的に探索した。

条件1：長期間同一病棟に勤務している
条件2：男性看護師が多数配属される可能性の低い病棟に勤務している
条件3：男性看護師が複数，存在する病院に就業している

この検討以降，面接対象者として，臨床経験年数が長く，精神科病棟や手術室などを除く一般病棟に勤務する男性看護師を探索した。

以上の対象者の探索は，データ収集および次に示すデータ分析と並行し，性質の異なる新たな回答内容が認められなくなるまで継続した。

(4) 倫理的配慮の基本的方法の決定

データ収集の準備(1), (2), (3)と同時並行し，研究対象者への倫理的配慮の基本的方法を日本看護教育学学会研究倫理指針[45]に基づき検討し，決定した（**表4-20**）。

表 4-20 日本看護教育学学会研究倫理指針に基づく倫理的配慮の基本的方法

A.研究参加による対象者への危害の排除
　　研究への協力を依頼する対象者は，病院に就業する看護師であるため，研究依頼に際しては，勤務形態，勤務病棟の状況を考慮した時間帯に電話連絡を行う。また，面接日時の確認には，電話やファックスなど対象者の希望する通信手段を用いる。さらに，面接に際しては，対象者の回答を評価的な視点を持つことなく傾聴し，自由に回答できる雰囲気を作るよう配慮する。

B.研究参加に関する対象者の自己決定の権利保障
　　研究への協力依頼に際し，対象者が自由に参加意思を表明できるよう配慮する。具体的には，研究への参加は自発的な意思に基づくものであり，参加中止の申し出が可能であること，中止の申し出によりいかなる不当な扱いも受けないことを説明する。また，対象者の研究参加に対する意思を確認する際には，研究の目的と方法，依頼する内容を十分に説明する。具体的には，面接内容をテープに録音しデータとして用いること，それに基づき博士論文を作成すること，看護系の学会などに発表する予定であることを説明する。さらに，研究参加の意思を確認した場合，同意書に対象者の署名を得るとともに，研究倫理上の責任を明確に示すため，研究者自身も同一の同意書に署名し，各々がそれを1部ずつ持つようにする。

C.対象者のプライバシーの厳守
　　面接により対象者が提示した内容を，個人が特定できる方法によって公表しないこと，研究以外の目的には使用しないことを約束する。具体的には，面接内容や分析内容を記録する際，対象者名の代わりにコードネームを，所属施設名などの代わりにコードネームに対応する記号を使用する。また，研究者以外は録音したテープを聞かないこと，面接に用いた録音テープを研究終了後に廃棄することを約束する。

4) データを収集し，その飽和化を確認する

　データ収集は，約13ヶ月間に及び，1都2府9県にわたる男性看護師23名に面接を実施した。対象者12名までの面接においては，対象者がある程度自由に回答できるように，回答内容を正確に把握するための質問のみを適宜使用しつつ，経験年数ごとに職業経験を尋ねるという質問形式をとった。その後，既に終了している面接の回答内容を比較した結果，そこには対象者のアイデンティティの形成を揺るがすような経験があることを確認し，それらが男性看護師が職業を継続するうえで極めて重要であると判断した。しかし，それにかかわる回答はいずれも表面的であり，先述した質問項目に沿った面接では，この重要な発見にかかわる詳細を聴取できないことを示唆した。このことから，対象者13名以降は，導入に続く時間的経緯に沿った質問に対し，対象者のアイデンティティの形成を揺るがすような経験が語られた際に

は，そこに焦点を合わせ，尋ねていく詳細面接[92]へと発展させた。

各々の面接開始時には，自己紹介を行った後，秘密の保持，データの取り扱い方，情報提供を拒否する権利について説明した。また，対象者の研究協力の意思を確認し，同意書に署名を得た後，面接内容を録音した。

面接中には，常に対象者の発言に注意し，関心を示すとともに，対象者がアイデンティティの形成を揺るがすような経験にかかわる内容を語った際には，発言が一段落したときを機に改めてその詳細を尋ねた。この場合，研究者が強引に話題を誘導しないことを意識し，会話の自然の流れに沿って対象者の発言を促した。また，対象者が自己の経験を表現することに困難を感じたり，適切な言葉を発見できずにいるような場合には，対象者の表現を助けるため，その経験に類似する研究者自身の経験を話したり，推測を加えない程度に，簡潔に表現し直すという方法をとった。

対象者20名の面接を終了した時点において，質問項目別の回答内容が概ね飽和化していると判断した。そこで，飽和化が確実であることを確認するため，さらに3名の面接を追加した。その結果，この3名から得られた回答内容には，現象に対する表現の差異を確認するのみであり，性質の異なる新たな回答を認めなかった。そのため，計23名の対象者から得たデータが飽和化に至っていると判断し，面接を終了した。

面接に要した時間は47分から165分の範囲であり，合計2,110分，平均約92分であった。

5) 面接を通して聴取した回答をデータ化する

先に紹介した看護系大学・短期大学の新人教員の職業経験を解明した研究と同様の方法により，データ化は進められた。

第1に，対象者1名の面接から得られた全回答を1データとし，フィールドノートを参考にしながらテープの録音内容の逐語記録を作成した。それと並行して，面接フォーム1＜面接記録＞，面接フォーム2＜質問項目別回答の概要＞，面接フォーム3＜対象者プロフィール＞に記録した。その際，複数の対象者から得られた回答内容の概要各々に持続比較のための問いをかけ，その間の同質性と異質性を検討し，各対象者の経験の性質を把握した。

第2に，面接フォーム2＜質問項目別回答の概要＞を持続比較した結果，ある対象者の回答内容が，他の対象者に共通し，研究者自身の職業経験にも

類似する経験であると判断した。そこで，この対象者の逐語記録を，意味内容が変わらないように要約，整理しながら分析フォームの「初期コード」欄に転記した。続いて，この＜質問項目別回答の概要＞と比較し，最も大きな差異が生じていた対象者の逐語記録を要約，整理しながら分析フォームの「初期コード」欄に転記した。これをデータ収集と並行して継続した。その結果，対象者23名から得られた回答内容は353であり，このうち，19名による89回答内容のデータ化を行った時点で，それ以上，新しい性質の回答内容がないことを確認し，データ化を終了した。

6) データをコード化し，コードをカテゴリ化する

　データをコード化するために，分析フォームを用いて①初期コード欄の記述，②一般的経験コードの命名と記述，③一般的経験−持続比較のための問い対応コードの命名と記述，④根拠の記述という4段階の手続きを要する点は，看護系大学・短期大学に就職した新人教員の職業経験を解明した研究と同様である。しかし，③一般的経験−持続比較のための問い対応コードの命名と記述に際し，使用する持続比較のための問いは，それぞれの研究が異なり，この研究は，先述したように「この男性看護師の経験は，少数者としての看護職継続という視点から見るとどのような経験か」を持続比較のための問いとした。この問いを一般的経験コード個々にかけ，問いに対する回答として，その相互行為の文脈を反映し，原因となった経験と結果となった経験の関連を示す表現を用いて命名，記述した。そして，これを男性看護師経験−少数者としての看護職継続対応コードとした。

　この研究は，488のコードを作成した。上記のように記述すると488のコードがスムースにそしてあっという間にでき上がるかのような錯覚に陥る。しかし，実際には，488のコードを作成するために6ヶ月以上の期間を要している。この研究の場合，先述したように持続比較のための問いの決定が困難であり，その影響も受け，コード化には困窮した。

　分析の最終段階であるカテゴリ化は，サブカテゴリ・カテゴリ・コアカテゴリの形成と命名の過程であり，必要な手続きは先に紹介した新人教員の職業経験を解明した研究と同様である。洗練された概念の創出に向け，この過程を反復する必要があり，この研究は，サブカテゴリ・カテゴリ・コアカテゴリの形成と命名の過程を合計6回反復した。

4 研究結果としての男性看護師の職業経験を表す概念

　以上のような過程を経て，男性看護師の職業経験を表す6概念（図4-13）が創出された。6概念とは，【他者関係の円滑化による孤立回避】【期待・関心の享受と喪失による存在意義の模索】【看護職者としての付加価値獲得の試みと失敗】【看護・看護職への理解進展による職業選択への迷いと価値づけ】【問題克服による看護職者としての自立と役割の拡大】【職業継続のための職業活動と私的活動の均衡維持】である。

● 他者関係の円滑化による孤立回避

　この概念は，男性看護師が同僚，医師，他職種などの病院職員とよい関係を築き，また，それを維持できるように努め，女性多数環境における孤立を避けるという経験を表す。

　男性看護師は，職場内における交友関係の狭さや制約を感じ，同僚の女性看護師や男性看護師などとの関係形成に困惑し，孤立を自覚していた。男性

```
┌─────────────────────────────────────────────┐
│  他者関係の円滑化による孤立回避                  │
│                                             │
│  期待・関心の享受と喪失による存在意義の模索         │
│                                             │
│  看護職者としての付加価値獲得の試みと失敗          │
│                                             │
│  看護・看護職への理解進展による職業選択への迷いと価値づけ │
│                                             │
│  問題克服による看護職者としての自立と役割の拡大      │
│                                             │
│  職業継続のための職業活動と私的活動の均衡維持       │
└─────────────────────────────────────────────┘
```

図4-13 男性看護師の職業経験を表す6概念

看護師は，それを回避するために，他職種の男性職員と交流する機会を設けたり，同様の境遇にある他の男性看護師や女性医師との関係を深めたりしていた。また，男性看護師は，目立つような発言や行動を控え，周囲の人々との自然な調和を心がけ，常に他者との関係に気を配っていた。

● 期待・関心の享受と喪失による存在意義の模索

　この概念は，男性看護師が女性看護師や医師などから期待や関心を寄せられたり，失ったりすることにより，自己の存在意義がどこにあるのかを自分自身に問いかけながら，それを確認したり，探し求めたりするという経験を表す。

　男性看護師が受けたり，失ったりした期待とは，物理的な力，医療機器管理，コンピュータ操作に優れているといった特性，関心とは，看護職に就く男性への希少性などであった。男性看護師は，これらの特性を自己の存在意義と意味づけ，他者の期待に応えていた。また，男性看護師は，他の男性看護師の増加や女性看護師との長期交流に伴い，以前のように期待や関心を寄せられなくなってきていることを感じとり，困惑していた。このような経験から，男性看護師は，肯定的な評価を得たり，1人の看護師として承認されることを求め，そこに自己の存在意義を見い出そうとしていた。

● 看護職者としての付加価値獲得の試みと失敗

　この概念は，男性看護師が他の女性看護師にはないような付加価値を兼ね備えたいと思い，その獲得を試みたり，失敗したりするという経験を表す。

　男性看護師が獲得を試みた付加価値とは，救急救命士や臨床工学士などの諸資格，最新の医療機器管理や高度なコンピュータ操作の技能，女性看護師よりも早い管理職昇進などであった。男性看護師は，自分に付加価値があるかどうかを常に意識し，専門的な知識や技術を修得するために自己学習をしたり，男性役割を発揮できる病棟に異動したりして，女性看護師との違いを明瞭にしようとしていた。また，男性看護師は，女性看護師以上の役割を果たすことができないとき，肯定的な評価が得られない，他者よりも昇進が遅れるといったことを懸念し，自信を失っていた。

● 看護・看護職への理解進展による職業選択への迷いと価値づけ

　この概念は，男性看護師が看護や看護職に対する理解を深めていくに従っ

て，看護職を職業として選んだことが本当によかったのかどうか疑問に思ったり，その選択に価値を見い出したりするという経験を表す。

　男性看護師が理解を深めた内容とは，健康障害に対する患者の反応，個別的な看護の重要性，看護職の役割や特徴，他の看護師との職務に対する考え方の相違などであった。男性看護師は，これらの看護や看護職に対する理解が進むにつれ，手術室や精神科病棟などの特定領域への就業による実践経験の偏りや看護師としての特徴のなさを心配し，看護職を続けていくことに不安を感じたり，看護職以外の職業に関心を移したりしていた。その一方，男性看護師は，職業上の目標や信念を明確にし，看護職に就いたことを価値づけることもしていた。

● 問題克服による看護職者としての自立と役割の拡大

　この概念は，男性看護師が職業を継続する過程において，直面する様々な問題を克服することにより，自立して看護が実践できるようになると同時に，組織構成員として果たすべき役割を担い，その幅を広げていくという経験を表す。

　男性看護師が直面した問題とは，知識や経験不足による看護実践の難渋，性差に伴う職務遂行上の制約，新たな役割獲得に伴う心身の消耗などであった。男性看護師は，これらの問題を克服し，円滑かつ適切に職務を遂行するため，実践経験や獲得知識を活用する，自己の実践を評価する，他者の支援や評価を受け入れる，主体的に学習機会を獲得するといった手段を講じていた。このような経験の累積を通して，男性看護師は，自己の目指す看護実践を実現し，看護職者としての自信や充実感を得るとともに，後輩看護師の教育や管理職への昇進に伴う病棟運営など，組織構成員としての役割を同時に果たしていた。

● 職業継続のための職業活動と私的活動の均衡維持

　この概念は，男性看護師が今後も看護職を続けていくために，職業活動と私的活動のバランスを保ち，その状態を維持するという経験を表す。

　男性看護師は，生涯にわたってこの職業を続けられるように，家族の一員としての役割遂行や趣味などの私的活動と職業活動の両ニーズを満たす就業施設を選択したり，生活環境を変更，調整していた。また，男性看護師は，余暇を満喫できる時間を確保したり，同僚や家族などの支援を得て就業意欲

を高めたりしながら，心身の調整を図っていた。

5 「男性看護師の職業経験を表す6概念」創出の意義と成果の発展

1)「男性看護師の職業経験を表す6概念」創出の意義

　看護概念創出法は，研究者が関心を持った現象の総体を明らかにするという特徴を持つ。総体とは，物事のすべてであり，全体を意味する。これは，看護概念創出法を適用して産出された成果が，研究者が関心を持つ現象の特徴的な側面ではなく，特徴的な側面を含む全体であることを意味する。このように考えると，男性看護師の職業経験を表す6概念は，男性看護師特有の経験もあれば，性差にかかわらず，看護師であるならば誰もがするであろう経験もあるはずである。このような観点から研究者は1つ1つの概念について，関連文献をていねいに引用しながら，考察を進めた。そして，概念個々から，男性看護師の職業経験の特徴を次のように結論づけた。

　概念【他者関係の円滑化による孤立回避】は，自分以外の多様な人々との関係性を円滑にし，そのことを通して孤立することを避けようとする経験である。これは，男性看護師に特徴的な経験というよりもむしろ，女性多数環境に身を置く少数者であるがゆえの経験であり，少数者がその孤立から派生する相互行為の欠如を避け，安定した適応状態を取り戻し，維持していくために，意図的，積極的に行動する少数者としての男性看護師の宿命的な経験である。また，この経験は，社会性の発達と主体性の喪失という両側面を併せ持ち，就業環境が変わるたびに繰り返されるという特徴を持つ。

　また，概念【期待・関心の享受と喪失による存在意義の模索】は，男性看護師を取り巻く環境の性役割観，性別役割分業観に影響を受け生じ，流動的な環境に翻弄されながらアイデンティティの形成を成し遂げようとする男性看護師の経験である。しかも，アイデンティティの拡散にもつながる可能性を示す経験である。

　さらに，概念【看護職者としての付加価値獲得の試みと失敗】は，社会における男性優位の意識を潜在的に持つ男性看護師が，「特異性」や「優越性」

に価値をおき，それらの属性を自己に付加することにより，男性看護師への社会的認知度に起因する劣位を補おうとしている経験である。また，役割遂行困難に遭遇したとき，それを「優越性」の喪失と知覚していることを示す経験である。

加えて，【看護・看護職への理解進展による職業選択への迷いと価値づけ】は，自己の意思決定の貫徹を断念し，外的要因を重視して職業を選択する者に生じやすい経験であり，就業後の職業活動を通して，内的要因に基づく看護職選択に改めて挑む性差にかかわらない看護師の経験である。

概念【問題克服による看護職者としての自立と役割の拡大】は，職業上の問題を克服するために用いた自己評価を契機として生じ，性差にかかわらない看護師に共通の経験である。また，概念【職業継続のための職業活動と私的活動の均衡維持】は，職業活動の維持・発展とともに，私的活動の発展を目指し，充実した生活を築くという成人期の重要な発達課題にかかわる経験であり，職業に従事する多くの男性が持つ経験である。

以上は，男性看護師が性差に影響を受けない【看護・看護職への理解進展による職業選択への迷いと価値づけ】【問題克服による看護職者としての自立と役割の拡大】という経験をすることを示す。一方，現代社会に根強く残る性役割観や男性優位の考え方に影響を受け，なおかつ，そのような社会の中に存在する女性多数の環境に飛び込んだ少数者として【他者関係の円滑化による孤立回避】【期待・関心の享受と喪失による存在意義の模索】【看護職者としての付加価値獲得の試みと失敗】という経験，一般社会で職業活動に従事する男性と共通する【職業継続のための職業活動と私的活動の均衡維持】という経験をすることを示す。

これらは，男性看護師自身，また，男性看護師と職場を共にする人々が彼らを理解するうえで，これまでにはない貴重な視点を提供している。さらに，研究者は，男性看護師が今後も当分の間，少数者として存在するであろうという前提のもとに，男性看護師が看護職者として十分に機能を発揮し，豊かに職業を継続していくために，看護師志望の男性，男性看護師の雇用者，そして，男性看護師自身に向けて次のような提言をした。

● **看護師志望の男性に向けて**

他大学進学や他職種への従事を断念するなど，自己の意思決定を貫き通すことができず，外的要因を重視して看護職を選択した男性は，就業後も職業

の選択に迷う場合が多い。これは，自己の意思決定を貫徹しないまま，外的要因に依拠して看護職を選択した場合，就業後に再度選択を迫られ，職業の継続を断念せざるを得ない状況に陥る可能性があることを示す。このような状況に陥らないためには，看護職養成教育機関への入学にあたり，看護師を志望する男性は，以下の2点に留意する必要がある。

①看護師を志望する男性は，自分が何に動機づけられ看護職を志望しているのかについて，再度自己に問い直し，看護職選択の意思を強固にしたうえで決定する必要がある。そのためには，看護職に対する情報収集を十分に行い，看護職の本質的な役割・機能を理解する必要がある。

②①を前提に，男性が看護師となった場合，看護職集団における少数者として存在し続けることがどのようなことなのかを理解し，そのうえで職業を継続していけるか否かを改めて確認する必要がある。そのためには男子看護学生の学習経験に関する研究[63]と本研究の成果が有用である。

● 男性看護師の雇用者に向けて

男性看護師は，その圧倒的多数が病院に就業している。病院はクライエントのニードに合った質の高い医療の提供を目指しており，それを達成するためには，質の高い看護を提供できる看護職者の雇用が必要不可欠である。また，病院における医療の高度化は，最先端の医療機器や多種多様なコンピュータ関連機器などの導入を必然としている。

研究の過程を通して，男性看護師を受け入れる女性看護師や医師は，医療機器管理やコンピュータ操作への特異性など，彼らに対して男性役割の発揮を期待し，その結果，男性看護師がそれに翻弄され，職業の継続に不安を感じている状況が浮き彫りになった。このような男性看護師の状況は，看護職者本来の機能の発揮を妨げ，その医療機関の目的達成を阻害する可能性がある。このような状況を招かないためには，男性看護師の雇用者は，以下の2点に留意する必要がある。

①医療機関は，男性看護師が就職を志願した場合，女性多数環境における男性の希少性や性役割に着眼して雇用してはならない。多数の女性看護師との性差にかかわらず，個々の特性や能力を正確に見極め，雇用すべきである。

②男性看護師の雇用者は，彼らの配属にあたり，精神科，手術室などといった伝統的性役割観に基づく決定をすることなく，個々の特性や能力を

正確に見極め，男性看護師の所属部署を決定すべきである．

● 男性看護師に向けて

　この研究の結果は，女性多数の職場において，男性看護師が孤立を自覚し，相互行為の欠如を余儀なくされることを示した．また，他者に期待や関心を寄せられたり，失ったりするような流動的な状況に翻弄されることを示した．これらは女性多数環境における性の異なる少数者ゆえの経験であることを示す．このような状況にあってもなお自己の選択した職業を価値づけ，継続し，看護職者として発達していくためには以下の4点に留意する必要がある．

①男性看護師が看護職集団における少数者として存在する状況は，当分の間続くことが予測され，男性看護師は，そのような状況において職業を継続していかなければならない．男性看護師は，少数者ゆえに生じる様々な経験を，看護職を選んだ自己の宿命としてとらえなければ，孤立感や性役割への拘りから自由になることはできない．そのためには，本研究の結果である男性看護師の職業経験を表す6概念を用いて，自己の経験を客観的に，また，予測的に理解する必要がある．

②社会における伝統的性役割観は，現在もなお脈々と続いており，男性看護師にかかわる人々は，伝統的性役割観を持って男性看護師と交流する．また，男性看護師自身の内面にも，同様の性役割観が根づいている．このことを十分に自覚し，男女の性にかかわらない看護職者本来の機能の発揮を目標にすべきである．

③男性看護師の多くは，職業決定時の初期の意思を貫徹できず，外的要因に動機づけられ看護職を選択している．外的要因に依拠した職業選択は，職業活動への不満足感や職業継続意欲の低下をもたらす．このような事態を招かないためには，外的要因を内的要因に変化させ，職業を継続する必要がある．

④男性看護師は，他者の期待や関心に依拠するだけでなく，自分なりの規準を確立していく必要がある．そのためには，看護職者としての役割遂行に対する自己評価を積極的に行い，職業上の問題を克服していく経験を積み重ねる必要がある．

　以上は，極めて現実的かつ説得力のある提言である．

2)「男性看護師の職業経験を表す6概念」の研究的な発展

　この研究は，看護学研究科の博士論文である。博士課程は，自立して研究活動を遂行できる研究者の養成を目指す教育課程である。この研究を行った研究者は，課程修了後，自立した研究者として，様々な研究を行っているが，その主軸は男性看護師を対象とした研究である。

　代表的な研究3件を紹介する。第1は，「看護における性の異なる少数者の経験－男子看護学生と男性看護師の経験の統合」[93]であり，既に学術誌に原著として掲載されている。

　この研究は，研究者が修士論文「男子看護学生の学習経験に関する研究」と博士論文「男性看護師の職業経験に関する研究」を通して，男子看護学生と男性看護師が，ともに女性多数集団における性の異なる少数者の経験をするという示唆を得たことを契機として着手された。

　また，この2件の研究過程を通して，両研究成果の統合により，「看護における性の異なる少数者の経験」という視点から新たな知識を産出できると確信したことも研究動機となったと述べている。そこで，テーマに共通性のある一連の質的研究の成果を比較・統合するという機能を持つ[94]メタ統合を用いて研究成果を統合することにした。

　メタ統合を用いた研究における対象論文の選定方法には，現在，少なくとも2種類が存在する。1つは，関心領域全体の知識を統合するために，領域の研究論文を徹底的に検索し，それを対象とする方法である。残る1つは，メタ統合を行う研究者が研究の過程において見出した視点から新たな知識を産出するために，自らが行った研究を対象とする方法である。「看護における性の異なる少数者の経験－男子看護学生と男性看護師の経験の統合」の目的は，このうちの後者に該当する。また，この研究は，男子看護学生と男性看護師の経験を解明した2件の研究成果を統合し，研究過程を通して明らかになった「看護における性の異なる少数者の経験」という視点から新たな知識体系の構築を目指した。

　メタ統合[95]は，新しく開発された方法論ではない。しかし，この時点では日本の研究者にとって未知の世界であり，方法論に関する海外文献，メタ統合を方法論として採用した研究論文を教材として，学習を反復しながら研究は進行した。その結果，看護における性の異なる少数者が，【多数性への同化】【希少性の顕在化】【性役割の追求】【不合理さの受け入れ】【利の確

304　第4章　看護概念創出法-研究の実例と成果

```
┌─────────────────────────────────────────────────────────┐
│          看護における性の異なる少数者の経験                │
│  ┌─────────────────────┐  ┌─────────────────────┐       │
│  │   【多数性への同化】  │  │   【希少性の顕在化】 │       │
│  │  <性差の克服と環境への順応> │  │  <性差の克服と環境への順応> │
│  │ 〔他者関係の円滑化による孤立回避〕 │  │〔期待・関心の享受と喪失による存在意義の模索〕│
│  └─────────────────────┘  └─────────────────────┘       │
│  ┌─────────────────────┐  ┌─────────────────────┐       │
│  │   【性役割の追求】    │  │  【不合理さの受け入れ】│       │
│  │ <男性としての体面の維持と失墜> │  │ <少数者としての利害受理> │
│  │〔付加価値獲得の試みと失敗〕│  │<男性としての体面の維持と失墜>│
│  │                      │  │〔期待・関心の享受と喪失による存在意義の模索〕│
│  └─────────────────────┘  └─────────────────────┘       │
│  ┌─────────────────────┐  ┌─────────────────────┐       │
│  │【利の確信による性の異なる│  │  【受け入れられない  │       │
│  │ 少数者であることへの価値づけ】│  │   価値の秘匿と保持】 │       │
│  │  <少数者としての利害受理> │  │ <性差の克服と環境への順応> │
│  │<看護職適性への迷いと進路の決定>│  │〔職業活動と私的活動の均衡維持〕│
│  │〔期待・関心の享受と喪失による存在意義の模索〕│  │                      │
│  │〔職業選択への迷いと価値づけ〕│  │                      │
│  └─────────────────────┘  └─────────────────────┘       │
│  ┌─────────────────────────────────────────────────┐   │
│  │     性の異なる少数者としての経験累積による成果    │   │
│  │  <問題遭遇による学習進行の難渋・停滞とその克服>    │   │
│  │<学習過程における看護への関心喚起による看護・自己・教育機関への価値づけ>│
│  │  <卒業要件充足・看護師免許取得に向けた学習進行による成果の獲得>│
│  │    〔問題克服による看護職者としての自立と役割の拡大〕│   │
│  └─────────────────────────────────────────────────┘   │
│              <　>：男子看護学生の経験〔　〕：男性看護師の経験│
└─────────────────────────────────────────────────────────┘
```

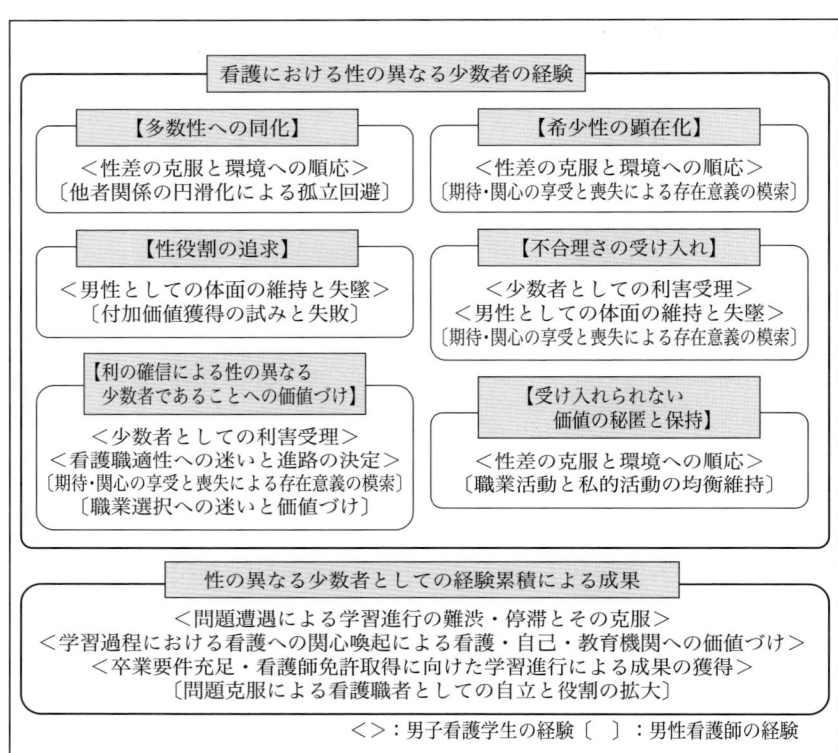

図4-14 看護における性の異なる少数者の経験とその構造

信による性の異なる少数者であることへの価値づけ】【受け入れられない価値の秘匿と保持】の6概念（**図4-14**）により表される経験をすることを明らかにした。

　また，研究者は，男子看護学生が入学から卒業までにどのような問題に直面するのか，男性看護師が就職後，どのような問題に直面するのか，これらを明らかにする研究[96,97]を行った。両者とも，修士論文，博士論文を作成する過程を通して収集した質的なデータをBerelson, B.の内容分析の手法を用いて分析した。

　その結果，男子看護学生が直面する問題16種類（**表4-21①**），男性看護師が直面する問題21種類（**表4-21②**）が明らかになった。

　以上のような研究の累積は，将来，必ずや，看護における性の異なる少数

また，現在，わが国の看護師不足は深刻な状態にあり，このような状況を視野に入れたとき，男性看護師数の増加に対する期待は大きい。しかし，男性看護師は当分の間，看護における性の異なる少数者であることには変わりない。男性にもさらに大きく門戸を開き，性役割観にとらわれることなく，その個性を発揮しつつ男性看護師が職業を継続するためには，男子看護学生，男性看護師を支援するシステムが必要である。

　男性看護師の職業経験を表す6概念，それに引き続き発展的に行われた上記3件の研究は，このシステム開発に向けても有用な知識となるに違いない。

表 4-21① 男子看護学生が直面する問題 16 種類

直面する問題	記録単位数（％）
1. 女性多数環境における威圧感・孤独感・疎外感	17（14.3％）
2. 女子学生と異なる条件での演習・実習・課外活動の参加と不満	16（13.4％）
3. 初めての実習体験・慣れない環境への緊張・萎縮・混乱	14（11.8％）
4. 女子学生・男子学生との交友関係形成への難渋	13（10.9％）
5. 性の異なる学生・患者に対する身体接触への抵抗感	9（7.6％）
6. 過密なカリキュラムでの学習進行による重圧感・疲労	9（7.6％）
7. 不本意な注目・男性役割発揮への期待受理	8（6.7％）
8. 女性の職業と認知する患者からの拒否反応・医師との誤認への困惑	7（5.9％）
9. 看護職適性への疑問視による職業選択への迷い	5（4.2％）
10. 教員・実習指導者の不足した指導・厳しい指摘への不満・萎縮	5（4.2％）
11. 期待に反する学習内容・進度への不満	5（4.2％）
12. 男性扱いしない教員・女子学生の対応への不満・屈辱感	3（2.5％）
13. 低い関心・必要性理解不可による学習への価値づけ困難	3（2.5％）
14. 男子学生に対する学校・実習施設の不備な設備の使用	2（1.7％）
15. 学習遅延・円滑な看護実践不可への不安・自信喪失	2（1.7％）
16. 生活環境の変化に伴う学業専念への難渋	1（0.8％）

表 4-21② 男性看護師が直面する問題 21 種類

直面する問題	記録単位数（%）
1. 女性看護師・男性看護師・他職種との関係形成・維持の難渋	18（11.9%）
2. 専門的知識・技術の不足による円滑・個別的な看護実践の難渋	17（11.3%）
3. 看護職適性への疑問視・看護師としての将来の見通し不可による職業継続への不安	15（9.9%）
4. 性差に伴う制約受理・抵抗感による看護実践・組織内役割遂行不可への不全感	14（9.3%）
5. 女性の職業と認知する患者からの拒否的反応・他職種との誤認への困惑	10（6.6%）
6. 過酷な業務の連続による身体的・心理的消耗	8（5.3%）
7. 看護に対する方針・価値観の異なる上司・先輩・同僚への不満	8（5.3%）
8. 新たな役割獲得による組織内役割遂行の難渋	8（5.3%）
9. 希望と異なる部署配置・異動への落胆・不満	7（4.6%）
10. 上司・先輩・同僚からの過剰・不本意な期待受理とそれへの重圧感	7（4.6%）
11. 患者・上司・社会の人々からの男性看護師に対する偏見・先入観への困惑	7（4.6%）
12. 所属病棟での実践能力向上の限界察知による勤務意欲・学習意欲の低下	5（3.3%）
13. 看護に対する理想と現実の乖離への戸惑い	5（3.3%）
14. 女性看護師と異なる就労条件への不満	4（2.6%）
15. 女性多数環境における交友関係の狭小による孤立感	3（2.0%）
16. 就業に伴う生活環境の変化への対応困難	3（2.0%）
17. 勤務体制・生活パターンの変化による家族役割遂行の難渋	3（2.0%）
18. 自己の看護実践・組織内役割遂行に対する医師・同僚の厳しい指摘への困惑	3（2.0%）
19. 実践能力の未熟さ自覚による安全な援助提供への不安	2（1.3%）
20. 就業領域の偏向による実践能力不足への懸念	2（1.3%）
21. 男性看護師の増加に伴う希少性低下・悪いイメージ付与への危惧	2（1.3%）

Ⅲ. 看護学修士を目指す大学院生の研究論文作成にかかわる学習経験を解明する

1 研究の背景

　わが国初の大学院看護学研究科修士課程の誕生は1979年のことである。2005年4月現在，その数は80校[98]となった。この大学院看護学研究科修士課程の数は米国と比べ極めて少ないが，修了生には，教育者・実践者・研究者として看護界の将来を担うことが期待されている。また，看護系大学の増加，看護系大学の設置促進に向けた教育者育成の必要性，専門看護師育成に対する要望の高まりなどにより，大学院看護学研究科修士課程は，今後も増加が見込まれる。そのため，同課程における学習の促進とそれに資する研究成果の産出は，看護学教育，看護実践，看護学の発展にとって重要な位置を占める。
　大学院設置基準は修士課程の修了要件を「大学院に2年以上在学し，30単位以上を修得し，かつ，必要な研究指導を受けたうえ，当該修士課程の目的に応じ，当該大学院の行う修士論文又は特定の課題についての研究の成果の審査および試験に合格することとする。」[99]と規定している。これは，大学院看護学研究科修士課程における主要な学習課題の1つに修士論文の作成があることを示し，看護学研究科に在籍する大学院生は修士論文作成に取り組み，その作成過程において学習経験を重ねる。
　学習経験は，学習者と環境との相互行為であり，学習成果は学習者自身の主体的行動によって左右され，学習者の環境への反応によって異なる可能性がある[100]。
　そのため，大学院看護学研究科修士課程における学習を促進するためには，まず，その学習者の学習経験を解明することが必要であり，なかでも修士課程の主要な学習課題の1つである修士論文作成過程における学習経験の解明

は重要な研究課題である。もし，このような研究成果があれば，看護学研究科に入学し，修士を目指す研究の初学者としての看護職者が未知の経験に対する準備状態を作ることを可能にするとともに，修士論文作成過程に存在する困難を乗り越えるためにも有効な資料となりうる。同時に，修士課程の指導に関わる教員が学生を理解し，修士論文作成途上にある学生を支援するための貴重な資料になるに違いない。

しかし，わが国においては，1993年以前には大学院看護学研究科を含む看護系大学院修士課程に関して研究が行われておらず，1994年以降もごく少数の研究が行われているのみである。以上のような背景をもとに行われた研究が「看護学修士を目指す大学院生の研究論文作成に関わる学習経験」[61]である。

2 研究の動機と意義

この研究は，看護系大学を卒業し，6年の臨床経験を持つ研究者によって行われた。この研究者は，大学院進学に先立ち約2年間，研究生として看護学研究科に在籍した。この過程を通して，多くの大学院生が苦しみながらも，努力を重ね修士論文を完成させる状況をあるときは客観的に，あるときはその状況に巻き込まれながら観察してきた。その経験は，看護基礎教育課程の学習経験，看護職者としての職業経験とは異なるように見える。それはいったいどのような経験なのであろうか，それを明らかにしたいと願いこの研究は開始された。

また，この研究は，看護教育学研究であり，看護教育学は看護基礎教育，看護卒後教育，看護継続教育をその研究領域とする。看護学修士を目指す大学院生の研究論文作成にかかわる学習経験を解明した研究は，このうち，看護卒後教育に分類される研究である。この研究は1998年に行われ，この時点において，看護教育学は看護卒後教育に分類される研究に着手できていなかった。以後，看護教育学研究は，看護基礎教育とともに看護継続教育に分類される研究を数多く実施してきた。しかし，看護卒後教育に分類される研究は，2006年現在もなお看護学修士を目指す大学院生の研究論文作成にかかわる学習経験を解明した研究のほか1件[101]しか存在しない。この研究は，

看護教育学の看護卒後教育を対象とした希少な研究であり，看護学研究科に在籍し，修士論文作成に取り組む学生にとって意義ある研究である。

3 研究の過程

1) 研究の目的を設定し，用語を規定する

「看護学修士を目指す大学院生の研究論文作成過程の経験を解明する研究」の手始めもこれまでの研究と同様に詳細な文献検討である。この文献検討は，主にわが国と米国における大学院看護学研究科を含む看護系大学院修士課程の学生および修了生を対象とした研究に焦点を当てた(**図4-15**)。その結果，修士論文作成過程の経験の解明を試みた研究は存在しないことを確認した。そこで，研究は探求のレベルを因子探索とし，研究目的を大学院看護学研究科における修士論文作成過程の経験を表す概念を創出し，その特徴を明らかにすることと設定した。

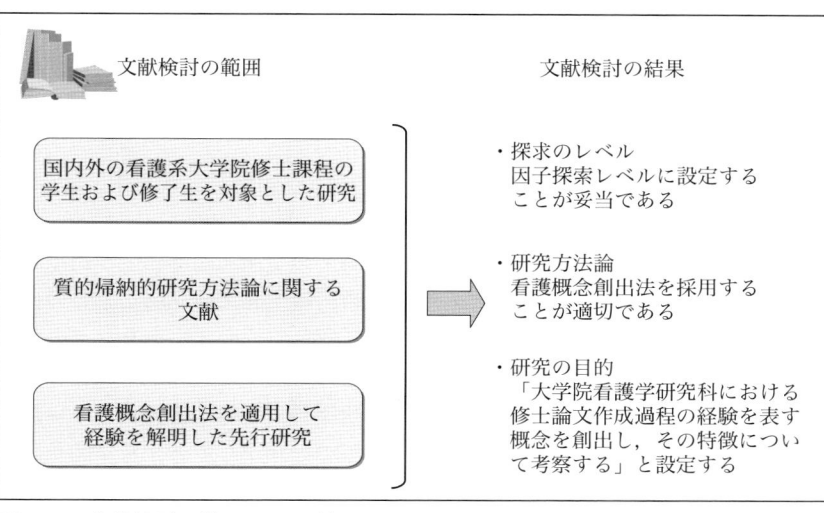

図 4-15 文献検討の範囲とその結果

この研究は，学習経験を学習主体である人間が過去に行った環境との相互行為を自分の側から見た内容と規定した。また，修士論文作成過程を大学院修士課程に入学し，修士論文作成のための研究テーマの探索から当該大学院の行う修士論文の審査および試験に合格するまでを指し，研究活動，論文記述および当該大学院の行う論文審査，論文発表会を含むものと規定した。

2）持続比較のための問いを決定する

　この研究の持続比較のための問いは，「この学生の経験は，修士論文完成という視点から見るとどのような経験か」である。

　この研究は，看護学研究科に在籍し，修士論文を作成する大学院生の経験を表す概念を創出し，その総体を明らかにすることを目的とする。また，この目的達成を通して，大学院生が修士論文作成に向かっている現時点の経験を客観的に理解し，それに基づき修士論文を完成に向かうことを支援したいと研究者は願っていた。そこで，上記の持続比較のための問いを仮に設定した。この問いを用い，データ収集により得た回答内容の同質性，異質性を比較し，性質の異なる回答内容をコード化した。その結果，対象者が示す修士論文作成過程における経験の性質の差異を明瞭に分離でき，各コードの命名がその相互行為の文脈を反映する表現となった。

　以上の検討を通して，本研究の持続比較のための問いを「この学生の経験は，修士論文完成という視点から見るとどのような経験か」に決定した。

3）データ収集のための準備をする

（1）研究対象者の条件設定

　この研究は，修士論文作成過程の学習経験を修士論文完成という視点から表す概念の創出を目的としている。そのため，修士論文を完成し，その審査に通った修了生の過去の体験をデータとして収集する必要があり，データ収集法として半構造化面接法を採用した。対象は，大学院看護学研究科の修了生とした。これは，看護学研究科と医学系研究科，保健学研究科といった看護学以外の研究科における修士論文作成過程の経験が，主とする学問基盤の相違のために異なる可能性が予測されたためである。

　また，この研究は，対象者が面接を通し，大学院時代の論文作成過程の体

験を想起することを求められるため，容易に過去の体験を想起できる時期を考慮し，修了後1年目から3年目までの者とした。さらに，博士課程に進学した者は，研究に関する学習経験を積み重ねていることにより，修士論文作成の学習経験を博士課程の学習経験と比較あるいは混同する可能性が予測できたため除外した。加えて，留年経験を持つ者も特殊な経験をした可能性が予測できたため除外した。その結果，この研究の対象者の条件を次の5項目を満たす者とした。

> 条件1：大学院看護学研究科において修士論文を作成し，その課程を修了した者
> 条件2：修了後1年目から3年目までの者
> 条件3：2年間で修了した者
> 条件4：博士課程に進学していない者
> 条件5：研究参加に快く同意を示した者

(2) 質問項目の決定

半構造化面接法のための質問項目は，対象者が学習経験を全般にわたって想起し，環境との相互行為を反映した豊富な経験を言語化できる内容である必要がある。そのため，検討を重ねた結果，学習経験を研究進行に沿い質問していくことが適切であると判断した。また，大学院に入学するまでの経緯と大学院への入学動機に関する質問は，どのような相互行為の文脈で，研究活動を始めたのかを知る貴重な資料となりうると判断したため，質問項目に付加することとした。

以上を前提として作成した質問項目は，大学院入学までの経緯，入学動機に関する質問2項目と学習経験に関する質問4項目，および対象者のプロフィールに関する質問項目であった。これらの質問項目を質問のワーディング，順序を検討し，修了生1名にプリテストを実施した。

プリテストの結果，面接時間は面接の導入から終了まで60分間を要した。また，学習経験に関する質問項目は研究過程の想起を助けるための質問項目の追加の必要性を示した。さらに，質問項目の順序は，大学院に入学するまでの経緯と入学動機から導入し，最後に質問項目として現在その過程を振り返りどのように思っているのかを確認し終了することにより豊富なデータ提

供を可能にすることを示唆した．以上の検討を前提とし，質問項目を次のように決定した．

＜導入＞
問1．看護基礎教育課程を卒業されてから今日までの経緯を簡単にお話しください．
問2．大学院への入学動機についてお話しください．

＜学習経験に関する質問＞
問3．修士論文となった研究テーマが決定したのはいつですか，お話しください．
問4．入学されてから研究テーマが決定するまでいかがでしたか．
問5．データ収集とデータ分析が終わったのはいつですか．
問6．そのデータ収集とデータ分析期間はいかがでしたか．
問7．その後は，論文提出まで，いかがでしたか．
問8．論文の審査，論文の発表の段階においてはいかがでしたか．
問9．今現在この過程を振り返って見てどのように思われますか．

＜対象者のプロフィールの確認＞
確認内容：卒業看護基礎教育課程，修了大学院，専攻領域，修了年，現在の職業，年齢
　　　（それまでの質問により回答が得られた場合は問わない）

4）対象を探索し，同意を受け，実際に半構造化面接によりデータを収集する

　データ収集に先立ち，大学院看護学研究科の修了生・在校生から候補者の紹介を受け，この候補者に電話連絡を取り，研究協力依頼状を送付した．その際，研究の目的，参加者の負担，対象者擁護の方法を説明あるいは明記し，自主的な参加を依頼した．
　また，面接時に再度，秘密の保持，データの取り扱い方，情報提供を拒否する権利について説明したうえで対象者の研究協力の意思を確認し，同意書

に署名を得た。
　データ収集場所は対象者の状況に合わせ，ホテルのロビー，喫茶店など個人面接が可能な場所を確保したり，職場，自宅を訪問して面接を行った。
　面接内容は，対象者の許可を得てテープに録音した。この際，現象を正しく理解するための付加的データとして，大学院の状況やカリキュラムの特徴，対象者の表情，口調なども情報として収集した。
　以上の面接を行いながら，データを整理した結果，対象者14名に対するデータ収集終了時に質問項目別回答内容がほぼ飽和化した。しかし，飽和化が確実であることを確認するため，さらに2名の面接を続行した。その結果，この2名から得られた回答内容には，性質の異なる新たな内容が存在しなかったため，データが飽和化していることを確認し，計16名で面接を終了した。

5) 面接より聴取した回答をデータ化する

　テープ録音した質問項目への回答内容は，大学院への入学動機，研究テーマ決定から論文発表までの多様な学習経験であった。また，フィールドノートには，大学院の状況，対象者のプロフィール，表情や口調，修了後の状況まで様々な記録があった。
　面接終了直後，フィールドノートとテープの録音内容の逐語記録を作成した。それと並行して，面接フォーム1＜面接記録＞，面接フォーム2＜質問項目別回答の概要＞，面接フォーム3＜対象者プロフィール＞に記録した。そして，数名の面接が終了した後，面接フォーム2＜質問項目別回答の概要＞に着目し，記載された回答の概要に持続比較のための問いかけ，同質性と異質性を検討し，収集された現象の性質を把握した。
　その結果，対象者の中から他の対象者にも共通する典型的な回答をした1名を選択し，分析フォームに転記した。この際，逐語記録にある会話から意味内容を変えることなく，初期コードとして整理し，転記した。次に，第1にデータ化した対象者の回答と比較し，最も大きな差異が生じている対象者の回答を，分析フォームに整理し，転記した。これを反復し，それ以上新しい性質の回答内容が出現しないことを確認し，データ化を終了した。

6) データをコード化し，コードをカテゴリ化する

　コード化とは，現象を構成する各経験を1単位として命名する過程である。これまで紹介した研究と同様に，①初期コード欄の記述，②一般的経験コードの命名と記述，③一般的経験－持続比較のための問い対応コードの命名と記述，④根拠の記述の4段階を経てコードを作成した。

　カテゴリ化とは，分析の最終段階であり，サブカテゴリ・カテゴリ・コアカテゴリの形成と命名の過程である。これまで紹介した研究と同様に①コード一覧表の作成，②サブカテゴリの形成と命名，③カテゴリの形成と命名，④コアカテゴリの形成と命名の4段階を経てカテゴリ化した。

　洗練された概念を創出するために，カテゴリ化過程を合計3回繰り返した。

4 大学院看護学研究科の修士論文作成過程における学習経験を表す概念

　以上の過程を経て，大学院看護学研究科の修士論文作成過程における学習経験を表す8概念（図4-16）が創出された。

　8概念とは，【論文作成過程の実体験に伴う研究，自己，看護，人間，指導者，指導方法の理解】【研究フィールドと対象者への働きかけと協力の確保】【研究遂行に必要な対人関係技能，研究的態度の習得】【問題との遭遇とその克服に向けた多様な資源の活用】【研究推進と保証確保に向けた指導受け入れ】【人間的・学術的交流による研究の推進】【到達目標の設定と研究過程の振り返りによる目標の修正】【研究過程の自己評価による論文と自己への価値づけ】である。

● 論文作成過程の実体験に伴う研究，自己，看護，人間，指導者，指導方法の理解

　この概念は，学生が論文作成過程を実際に体験し，研究と研究者としての自己を理解するとともに，看護および人間，さらに，指導者・指導方法について理解するという学習経験を表す。

〔B〕III. 看護学修士を目指す大学院生の研究論文作成にかかわる学習経験を解明する　315

```
┌─────────────────────────────────────────────────┐
│ 論文作成過程の実体験に伴う研究，自己，看護，人間，指導者，指導方法の理解 │
├─────────────────────────────────────────────────┤
│ 研究フィールドと対象者への働きかけと協力の確保              │
├─────────────────────────────────────────────────┤
│ 研究遂行に必要な対人関係技能，研究的態度の習得             │
├─────────────────────────────────────────────────┤
│ 問題との遭遇とその克服に向けた多様な資源の活用             │
├─────────────────────────────────────────────────┤
│ 研究推進と保証確保に向けた指導受け入れ                  │
├─────────────────────────────────────────────────┤
│ 人間的・学術的交流による研究の推進                    │
├─────────────────────────────────────────────────┤
│ 到達目標の設定と研究過程の振り返りによる目標の修正          │
├─────────────────────────────────────────────────┤
│ 研究過程の自己評価による論文と自己への価値づけ             │
└─────────────────────────────────────────────────┘
```

図4-16 大学院看護学研究科の修士論文作成過程における学習経験を表す8概念

　学生は，修士論文作成過程において，研究テーマの決定から研究の遂行，論文作成，論文審査，論文発表を経験していた。これらには，大学院入学前もしくは入学後の臨床経験や学習などに基づき自己の問題意識を確認・発掘することによって，研究テーマを決定し，研究目的を達成するようにデータ収集・分析に努力し，研究を進めていくという活動が存在した。学生は，これらの活動を通して研究について理解するとともに，その楽しさや難しさを感じ，研究者としての自分の傾向や限界について理解していた。また，研究対象として多数の人々と出会ったり，看護実践を観察，実践する機会を持つことにより，看護の本質や看護の対象，看護実践および人間についても理解を深めていた。さらに，指導者との相互行為を通し，指導者の持つ専門性の意味，その指導方法および指導者の存在意義について理解するという経験をしていた。

● 研究フィールドと対象者への働きかけと協力の確保
　この概念は，学生が円滑なデータ収集に向け研究フィールドと対象に状況に応じた働きかけを行い，研究への協力を依頼し，必要な協力を得るという学習経験を表す。
　学生は，必要なデータを円滑に収集するために，病院，企業，看護教育機関などの組織と対象に働きかけ，研究の目的・意義・方法などを説明したり，

実際に看護活動に従事するといった方法により，研究者として受け入れられるように努力し，研究フィールドとすることに許可を得る，実際にデータを収集するという経験をしていた。そして，ときには，研究フィールド，対象から予測を越えた協力を得て感謝するといった経験をしていた。

● 研究遂行に必要な対人関係技能，研究的態度の習得
　この概念は，学生が研究を遂行するために，研究にかかわる人々との相互行為に必要不可欠な対人関係技能や研究態度を学び，習得していくという学習経験を表す。
　学生は，研究目的を達成するために必要な研究フィールドあるいは知識獲得のための交渉方法，対象とのコミュニケーションの仕方やそれに伴い生じる多様な問題への適切な対応方法を学び，習得するという経験をしていた。また，研究にかかわる対象者や教員との相互行為を通し，研究が研究者自身の明瞭な考えと主体的な取り組みなしには実現できないことを理解し，実際の研究活動の過程において，これらを反映した態度を身につけるという経験をしていた。

● 問題との遭遇とその克服に向けた多様な資源の活用
　この概念は，学生が研究に取り組み，その過程を通して様々な問題に遭遇し，その克服に向けて多様な資源を活用するという学習経験を表す。
　学生が論文作成過程で遭遇した問題には，研究テーマが焦点化できない，研究方法が十分理解できないといった研究の理解に関するもの，データ収集における研究倫理に関するもの，データ収集への拒否，対象者の不在といった研究協力確保に関するものがあった。また，努力や準備の不足により指導を受けられない，指導方法が合わないため指導についていけないといった指導者との相互行為に関するもの，考察が書けない，質問に適切に応えられないといった論文記述，発表に関するものがあった。さらに，長期にわたる研究活動により疲労した，集中できないといった研究活動継続にかかわるもの，曖昧な情報を入手し，不必要な不安を喚起されるという問題もあった。これらは，すべて，研究の進行が停滞し遅延するという問題に直結し，学生は提出期限の切迫に伴い恐怖感や焦燥感を知覚していた。
　学生はこれらを克服するために，自己，教員，専門家，同期生，後輩，修了生，友人，文献，コンピュータといった資源を活用していた。

● 研究推進と保証確保に向けた指導受け入れ

　この概念は，学生が修士という学位にかかわる論文作成において，研究の推進と保証を得るために教員・専門家からの指導を受け入れるという学習経験を表す。

　学生は，研究テーマの決定から論文の作成に至るまで，研究を進展するために，教員・専門家からの指導を受け入れていた。また，学生は教員の指導を受け入れることにより，研究活動が適切であり，なおかつそれらが修士に値する論文となるという保証を得ていた。さらに，指導を受け入れる過程において，学生は自己の目標達成と研究遂行に向け，教員からの承認を得るために議論したり，説得を試みるといった努力もしていた。

● 人間的・学術的交流による研究の推進

　この概念は，学生が修士論文作成過程において，研究科にかかわりのある人々と人間的・学術的な相互行為を展開しながら，研究を進展するという学習経験を表す。

　学生は，教員から心理的支援を受けたり，同期生とお互いに励まし合ったり，協力し合うといった人間的交流を行いながら研究活動及び論文作成を行っていた。同時に，教員・同期生・修了生・後輩といった人々と研究テーマの決定，データ収集法・分析の向上，論文記述・発表内容の洗練のために情報と評価を得たり，討議を行ったりといった学術的な交流も経験していた。

● 到達目標の設定と研究過程の振り返りによる目標の修正

　この概念は，学生が修士課程における自己の到達目標を設定したり，研究過程を自己評価することにより，その目標や作業優先度を調整・工夫するという学習経験を表す。

　学生は論文作成過程で，修士課程の到達目標を理解し，修士論文作成における自己の到達目標を設定するという経験をしていた。また，学生は研究過程を振り返り，期限までに論文を完成するために設定した目標を修正したり，作業の優先順位を考慮しながら計画を調整したりしていた。さらに，修士論文から次期の研究課題を得て，修了後も研究を継続するために目標を設定するという経験をしていた。

● 研究過程の自己評価による論文と自己への価値づけ

　この概念は，研究の過程を振り返り，論文の価値や論文を作成した自己を評価するという学習経験を表す。

　学生は，研究過程を振り返り，その過程を客観的に評価することによって，取り返しのつかない問題点に気づき，それを後悔し作成した論文を低く価値づけたり，論文を完成させその達成感を得て自分自身を高く価値づけるという経験をしていた。

5　8概念が示す看護学研究科の修士論文作成過程における学習経験からの示唆

　8概念は，大学院看護学研究科への進学を目指す看護職者に，それがどのようなことを意味するのか，また，そこで何を習得することができるのかを理解する資料を提示する。

1)「研究」「自己」「指導者」「指導方法」の理解

　かつて，筆者が大学院修士課程に在学していた頃，「修士論文を完成させるとその看護職者は一皮むけたように成長する」というその大学院の教授であった高名な研究者の発言を聞いたことがある。その当時の筆者にはこの言葉の意味を理解することができなかった。長期間，埋没していたこの言葉は，この8つの概念の創出により再びよみがえってきた。それは，【論文作成過程の実体験に伴う研究，自己，看護，人間，指導者，指導方法の理解】という概念が創出されたその瞬間であった。

　時折，質的研究の成果は，「当たり前‥」といった批判を受けることがある。看護学研究としての修士論文を書き上げ，研究，自己，看護，人間，指導者,指導方法を理解することは当たり前といえば当たり前かもしれない。けれども「当たり前」「研究しなくてもわかっている」こと，すなわち経験的に理解されていたことが研究として事実であると実証されることにも質的研究の価値がある。「一皮むけたように成長する」という言葉は，修士論文作成過程においてこれらの側面の理解を深めた看護職者の姿であったのでは

ないかと想像している。

　この概念が示す学生の理解した「研究」「自己」「看護」「人間」「指導者」「指導方法」という6つの側面のうち，「研究」「自己」「指導者」「指導方法」は，他の学問領域の大学院生も修士論文の作成過程を通し，理解するであろう内容である。これは，【到達目標の設定と研究過程の振り返りによる目標の修正】と【研究過程の自己評価による論文と自己への価値づけ】という2つの概念とも関連する。

　大学院生は，修士論文作成過程を通して，研究に関する一般的知識を習得することに加え，その過程を振り返りながら，研究を進めていくうえで各自がどのような長所や短所を持つかを自覚し，その特徴に応じた研究進行計画や目標を立案できるようになっていく。

　修士課程に在籍する多くの大学院生たちとかかわっていると，とうてい実現不可能としか思えない研究進行計画を立案してくる場合が少なくない。これらは，修士課程に在籍する大学院生が研究に関しては初学者であり，たとえ研究方法を十分理解しており，研究テーマが焦点化されていても，研究を進行する過程において遭遇する問題，それを克服していく自分自身の能力について十分自己評価ができないことに起因している。これは大学院生が，研究デザインが決定し，それをどのように進行していくのかという研究進行計画の立案にあたっては，修士論文作成経験者から十分情報を収集し，また，自己の能力を査定しながら指導者と相談しながら進める必要があることを示している。同時に修士論文作成の指導にあたる教員は，彼らが研究の初学者であることを念頭に置きつつ，研究進行計画立案にもかかわっていく必要がある。

　このような過程を通して，修士論文を完成したとき，大学院生は初めて「研究」や「研究を行っていく自己」をかなり正確に把握できるようになり，研究能力とはこれらの総称を意味するのではないだろうか。しかし，このように獲得した研究能力も研究を継続しない限り定着せず，修士課程修了後，各自が各自の選択した環境の中でどのように研究の機会を主体的に作り，それを継続していくかが修士課程修了者の持つ重要な課題である。

　また，大学院生は修士論文作成過程において「指導者」「指導方法」についても理解している。大学院における大学院生と指導担当教員の距離は，極めて近く，大学院生はその指導者がどのような姿勢で看護という職業，その職業に従事する看護職の人々に向かっているか，また，教育・研究活動を

行っているかを目，耳にしながら生活する。

　現在，大学院看護学研究科修士課程の修了者の多くは，看護系大学，短期大学の教員として活動している。筆者自身がそうであるように，初めて教育活動に携わるとき，自分自身が最も影響を受けた指導方法，指導者のあり方に近づこうとする。この概念は，指導者の持つ職業観や職業への価値観がそのまま大学院生達に影響し，それはまた，次の世代の看護職に受け継がれるものであることを示しているような気がしてならない。

2)「看護」「人間」への理解の深まり

　論文作成過程の実体験に伴う研究，自己，看護，人間，指導者，指導方法の理解が示す「看護」と「人間」は，大学院看護学研究科において修士論文作成に取り組んだ大学院生が研究の全過程を通して，研究対象となった看護現象のみならず，看護の本質や対象，実践，同時に人間についても理解を深めたことを示し，学生が修士論文の完成に加え，看護実践，看護学教育など，看護の職業活動の基盤を再形成し，強化したことを表している。

　この研究は看護学を学問の基盤とする大学院において，看護師であり，看護学を専門とする教育・研究者から指導を受け，修士という学位に値する研究を成し得た看護職の免許を持つ者を対象にしている。この対象者の「看護」と「人間」という内容の理解は，看護学を学問の基盤とする研究科，看護学の教育・研究者の指導のもとに行った看護学研究によって生じた結果であり，看護学研究科における独自の学習成果を示す経験であろう。

　また，この2側面の理解は，【研究フィールドと対象者への働きかけと協力の確保】と【研究遂行に必要な対人関係技能，研究的態度の習得】という2つの概念とも関連している。この研究の対象者の多くは，研究デザインとしてフィールド研究を選択し，調査研究を選択した者もデータ収集として組織を実際に訪問し，研究協力を依頼するという便宜的標本を使用し，すべてがフィールドとかかわりを持った研究を行っていた。2概念は，このようなフィールドとかかわりを持つ研究を行う研究者を対象にして創出された。

　フィールドとかかわりを持つ研究を行う研究者は，フィールドとなる組織から研究協力を得た後に，フィールドを構成する人々に対し，状況に応じた働きかけを行い，関係を形成できなければ，データを円滑に収集することはできない。対人関係技能はその結果として獲得を迫られた学習成果であろう。

これらは，看護学研究の特徴というよりは，むしろ人間を対象としたフィールド研究を行ううえでの特徴であるが，看護の対象は人間であり，その人間を深く理解し，その人々にかかわるために必要な技術を習得することに人間を対象としたフィールド研究が貢献していることを示している。

大学院修士課程は，「広い視野に立って精深な学識を授け，専攻分野における研究の能力またはこれに加えて高度の専門性が求められる職業を担うための卓越した能力を培う」[102]ことを目的とした教育課程であり，看護職者が修士課程において養成すべき能力とは看護学の研究，教育，実践能力である。今後，大学院進学を目指す看護職者は，各自が何を目指そうとしているのかを明瞭にしたうえで，進学先，指導者を選択する際の一資料として活用可能な研究成果である。

3）看護学研究に必要な資源

現在，多くの医療機関，教育機関の看護職者が研究活動を実施している。しかし，その中には未だに研究活動を行うために必要な文献や図書を持たず，しかも，身近には研究上の疑問に関する指導や相談相手がいない状況下で研究を実施している看護職者が少なからず存在する。このような状況を目，耳にするたびに，研究は，指導者もいない，経費もない，文献もない，時間もないといった「ないないづくし」の環境下で実施できるのであろうかと疑問に思う。もちろん，これらすべてがそろったからといって研究ができるというものではないが，看護研究を行うことを奨励するならば，研究が実施できる条件も徐々に整備していかなければならない。また，修士課程を修了した看護職が，大学院在学中に活用した資源に関する明瞭な認識を持ち，それを育てていく努力をすることは，これらの職場において研究を継続するための重要な財産となる。

看護学研究科の修士論文作成過程における学習経験に関する研究が創出した8つの概念は，彼らが修士論文を作成するためにどのような資源を活用したかという側面を記述しており，これらは看護職が看護研究を行うにあたり，整備すべき条件に示唆を与えている。

【問題との遭遇とその克服に向けた多様な資源の活用】という概念が示す大学院生の遭遇した問題とは「研究の理解に関する問題」「研究倫理に関する問題」「研究協力確保に関する問題」「指導者との相互行為に関する問題」

「論文記述・発表に関する問題」「研究活動継続に関する問題」「曖昧な情報入手による不必要な不安の喚起」「問題との遭遇による研究進行の停滞と遅延」と多様であった。

　筆者らは，数年前，ある看護系の学術集会が主催するワークショップを運営した際，そこに参加したメンバーが直面した問題を調査したことがある。それによれば，これら8種類の問題は，医療機関，教育機関で研究を行う看護職とほぼ同様であり，このうち，医療機関，教育機関で研究を行う看護職の多くが直面した問題は，「研究の理解に関する問題」「論文記述・発表に関する問題」「研究活動継続に関する問題」「問題との遭遇による研究進行の停滞と遅延」であった。

　また，この概念は，8種類の問題を克服するために，大学院生が自己，教員，専門家，同期生，後輩，修了生，友人，文献，コンピュータといった人的，学術的，物的資源を活用したことを示している。この人的資源のうち，教員，専門家は，【研究推進と保証確保に向けた指導受け入れ】という概念が示すように研究指導に直結する資源である。さらに【人間的・学術的交流による研究の推進】という概念が示すように，大学院生にとって教員はもとより，同期生，修了生，後輩など研究科にかかわりのある様々な人々と人間的・学術的な相互行為は，研究を推進していくための重要な資源となっている。

　以上は，医療機関，教育機関においても研究を行うためには，学術的，物的資源はもとより，人的資源の確保が重要であり，この人的資源としては研究活動に精通した指導者と同時に，主体的に研究に取り組み，ともに悩み，苦しむ同僚，友人の存在も必要であることを示している。

　また，看護学研究科修士課程において大学院生は，看護学研究の遂行に向け，これらの資源とその入手方法を自然に身につけ，ここで得た資源を修了後も互恵的に活用，発展していける機会を与えられているということを十分認識し，医療機関，教育機関，行政などの場において研究活動を継続していく必要がある。さらに，その活動の中で必要に応じて指導者を求め，新しい資源を確保し，その修士課程を修了した看護職自身も資源となっていけるように努力しなければならない。

■ 引用文献

1) 舟島なをみ：看護教育学研究 発見・創造・証明の過程．第3版，pp.29-30，医学書院，2018．
2) 同上，p.42．
3) 表4-1に提示した行動を解明した研究の著者・掲載誌などを以下に示す．
   - 相楽有美，舟島なをみ他：診療の補助と称される看護実践の解明－身体侵襲を伴う診療場面に焦点をあてて．看護教育学研究，20(2)；16-17，2011．
   - 後藤佳子，舟島なをみ他：看護学の講義を展開する教員の教授活動の解明－看護実践の基盤となる講義に焦点を当てて．看護教育学研究，19(1)；60-73，2010．
   - 阿部ケエ子，舟島なをみ他：看護学実習における学生とクライエントの相互行為に関する研究－学生の行動に焦点を当てて．看護教育学研究，18(1)；21-34，2009．
   - 服部雅代，舟島なをみ：看護師が展開する問題解決支援に関する研究－問題を予防・緩和・除去できた場面に焦点を当てて．看護教育学研究，18(1)；35-48，2009．
   - 櫻井雅代，舟島なをみ他：個別性のある看護に関する研究－看護実践場面における看護師行動に焦点を当てて．看護教育学研究，17(1)；36-49，2008．
   - 森山美香，舟島なをみ他：ベッドサイドの患者教育を展開する看護師行動の解明－目標達成場面に焦点を当てて．看護教育学研究，17(1)；50-63，2008．
   - 芳我ちより，舟島なをみ：学生間討議を中心としたグループ学習における教授活動の解明－看護基礎教育において展開される授業に焦点を当てて．看護教育学研究，16(1)；15-28，2007．
   - 吉富美佐江，舟島なをみ：新人看護師を指導するプリセプター行動の概念化－プリセプター役割の成文化を目指して．看護教育学研究，16(1)；1-14，2007．
   - 山品晴美，舟島なをみ他：病院においてリーダー役割を担う看護師の行動の解明－勤務帯リーダーに焦点を当てて．看護教育学研究，15(1)；48-61，2006．
   - 宮芝智子，舟島なをみ他：看護学演習における教授活動の解明－援助技術の習得を目標とした演習に焦点を当てて．看護教育学研究，14(1)；9-22，2005．
   - 吉富美佐江，舟島なをみ他：看護学実習における現象の教材化の解明．看護教育学研究，13(1)；65-78，2004．
   - 森真由美，舟島なをみ他：新人看護師行動の概念化．看護教育学研究，13(1)；51-64，2004．
   - 中山登志子，舟島なをみ他：看護学実習カンファレンスにおける教授活動．看護教育学研究，12(1)；1-14，2003．
   - 山下暢子，舟島なをみ他：看護学実習における学生行動の概念化．看護教育学研究，12(1)；15-28，2003．
   - 鈴木恵子，舟島なをみ他：在宅看護場面における看護職の行動に関する研究－保健婦とクライエントの相互行為に焦点を当てて．看護教育学研究，11(1)；12-25，2002．
   - 廣田登志子，舟島なをみ他：実習目標達成に向けた教員の行動－看護学実習における学生との相互行為場面に焦点を当てて．看護教育学研究，10(1)；1-14，2001．
   - 小川妙子，舟島なをみ：看護学実習における教員の教授活動－学生と患者との相互行為場面における教員行動に焦点を当てて．千葉看護学会会誌，4(1)；54-60，1998．
4) 山品晴美，舟島なをみ他：病院においてリーダー役割を担う看護師の行動の解明－勤務帯リーダーに焦点を当てて．看護教育学研究，15(1)；48-61，2006．

5) 中山登志子, 舟島なをみ他：看護学実習カンファレンスにおける教授活動. 看護教育学研究, 12(1)；1-14, 2003.
6) 西澤尊子：看護管理2 私のリーダーシップ 固定リーダー制とチームリーダーの育成. 看護実践の科学, 17(2)；91, 1992.
7) 穀山聡子：リーダーナースの心得. Expert Nurse, 18(1)；27, 2002.
8) 見田宗介他編：社会学事典. 行動の項, p.288, 弘文堂, 1988.
9) King, I.M.：A Theory for Nursing, Systems, Concepts, Process. p.61, Delmar Publishers Inc., 1981. (杉森みど里訳：キング看護理論. p.72, 医学書院, 1985.)
10) 日本看護協会看護婦職能委員会編：看護婦業務指針. 第1版4刷, pp.12-15, 日本看護協会出版会, 2000.
11) 同上, p.83.
12) 山口茂美他：看護体制の変遷と院内リーダー研修の意義－研修開始から14年間を振り返って. 第24回日本看護学会集録－看護管理, pp.33-35, 1993.
13) 井上弘子：看護体制の変遷と院内リーダー研修の意義－チームナーシングから受け持ち主体チーム制へ. 看護学雑誌, 59(5)；442-446, 1995.
14) Polit, D.F. et al.：Nursing Research. 7th ed, p.149, Lippincott Williams and Wilkins, 2004.
15) 下中弘編：哲学事典. 尊厳の項, 初版第26刷, p.877, 平凡社, 1997.
16) 1)に同, p.161.
17) 1)に同, p.152.
18) 三隅二不二：リーダーシップ行動の科学. 改訂版, pp.61-72, 有斐閣, 1984.
19) 関文恭他：看護場面におけるリーダーシップ行動評定尺度の構成. 九州大学医療技術短期大学部紀要, 12；21-27, 1985.
20) 荒木みゆき他：リーダーナースにおけるストレスについての実態調査. 三田市民病院誌, 10；19-45, 1998.
21) 18)に同, p.61.
22) 三隅二不二監：現代社会心理学. p.227, 有斐閣, 1987.
23) 角隆司：組織行動の科学. pp.159-176, ミネルヴァ書房, 1973.
24) 森岡清美他編：新社会学辞典. 役割の項, p.1430, 有斐閣, 1993.
25) 8)に同, 役割の項, p.878.
26) 依田新監：新・教育心理学事典. 役割の項, p.752, 金子書房, 1977.
27) 細谷俊夫他編：教育学大事典. 第5巻, 役割の項, p.244, 第一法規出版, 1978.
28) Diers, D.；小島通代他訳：看護研究－ケアの場で行なうための方法論. pp.167-207, 日本看護協会出版会, 1984.
29) 1)に同, p.42.
30) 28)に同, pp.208-240.
31) Matheney, R.V.：Pre-and Post-Conferences for Students. American Journal of Nursing, 69(2)；286, 1969.
32) 例えば以下のような文献を示している.
   ・溝口孝子他：臨床実習におけるカンファレンスの効果的な指導－楽しく意味のあるカンファレンスに関連のある要因. 第29回日本看護学会抄録集－看護教育, p.42, 1998.
   ・小池妙子：「特集 学生カンファレンスを効果的に」看護教育におけるカンファレンスの意義. 看護教育, 32(7)；390-396, 1991.

- Letizia M.：Strategies used in clinical postconference. Journal of Nursing Education, 37 (7)；315-317, 1998.
- Wink, D.M.：The Effective Clinical Conference. Nursing Outlook, 43(1)；29-32, 1995.
33) Lister, D.W.：The Clinical Conference. Nursing Forum, 5(3)；84-94, 1966.
34) 例えば以下のような文献を示している．
- Letizia, M.：Strategies used in clinical postconference. Journal of Nursing Education, 37 (7)；315, 1998.
- Wink, D.M.：The effective clinical conference. Nursing Outlook, 43(1)；29, 1995.
- 川本利恵子：効果的な実習カンファレンスの持ち方－カンファレンスの基礎知識と問題点．教務と臨床指導者, 6(1)；153, 1993.
- 髙木永子：臨床実習におけるカンファレンス．NURSE＋1, 3；64, 1992.
35) 看護行政研究会監：看護六法 平成18年版．保健師助産師看護師学校養成所指定規則第4条 別表3, p.57, 新日本法規出版, 2006.
36) 同上，保健婦助産婦看護婦学校養成所指定規則の一部を改正する省令 第7条 別表3, pp.1320-1322, pp.1328-1329, p.1355.
37) 吉本均編：講座現代教育学5－現代教授学．p.61, 福村出版, 1977.
38) 舟島なをみ：看護教育学研究の成果に見る看護学実習の現状と課題．Quality Nursing, 7(3)；202, 2001.
39) 27)に同，第2巻，教授の項，p.329.
40) 杉森みど里：看護教育学．第3版, p.257, 医学書院, 1999.
41) 小川妙子，舟島なをみ：看護学実習における教員の教授活動－学生と患者との相互行為場面における教員行動に焦点を当てて．千葉看護学会会誌, 4(1)；54-60, 1998.
42) 廣田登志子，舟島なをみ他：実習目標達成に向けた教員の行動に関する研究－看護学実習における学生との相互行為場面に焦点を当てて．看護教育学研究, 10(1)；1-14, 2001.
43) 坪井良子：看護教育2年課程における問題点．看護教育＜看護MOOK No.37＞, pp.136-144, 金原出版, 1991.
44) 35)に同，保健師助産師看護師学校養成所指定規則第4条 別表3の2, pp.58-59.
45) 日本看護教育学学会編：日本看護教育学学会研究倫理指針．看護教育学研究, 12(1)；45, 2003.
46) 長田京子：臨床実習において看護学生が患者との人間関係で体験する危機の実態．第25回日本看護学会集録－看護教育, pp.36-38, 1994.
47) 片岡秋子：看護学生と患者との人間関係における危機の状況と教育的介入方法．日本看護学教育学会誌, 7(2)；137, 1997.
48) 杉森みど里他：看護基礎教育課程における学生の同一性形成に関わる経験の分析－臨床経験2年目の看護婦の面接調査から．千葉大学看護学部紀要, 15；9-15, 1993.
49) Erikson, E.H.；仁科弥生訳：幼児期と社会1．pp.335-338, みすず書房, 1977.
50) 8)に同，意味ある他者の項，p.58.
51) 真壁五月他：看護学臨地実習における学生の行動型と成長発達過程．日本看護研究学会雑誌, 22(4)；27-47, 1999.
52) Neill, K.M. et al.：The Clinical Experience of Novice Students in Nursing. Nurse Educator, 23(4)；16-21, 1998.
53) 細谷俊夫他編：新教育学大事典．第2巻，教授ストラテジーの項, pp.468-469, 第一

法規出版, 1990.
54) 同上, 共感の項, pp.432-433.
55) 田邊和代他:看護学生の実習意欲・行動に影響を及ぼす臨床指導者の働きかけ－援助因子に焦点を当てて－. 第28回日本看護学会集録 看護教育, 16-18, 1997.
56) 掛橋千賀子他:臨床指導者の関わりと看護学生の実習意欲・行動との関係. 第26回日本看護学会集録 看護教育, 20-22, 1995.
57) 橋本重治:指導と評価「教育評価基本用語解説」. 日本教育評価研究会誌臨時増刊号, 38, 1983.
58) 表4-16に提示した経験を解明した研究の著者・掲載誌などを以下に示す.
・塚本友栄, 舟島なをみ:就職後早期に退職した新人看護師の経験に関する研究－就業を継続できた看護師の経験との比較を通して. 看護教育学研究, 17(1);22-35, 2008.
・山下暢子, 舟島なをみ:看護学実習における学生の「行動」と「経験」の関連－行動概念と経験概念のメタ統合を通して. 看護教育学研究, 15(1);20-33, 2006.
・山澄直美, 舟島なをみ他:看護専門学校に所属する教員の職業経験の概念化. 日本看護学教育学会誌, 15(2);1-12, 2005.
・金谷悦子, 舟島なをみ他:看護系大学・短期大学に所属する新人教員の職業経験に関する研究－5年以上の看護実践経験を持つ教員に焦点を当てて. 看護教育学研究, 14(1);23-36, 2005.
・野本百合子, 舟島なをみ他:看護実践場面における研究成果活用の概念化－病院に就業する看護師の経験を通して. 看護教育学研究, 13(1);23-36, 2004.
・松田安弘, 舟島なをみ他:男性看護師の職業経験の解明. 看護教育学研究, 13(1);9-22, 2004.
・横山京子, 舟島なをみ他:短期大学卒業直後に看護学士課程へ編入学した学生の学習経験－短期大学を卒業した編入学生理解のための指標の探究. 看護教育学研究, 11(1);26-39, 2002.
・鈴木美和, 舟島なをみ他:看護職者の職業経験に関する研究－病院に勤務する看護婦に焦点を当てて. 看護教育学研究, 10(1);43-56, 2001.
・松田安弘, 舟島なをみ他:男子看護学生の学習経験に関する研究. 看護教育学研究, 10(1);15-28, 2001.
・横山京子, 舟島なをみ他:実務経験を持つ編入学生の看護学士課程における学習経験に関する研究. 看護教育学研究, 9(1);1-14, 2000.
・望月美知代, 舟島なをみ他:大学院看護学研究科修士課程における学生の学習経験に関する研究－修士論文作成過程に焦点を当てて. 看護教育学研究, 8(1);1-14, 1999.
59) 金谷悦子, 舟島なをみ他:看護系大学・短期大学に所属する新人教員の職業経験に関する研究－5年以上の看護実践経験を持つ教員に焦点を当てて. 看護教育学研究, 14(1);23-36, 2005.
60) 松田安弘, 舟島なをみ他:男性看護師の職業経験の解明. 看護教育学研究, 13(1);9-22, 2004.
61) 望月美知代, 舟島なをみ他:大学院看護学研究科修士課程における学生の学習経験に関する研究－修士論文作成過程に焦点を当てて. 看護教育学研究, 8(1);1-14, 1999.

62) 山下暢子, 舟島なをみ：看護学実習における学生経験を解明した面接方法の現状－質問項目に焦点を当てて. 看護教育学研究, 13(1)；81-83, 2004.
63) 松田安弘, 舟島なをみ他：男子看護学生の学習経験に関する研究. 看護教育学研究, 10(1)；15-28, 2001.
64) Siler, B.B., Kleiner, C.：Novice faculty；Encountering Expectations in Academia. Journal of Nursing Education, 40(9)；397-403, 2001.
65) MacNeil, M.：From Nurse to Teacher；Recognizing a Status Passage. Journal of Adovanced Nursing, 25；634-642, 1997.
66) Sienty, M.K.：Role Strain in the Nurse Educator's First Teaching Position. TEMPLE UNIVERSITY, 1988, ED.D.thesis.
67) 古畑和孝編：社会心理学小辞典. 役割転化の項, p.236, 有斐閣, 1994.
68) 9)に同, p.148；p.184.
69) Hall, D.T., Hall, F.S.：What's new in career management?. Organizational Dynamics, 5(1)；17-33, 1976.
70) 8)に同, 職業の項, pp.469-470.
71) 8)に同, 経験の項, p.245.
72) 15)に同, 経験の項, p.391.
73) 15)に同, 体験の項, p.888.
74) 長井和雄編：講座現代教育学1－教育原論. pp.90-91, 福村出版, 1978.
75) 53)に同, 第2巻, 教育目的・目標の項, p.367.
76) 35)に同, 看護師等養成所の運営に関する指導要領について 第4 教員に関する事項, p.238.
77) 看護学教育の在り方に関する検討会：大学における看護実践能力の育成の充実に向けて. 看護学教育の在り方に関する検討会報告書, pp.27-28, 2002.
78) Benner, P.；井部俊子他訳：ベナー看護論. p.128, 医学書院, 1992.
79) 池内佳子他：新卒看護婦の就職後5年間における自立過程からみた継続教育の検討. 看護展望, 25(5)；26-38, 2000.
80) 林直子：がん患者のPain Managementに必要な看護知識の検討－学習教材における教育項目の選定. 日本がん看護学会誌, 12(2)；59-71, 1999.
81) 78)に同, pp.19-22.
82) Neisser, U.；富田達彦訳：観察された記憶（上）－自然文脈での想起. p.103, 誠心書房, 1991.
83) Cohen, G. et al.；認知科学研究訳：認知心理学講座1－記憶. p.48, 海文堂, 1990.
84) 野本百合子, 舟島なをみ他：看護実践場面における研究成果活用の概念化－病院に就業する看護師の経験を通して. 看護教育学研究, 13(1)；23-36, 2004.
85) 14)に同, p.292.
86) 看護問題研究会監修：平成17年看護関係統計資料集. pp.8-13, 日本看護協会出版会, 2006.
87) Kanter, R.M.：Men and Women of the Corporation. pp.230-231, Harper Collins Publishers, 1977（高井葉子訳：企業のなかの男と女. pp.247-248, 生産性出版, 1993.）
88) 次のような文献がある.
 ・Davis, M.S.：Research on males in nursing. Journal of Nursing Education, 23(4)；162-

- Soerlie, V. et al.：Male nurses-reasons for entering and experiences of being in the profession. Scandinavian Journal of Caring Sciences, 11(2)；113-118, 1997.
89) 35)に同，保健師助産師看護師法5条，p.3.
90) 次のような文献がある．
- 外林大作編：誠信心理学辞典．少数派集団の項，p.222，誠信書房，1984.
- Wirth, L.：The Problem of Minority Groups, Linton；The Science of Man in the World Crisis. p.347, Columbia University Press, 1945.
91) 続有恒他編：心理学研究法第11巻－面接．p.88，東京大学出版会，1975.
92) 91)に同，p.74.
93) 松田安弘，舟島なをみ他：看護における性の異なる少数者の経験－男子看護学生と男性看護師の経験の統合．看護研究，37(3)；253-262，2004.
94) Schreiber, R., et al.：Qualitative Meta-Analysis. pp.314, Thousand Oaks, CA：Sage Publication, 1997.
95) Noblit, G., et al.：Meta-ethnography；Synthesizing qualitative studies. Newbury Park, CA：Sage Publication, 1988.
96) 松田安弘，舟島なをみ他：看護基礎教育課程において男子看護学生が直面する問題．第9回日中看護学会論文集録，pp.86-88，2004.
97) 松田安弘，舟島なをみ：日本の男性看護師が直面する問題．第10回日中看護学会論文集録，pp.93-97，2006.
98) 86)に同，pp.201-202.
99) 市川須美子他編：平成18年度版教育小六法．大学院設置基準第16条，学陽書房，p.256，2006.
100) Tyler, R.W.；金子孫市監訳：現代カリキュラム研究の基礎．pp.79-80，日本教育経営協会，1978.
101) 亀岡智美，舟島なをみ他：大学院博士課程において看護学を専攻する学生に関する研究の現状－1982年から2002年に発表された研究の内容に焦点を当てて．国立看護大学校研究紀要，3(1)；35-43, 2004.
102) 99)に同，大学院設置基準第3条，p.254.

索引

い

一致率算出　78
一般的経験-持続比較のための問い対応コード　169, 171, 173
一般的経験コード　169, 171
　——の命名と記述　172
意味内容の類似性　45
依頼書　141
因子探索レベルの研究　144

う，え

ウィーデンバック　10
エスノメソドロジー　36, 81
エポケー　84

か

下位集合体の形成と命名　183, 188
開発レベルに基づく理論　14
外部探検　115
各コードの抽象化　178
確実性　144, 179
学習をもとに開発された看護理論　12
確証性　144
　——の確保　180
学生への研究協力依頼書　142
括弧入れ　82, 84
カテゴリ
　——確証性　194
　——確保　194
　——信頼性　194
　——置換性　194
　——の形成と命名　183, 192
　——の信頼性の確認　75

カテゴリ一覧表　77, 78
　——の様式　182
カテゴリ化　181
　——の実際　184
　——のためのコード　182
カテゴリネーム　45
カリキュラム開発　4
川喜田二郎　110
『看護覚え書』　10, 23
看護概念創出法　27, 132, 136, 202
　——における研究対象者の人権擁護　140
　——における信用性　141
　——の機能　139
　——の目的　138
看護学研究　5
看護学実習カンファレンスにおける教授活動　229
看護学修士を目指す大学院生の研究論文作成にかかわる学習経験　307
看護過程　8
看護観　11, 23
看護基礎教育　203
看護教育学　203
看護教育学研究モデル　202
看護継続教育　203
看護系大学・短期大学に就職した新人教員の職業体験　260
看護師への研究協力依頼　143
看護職者　6
看護卒後教育　203
看護の定義　138
看護理論　5, 9, 24
　——の開発　10
　——の機能　2
　——の定義　19

看護理論（つづき）
　——の理解　8
観察現象データ化　157, 159
観察現象の飽和化　157
観察者の視点　159
観察フォーム1〈場面の概要〉
　　　　　　　　　157, 158, 160
観察フォーム2〈看護の対象プロフィール〉　158, 159
観察フォーム3〈プロセスレコード〉
　　　　　　　　　158, 159, 161
観察法　115

き

キーワードを用いた記録単位の検索　65
危険から自由である権利　140
記述　86
記述理論　14, 18, 26
　——開発　145
基礎分析　59
機能　13
技能修得モデル　16
基盤研究　202
記録単位　45, 57
　——の検索　62
　——の整理　62
記録単位一覧表　58, 59, 60
記録単位数　45
キング看護理論　12
　——の提示した命題　13
勤務帯リーダーの行動　205

く

クライエントへの研究協力依頼　143
グラウンデッド・セオリー
　　　　　　　　　25, 35, 36
　——による研究成果　105
　——の基本　98
　——の歴史と特徴　96
グループ編成　117

け

KJ法　25, 35, 110
経験に基づき開発された看護理論　10
経験の累積　3
研究協力の獲得　152
研究結果の論述　197, 198
研究参加への協力依頼　141
研究参加への同意　141
研究指導過程の活用　133
研究者に求められる条件　87
研究により開発された理論　15
研究の実際　88
研究のための問い　53, 54, 55, 69
研究方法論　25, 36
　——の開発過程　133
研究方法論開発モデル　134
研修期間　154
現象学的アプローチ　37
現象学的還元　84
現象学的方法　25, 36, 80, 87, 88, 92
　——の基本的事項　82
現にある状態　24

こ

コアカテゴリ　174
　——の形成と命名　184, 193
行動を表す概念を創出した研究　204
コード　179
　——の査定　180
　——の飽和化　174
　——の命名　178
コード一覧表の作成　181, 188
コード化　170, 171
　——の実際　170, 175
コード化分析フォーム　170
コミットメント　83
根拠　169
　——の記述　174

さ

最終集合体の形成と命名　184, 193

索引　331

サブカテゴリ　182
　——の形成と命名　183, 189
　——の形成と命名の実際　189
参加型の観察法　149
参加観察法（非参加型）　149
　——によるデータ収集　152

し

自然主義　137
自然主義的パラダイム　137
自然的態度　81, 84
持続比較のための問い　145, 195
　——の決定　145, 146
持続比較のための問い対応コードの命名と記述　173
持続比較分析　145
質的帰納的研究　25
　——の実施　135
質的研究の方法論定義　37
質的データ　24
自由回答式質問への回答データ化　56
集合体の形成と命名　183, 191
授業過程の評価視点　49
授業を評価する視点　50
準実験研究　30
小理論　12
初期コード　169
初期コード欄の記述　172
叙述化　120
人権　140
人権擁護　140
シンボリック相互作用論　97
信用性　144
信頼性　46, 144, 179

す

図解　117
スコットの式　47, 75, 78

せ

精度の高いコード　175
誓約書　141, 142
説明理論　13, 14, 18, 28
　——の検証　30
専門職の特性　6

そ

想像変更　85
素データ一覧表　57
その場の記録　116

た

対象者の探索と同意の確保　166
大理論　12
男性看護師の職業経験　285

ち

置換性　144
中核的カテゴリ　174
中範囲理論　12, 13

て

データ化　157
データ公開　163
データ収集　156
　——の準備　152
　——の手続き　153
データ収集法　149
データの確実性　163
データの分析　170

と

問いに対する回答文　54, 69
　——の決定　53
同意書　141, 142
同一記録単位群　68

同一表現の記録単位の集約　64
匿名の権利　140
ドレイファス・モデル　16

な, に

ナイチンゲール　10
　──の理論　11, 23
内部探験　115
内容分析　25, 35, 36, 40, 43
　──, Berelsonの　42
　──の段階　54
　──の定義　40
　──の変遷　41
　──の歴史と特徴　40
日常知　82

は

発見　139
パラダイム　136
範囲に基づく理論の種類　12
半構造化面接法　164

ひ

比較法　102
非構造化面接法　150
非参加型観察法　149

ふ

フィールドの選択　152
フィールドワーク　24
付加的データ　151
不要な記述の削除　59
プライバシーと尊厳の権利　140
文献検討　208, 231, 263, 287, 309
分析対象　45
　──から除外する記録単位　68
分析対象者行動-持続比較のための問い対応コード　173
分析対象者行動コード　172, 173

分析対象者コードの命名と記述　172
分析の実際　176
分析フォーム　78, 169
分析フォーム（観察用）　171
分析フォーム（面接用）　170
文脈単位　45, 57
　──から記録単位への分割　58

へ

ベナー看護理論　15
ヘンダーソン　10
　──の理論　11, 23

ほ

方法論　36
　──選択への示唆　38
飽和化　157
本分析　69
　──の必要物品　69

ま, め

まとめの記録　116
メタ統合　303
面接対象者と質問項目の選定　164
面接内容の飽和化　169
面接フォーム1〈面接記録〉　167, 168
面接フォーム2〈質問項目別回答の概要〉　167, 168
面接フォーム3〈対象者プロフィール〉　167, 168
面接法構造化面接　150
面接法非構造化面接　150

よ

予測理論　14, 30
予備観察期間　154

ら，り，ろ

ラベル　116
量的な研究　5
理論の定義　20
論理実証主義　137

欧文

Berelson, B.　40
Brentano, F.　80
Chenitz, W. C.　104
Colaizzi, P.　88, 89
Corbin, J.　104
Dailey, M. A.　91
Garfinkel, H.　81
Giorgi, A.　80, 88, 90
Glaser, B. G.　96, 103
Heidegger, M.　80
Holsti, O. R.　40
Husserl, E.　80, 81
Kearney, M. H.　105
Krippendorff, K.　40
Kuhn, T. S.　136
Malinowski, B.　83
Marriner-Tomey, A.　22
McKay, R. P.　19
Meleis, A. I.　19, 22
Merleau-Ponty, M.　80
Parse, R. R.　22, 80
Paterson, J.　80
Polit, D. F.　19
Sartre, J. P.　80
Schutz, A.　81
Spiegelberg, H.　88, 91
Stevens, B. J.　9
Strauss, A.　96, 97, 103, 104
Streubert, H. J.　89, 92
Swanson, J. M.　104
Torres, G.　8
Van Kaan, A.　88, 90
Zderad, L.　80